中国医学临床百家·病例精解

解放军总医院第二医学中心

老年肾脏病

病例精解

主　编 / 程庆砾

副主编 / 赵佳慧　张晓英

科学技术文献出版社
SCIENTIFIC AND TECHNICAL DOCUMENTATION PRESS
·北京·

图书在版编目（CIP）数据

解放军总医院第二医学中心老年肾脏病病例精解/程庆砾主编.—北京：科学技术文献出版社，2020.5

ISBN 978-7-5189-6199-3

Ⅰ.①解… Ⅱ.①程… Ⅲ.①老年病—肾疾病—病案 Ⅳ.①R692

中国版本图书馆 CIP 数据核字（2019）第 250138 号

解放军总医院第二医学中心老年肾脏病病例精解

策划编辑：李 丹　责任编辑：李 丹 谢 雪　责任校对：张永霞　责任出版：张志平

出 版 者　科学技术文献出版社
地　　址　北京市复兴路 15 号　邮编 100038
编 务 部　（010）58882938，58882087（传真）
发 行 部　（010）58882868，58882870（传真）
邮 购 部　（010）58882873
官方网址　www.stdp.com.cn
发 行 者　科学技术文献出版社发行　全国各地新华书店经销
印 刷 者　北京虎彩文化传播有限公司
版　　次　2020 年 5 月第 1 版　2020 年 5 月第 1 次印刷
开　　本　787×1092　1/16
字　　数　231 千
印　　张　20.25　彩插 4 面
书　　号　ISBN 978-7-5189-6199-3
定　　价　128.00 元

编 委 会

主　　编　程庆砾

副 主 编　赵佳慧　张晓英

编 委 会　（按照姓氏汉语拼音排序）

敖强国　陈泓宇　程庆砾　侯颉玢　刘　洋

马　强　王晓华　杨　光　张瑞芹　张晓英

张雅宾　赵佳慧

主编简介

程庆砾，主任医师，解放军医学院教授，博士研究生导师。1986年毕业于第三军医大学军医系并获得医学学士学位，1998年在中国人民解放军军医进修学院获得医学硕士学位。毕业后到解放军总医院工作至今。历任内科住院医师，肾内科住院医师、主治医师、副主任医师，老年心肾科副主任医师、主任医师，现任解放军总医院第二医学中心肾脏病科科室主任。现为中央保健委员会会诊专家、中央军委保健委员会会诊专家。

擅长老年肾脏病诊治、老年共病的肾脏保护和多器官疾病肾损伤的重症救治。

兼任中华医学会老年医学分会肾病学组顾问、国家老年疾病临床医学研究中心学术委员会执行委员、中国老年学学会老年医学委员会老年健康管理专家委员会委员、中国中药协会肾病中药发展研究专业委员会常务委员和北京市中西医结合学会肾脏病专业委员会常务委员等学术职务。曾任中国医师协会肾脏内科医师分会委员、解放军血液净化治疗学专业委员会常务委员等多个学术职务。担任《中华老年医学杂志》《中华老年心脑血管病杂志》《中华老年多器官疾病杂志》《中华保健医学杂志》《国际移植与血液净化杂志》等多份杂志编委。曾在日本新潟大学肾脏病研究所、加拿大达尔豪斯大学IWK医疗中心、美国迈阿密大学血管生物研究所学习或工作多年。

主持承担了3项国家自然科学基金，多项军队和地方科研基金课题。以第一作者或通讯作者发表学术论文160余篇。担任

《肾脏内科疾病误诊误治与防范》《临床心肾交集性疾病》《肾脏内科常见病用药处方分析》《肾脏保健专家谈》等4部专著主编；《肾内科主治医师400问》《多器官疾病与肾脏损伤》《现代老年肾病诊治重点与难点》等3部专著副主编；参编《肾脏病学》等15部临床专著或教材。

曾获得国家科技进步二等奖，军队科技进步一、二、三等奖及中国中西医结合学会科学技术一等奖等多个奖项。曾获得“中央保健工作先进个人”“全军干部保健工作先进个人”“军队优秀专业技术人才岗位津贴”“解放军总医院临床技术能手”“解放军医学院教学先进个人”“解放军总医院建院60周年特殊贡献奖”“牟善初医疗保健科研工作奖励基金奖”等荣誉。两次荣立个人三等功。带领的团队在国内最早建立了老年肾脏病专科。连任三届中华医学会老年医学分会肾病学组组长，编制并发布了《老年慢性肾脏病诊治的中国专家共识（2018）》和《粥样硬化性肾动脉狭窄治疗的中国专家建议》。

副主编简介

赵佳慧，医学博士，副主任医师，副教授，硕士研究生导师。现任解放军总医院第二医学中心肾脏病科副主任。享受军队优秀专业技术人才岗位津贴。

从事老年肾脏病的临床、科研及保健工作20余年。长期致力于老年急性肾损伤、老年继发性高血压、老年特色肾脏替代治疗、老年肾脏病的慢病管理工作及相关研究。

兼任中华医学会老年医学分会肾病学组委员、北京医学会老年医学分会肾病学组副组长、北京中西医结合学会肾脏病专业委员会委员、《中华老年医学杂志》编委。

承担并参与国家自然科学基金及军队科研课题多项。以第一作者发表论文20余篇，担任副主编及参编专著10余部。曾获得中国中西医结合学会科学技术一等奖1项，以第一负责人获得军队医疗成果三等奖1项，参与获得解放军总医院科技进步二等奖2项。

副主编简介

张晓英，原解放军总医院南楼临床部肾脏病科主任医师、解放军总医院专家组成员、中央保健委员会会诊专家、中央军委保健委员会会诊专家。

兼任中国老年学学会老年医学委员会老年健康管理专家委员会顾问、北京市中西医结合学会肾脏病专业委员会顾问。曾任《中华保健医学杂志》编委会常务委员、《临床肾脏病杂志》常务编委和《中国动脉硬化杂志》编委等职务。

发表学术论文70余篇。主编《现代老年肾脏病学》专著一部。参与编写20余部临床医学专著。

曾获军队科技进步二等奖、军队医疗成果二等奖和三等奖。

序　一

我认识程庆砾大夫已经31年，可谓是忘年之交。1986年他大学毕业后到解放军总医院工作，1988年内科系统轮转培训结束后进入肾内科工作，从此我们有了一些接触，那时解放军总医院肾内科建立不久，有一批优秀的年轻大夫陆续入职，把肾脏病的临床和研究事业干得热火朝天，我们老一辈的肾内科医师对此都有比较深刻的印象。1996年程大夫破格晋升为副主任医师、副教授，并在职攻读医学硕士学位，1998年硕士论文答辩时，我是答辩委员会的主席，当时对他的答辩论文赞赏有加，后来知道这篇论文是他的第一个国家自然科学基金课题研究成果，论文于2000年发表在*Kidney International*杂志上。2001年程大夫主编了第一部临床专著《肾脏内科疾病误诊误治与防范》，请我写序言，我非常高兴地应允并指出“该书的出版对我国肾脏病学的临床发展将产生一定的推动作用”。事实上，据我了解，不少肾内科医师均是以该书作为进入肾脏病临床工作的一部初识读本。2001年程大夫赴加拿大和美国学习，2004年回国后调到解放军总医院南楼临床部（现在为解放军总医院第二医学中心）工作，建立了老年肾脏病科并担任科主任，由于我是中央保健委员会的会诊专家，因此，与程大夫的接触越来越多，对他谦虚好学、严谨认真的印象也越来越深刻。

老年肾脏病的确是诊治非常麻烦的一组疾病，主要是由于老年人机体各系统、各器官机能均老化，容易多病共患、多重用药，明显加重肾脏负担；此外由于肾脏本身的老化，加上高龄老年人衰弱、肌肉减少和营养不良的发生率高，因此肾功能的评估比较困难，很多临床实践指南无法完全合理地应用于老年肾脏病患者之中，给临床医师带来了极大的困惑，容易造成误诊误治。程庆砾大夫所带领团队编写的这本专著，通过50个老年肾脏病临床病例的分析与精解，针对急性肾损伤、慢性肾脏病、心肾综合征、血液净化治疗等老年常见的临床问题进行了详细的分析和讨论，既有临床基础知识，又有最新医学进展，对于老年病科和肾脏病科医师的临床诊治思维具有很大的借鉴意义。程大夫深耕于临床三十余年，能坚持不断总结工作中的经验教训并集结成书，我很赞赏这种努力工作和刻苦学习的精神，因此我也非常愿意向大家推荐本书。

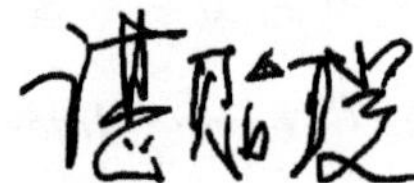

序 二

人口老龄化是一个世界性问题，老年疾病的诊治是我国卫生事业面临的巨大挑战。老年人多病共患、多重用药及器官老化等问题使肾脏病专业成为老年医学中极其重要的领域之一。程庆砾主任医师领衔主编的这部《解放军总医院第二医学中心老年肾脏病病例精解》是编者们在日常临床工作中总结出来的50例常见老年肾脏疾病及老年共病导致肾损伤的病案，书中对每个病例诊治的经验和教训均进行了深入的探讨和剖析，同时展示了相关疾病临床研究的最新进展，研读后感觉每个病例的描述都栩栩如生，分析讨论均环环相扣，对老年病科医护人员的临床工作具有非常有益的借鉴作用。

我认识程庆砾大夫是2004年他从解放军总医院肾内科调任到南楼临床部心肾科工作开始的。当时在我国老年医学奠基人牟善初教授的促进下，医院正在筹建老年肾脏病科，2008年解放军总医院老年肾脏病科成立后，程大夫担任了科室主任。在南楼临床部（现为解放军总医院第二医学中心）工作的15年间，我和程大夫同时参加了院内外不少重大病例的多学科会诊工作，他在临床上大胆创新、认真负责、服务热忱、尊重老专家、勇挑重担的工作作风给我留下了深刻的印象。程大夫曾三次连任中华医学会老年医学分会肾脏病学组组长，带领覆盖全国各地40余家老年肾脏病专业的单位为我国老年医学的发展辛勤工作，在此期间，他们编写和发布了两项老年肾脏病诊治的专家共识，编写了数部全国老年医学教材中肾脏病专科部分的内容，对全国老年医学的发展做出了贡献。

鉴于老年肾脏病诊治的重要性和我对程庆砾大夫的多年认识，我非常乐意向全国老年医学的临床工作者和教育工作者推荐本书。我相信本书的出版对提高我国老年病科医护人员的临床诊治水平和老年医学学科的发展均具有促进作用。

前　言

2018年12月是解放军总医院第二医学中心肾脏病科（老年肾脏病科）建科十周年纪念，2017年年初，科室的医护人员提议编写一本书作为永久的纪念，恰在此时科学技术文献出版社的编辑向笔者约稿，因此萌生了编写此书的意愿。经过近三年的精心编写和反复筛选、挖掘尘封已久的病历资料、检索最新的国际医学进展、认真讨论点评和不断修改校正，本书的初稿终于在我国成立70周年前夕完成了。

在点评和修改书稿的病例时，每一例患者的音容笑貌都清晰地浮现在笔者的面前，我们老年肾脏病科的医患面对各种病魔进行斗争，所共同经历的艰难困苦之险境和玉汝于成之喜悦让笔者感慨万千。衰弱、共病和多重用药等临床问题使老年人容易罹患肾脏疾病，而这些复杂的临床状况又使老年肾脏病的诊治十分困难，可以说，每一例老年肾脏病患者的诊治均耗费了全科医护人员大量的心血，当然也得到患者“亦师亦友”般的支持、配合和鼓励。

在老年肾脏病科，急性肾损伤及在慢性肾脏病基础上发生的急性肾损伤是常见的临床问题，也是考验老年肾脏病专科医师临床诊治水平的重要问题，因此我们在本书的第一篇就以急性肾损伤作为开篇。慢性肾脏病的发生率在老年人几乎是年轻人的2～3倍，是老年肾脏病科日常处理的重要问题，由于老年慢性肾脏病多为继发，因此也考验着医师所掌握知识和技能的深度和广度，其中“心肾综合征”在老年患者中常见，因此本书专门列出一篇进行分析和讨论。老年患者血液净化治疗的适应证、时机、并发症和合并症的管理一直是富有争议和棘手的临床问题，本书也专门列出一篇进行讨论。总之，本书利用50个临床病例的分析和点评，展示了老年肾脏病科常见疾病的诊治要点和相关注意事项，提供了一些思路和临床技巧，希望能够对诊治老年肾脏病的老年病科、肾脏病科和重症监护单元医护人员的工作有所助益。

笔者和两位副主编感谢全科编写人员的辛苦努力，在科室人少事多、任务繁重的时候，是你们克服重重困难，在浩瀚的临床资料中为本书病例的真实性和完整性提供了详细的素材并进行了认真的分析讨论；笔者要感谢解放军总医院第二医学中心的各位领导对本书编撰工作的大力支持，感谢本书的各位编辑对本书的认真审校与提出的意见和建议，没有你们的支持和帮助，本书不可能如此顺利地出版。最后，笔者要特别感谢谌贻璞教授和李小鹰教授为本书作序，作为中央保健委员会会诊专家，两位教授对我科的建设和发展倾注了大量的心血，亲自会诊、亲自授课，谌教授和李教授的大家风范深刻地影响着我们每一位医护人员。

尽管我们在编写和校正时小心翼翼，但仍可能挂一漏万或有其他错误之处，欢迎读者批评斧正，感谢读者帮助我们提高学术水平，促进学科发展。

程庆砾

2019 年 10 月于北京五棵松

目录

第一篇　急性肾损伤

第二篇　慢性肾脏病

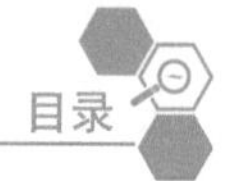

第一篇 急性肾损伤

001 发热、低血压伴尿量减少——脓毒血症休克致急性肾损伤

病历摘要

患者，男性，96 岁。主因“间断、反复发热3 周，血压下降伴尿量减少1 天”于2014 年11 月11 日请肾脏内科会诊。患者因发热于2014 年10 月19 日入院，当时体温最高达38. 3℃，痰量增多，但无恶心、呕吐，无尿频、尿急、尿痛，无尿量减少。入院测血压148/67mmHg，查血白细胞计数（white blood cell，WBC）9×10^9/L；

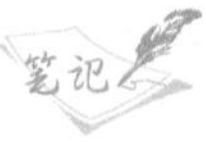

中性粒细胞（neutrophil，N）0.75；C反应蛋白（C reactive protein，CRP）2.4mg/dl，分别给予亚胺培南、左氧氟沙星、泊沙康唑、达托霉素等抗感染治疗。用药后体温逐渐得到控制，于2014年11月9日开始调整抗感染治疗方案，采用降阶梯治疗，停亚胺培南，改为氟氧头孢钠（1g，静滴，1次/12小时）、达托霉素（0.5g，静滴，1次/隔日）、泊沙康唑（200mg，口服，3次/日）。3天后（2014年11月11日）患者再次出现发热，体温最高达38℃，同时血压开始下降，最低至96/52mmHg，并伴有尿量减少，全天尿量为600ml，为进一步诊治申请肾脏病科会诊。

患者慢性喘息性支气管炎、高血压3级（极高危）病史20年余；慢性肾功能不全（chronic renal insufficiency，CRI）病史15年，目前为慢性肾脏病3b期［入院时估算肾小球滤过率（estimating glomerular filtration rate，eGFR）为50ml/(min·1.73m^2)］；持续性房颤病史10余年；因基础疾病多、免疫功能差，反复肺部感染导致长期反复住院治疗，曾使用多种不同的抗生素（包括抗真菌药物）抗感染治疗。

查体：体温38℃，血压116/52mmHg，心率95次/分，心律不齐，第一心音强弱不等。双肺呼吸音粗，双侧肺底可闻及湿性啰音。腹部膨隆，移动性浊音阴性，肠鸣音4次/分。双下肢轻度水肿。余无明显异常。

化验检查：2014年11月11日监测血常规白细胞、中性粒细胞呈升高趋势，但仍在正常范围内；生化提示CRP 7.97mg/dl，显著升高；血清肌酐（serum creatinine，Scr）136μmol/L，较前明显升高（本次入院前曾检查血清肌酐为86μmol/L）。血气分析：动脉酸碱度（pH）7.37，动脉血氧分压57.4mmHg，动脉血二氧化碳分压53.7mmHg，碱剩余（base excess，BE）3.7mmol/L；痰培养提示有

笔记

鲍曼不动杆菌生长。

诊治过程：会诊医师初步考虑患者的尿量减少可能与发热、容量不足，导致肾脏灌注差，故予适当增加摄入量，继续维持原方案抗感染治疗。但患者病情无明显好转，体温仍有波动，尿量继续减少。2014 年 11 月 16 日患者全天尿量仅 80ml，血压波动在（87～100）/(44～56) mmHg，心率波动在 90～100 次/分；查血白细胞计数 13.9×10^9/L；中性粒细胞 0.84；CRP 16mg/dl，氨基末端脑钠肽前体（N terminal pro B type natriuretic peptide，NT－proBNP）5966pg/ml。考虑患者感染加重，调整了抗生素治疗方案：停用达托霉素、泊沙康唑，改用美罗培南 0.5g，静滴，1 次/8 小时；替加环素 50mg，静滴，1 次/12 小时；醋酸卡泊芬净 50mg，静滴，1 次/日。并加用呋塞米 20mg，静脉滴斗入，1 次/日；托拉塞米 30mg，静脉泵入，1 次/日；托伐普坦 15mg，口服，1 次/日以加强利尿。2014 年 11 月 17 日患者全天尿量 90ml，血压 85/47mmHg，双下肢水肿较前加重。检验：白细胞计数 13.41×10^9/L；中性粒细胞 0.74；CRP 16.37mg/dl；NT－proBNP 6938pg/ml；降钙素原 0.78ng/ml；血尿素氮（blood urea nitrogen，BUN）29.6mmol/L，肌酐 238μmol/L。床旁胸片检查提示双肺肺炎，右肺感染加重；双侧胸腔积液。再次请肾脏病科会诊，治疗上未改变抗感染治疗方案，给以输注血浆、加强利尿（静脉泵入托拉塞米 50mg，余同前）及升压治疗。升压方案：重酒石酸去甲肾上腺素以 6μg/min 速度静脉泵入，多巴胺以 2.2μg/(kg·min) 速度持续静脉泵入，血压维持在（112～140）/(60～82) mmHg；同时予以静脉营养支持及对症治疗。2014 年 11 月 18 日患者无尿，为判断肾脏灌注水平，行肾脏超声造影检查，结果显示右肾皮质基本无血流灌注，左肾皮质仅可见少量血流灌注（图 1－1）。2014 年 11 月 19 日患者病情进一步加重，头面部、颈

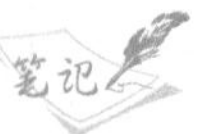

部及上肢水肿，化验提示血清肌酐 282μmol/L，尿素 30.5mmol/L，血红蛋白（hemoglobin，Hb）降至 82g/L，血气分析提示 pH 7.29，氧分压 59.4mmHg，二氧化碳分压 53.5mmHg，BE －4.6mmol/L。因患者肾功能进展、出现明显代谢性酸中毒，于当日 15:45 开始行床旁血滤治疗，并停用多巴胺，继续应用去甲肾上腺素维持血压，抗生素治疗方案同前。患者尿量逐渐增多，2014 年 11 月 25 日患者全天尿量达到 1050ml，停用血滤，床旁血滤治疗共 6 天。此后每天尿量逐渐增加，2014 年 11 月 30 日达到 2116ml。复查：白细胞计数 8.3×10^9/L；中性粒细胞 0.65；CRP 2.05mg/dl；BNP 4750pg/ml。2014 年 11 月 30 日复查肾脏超声造影（图 1－2），提示右肾皮质、髓质均有血流灌注，较 2014 年 11 月 18 日明显改善，估计肾脏血流灌注恢复 30% 以上，左肾皮质、髓质可见明显的血流灌注，估测肾脏血流灌注基本恢复正常。此后患者体温逐渐恢复正常，痰量明显减少，于 2014 年 12 月 3 日停用抗生素。

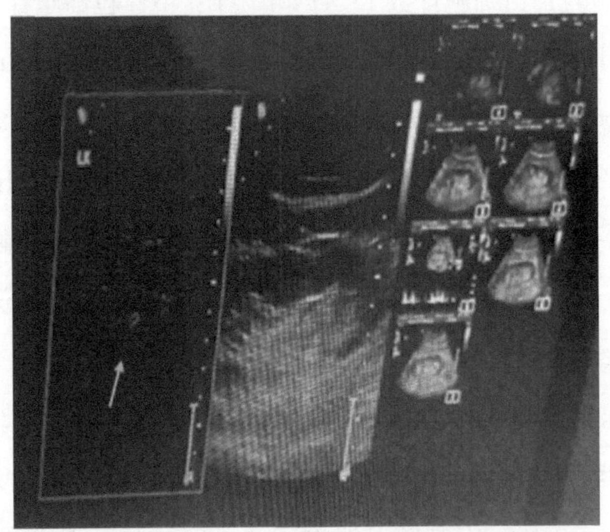

箭头所示，肾脏超声造影基本无显影，提示肾脏基本无血流灌注。

图 1－1　2014 年 11 月 18 日肾脏超声造影（彩图见彩插 1）

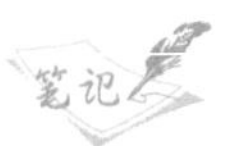

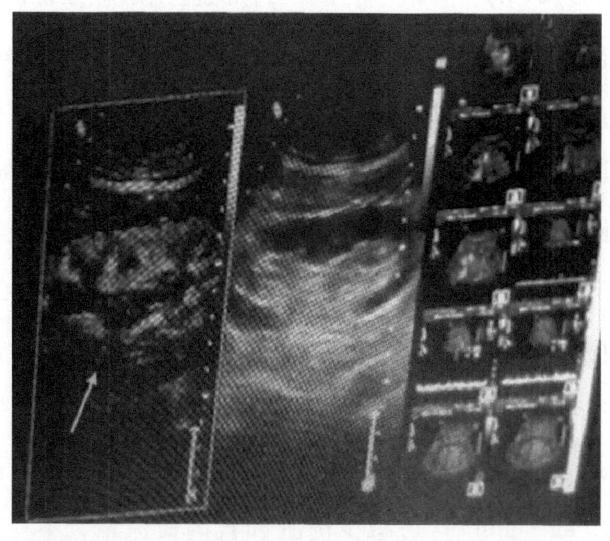

箭头所示，肾脏超声造影显影，提示肾脏灌注恢复。
图 1－2　2014 年 11 月 30 日肾脏超声造影（彩图见彩插 2）

病例分析

本例患者为高龄老年男性，基础疾病多；肺部感染后很快达到脓毒症水平，平均动脉压（mean arterial pressure，MAP）< 65mmHg，需要应用血管活性药物维持血压，故存在脓毒症休克；既往有慢性肾功能不全病史，本次短时间内出现少尿、血清肌酐升高，可以诊断为慢性肾脏病基础上急性肾损伤（acute kidney injury on chronic kidney disease，A on C）诊断。急性肾损伤（acute kidney injury，AKI）按照病因可分为肾前性、肾性和肾后性三大原因，本例患者出现脓毒症，继而血压下降、低灌注，炎症导致肾小球入球小动脉扩张、出球小动脉收缩，使 MAP 下降；脓毒症还能使跨肾灌注压（transrenal perfusion pressure，TPP）下降［TPP = MAP － 中心静脉压（central venous pressure，CVP）］，均能导致肾小球滤过率（glomerular

filtration rate，GFR）下降。研究表明，低血压是急性肾损伤的独立危险因素，当 MAP＜80mmHg 的情况下，血压每降低 1mmHg，急性肾损伤发生的危险增加 0.3%，当 MAP 低于 70mmHg、60mmHg、50mmHg 时，急性肾损伤发生的危险分别增加 2%、5%、22%。在临床实践中，当收缩压＜100mmHg 时，在确定没有血容量不足的情况下应尽快使用升压药物。对低血压血管扩张的急性肾损伤患者，应该首先使用去甲肾上腺素有效地恢复血压，小剂量的去甲肾上腺素［＜0.3μg/(kg·min)］在一般情况下常能有效地提升动脉压，且不良反应较少，但较大剂量的去甲肾上腺素［＞0.3μg/(kg·min)］可减少内脏和肾内血流量，不良反应明显增加。由于能提升血压的多巴胺剂量［通常＞3μg/(kg·min)］常可能导致肾内血管收缩，且会造成心率明显增快等不良后果，对急性肾损伤患者的预后无益，故目前的相关指南均不推荐使用多巴胺来预防或治疗急性肾损伤。另外肾脏的灌注与 TPP 明确相关。如果静脉输液过多、机械通气使用较高呼吸末正压通气（positive end expiratory pressure，PEEP）或有腹腔内压力增加时，增高的 CVP 可导致 TPP 的降低。一般而言，CVP 维持在 8～10cmH_2O，可纠正低血容量状况；当 CVP≥12cmH_2O 时，应严格控制入量、减慢补液速度或停止补液。

脓毒症导致的急性肾损伤可同时存在肾性和肾前性因素，该类患者的治疗相对困难，目前尚无特殊的药物用于治疗继发于低灌注损伤/脓毒血症的急性肾损伤。近年来，随着血液净化技术的发展和应用，为急性肾损伤及多脏器功能衰竭的治疗开辟了新局面，对重症急性肾损伤进行肾脏替代治疗的指征有：①尿量＜0.3ml/(kg·h)持续 24 小时或者无尿 12 小时；②急性肾损伤伴有多器官功能衰竭；③难以纠正的容量负荷过重；④累及终末器官：心包炎、脑

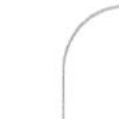

病、神经病变、肌病和尿毒症出血；⑤需要输注血制品和静脉营养；⑥重度、中毒或药物过量；⑦严重的低体温或高体温。本例患者至少应符合①、②、⑤，经及时持续性肾脏替代治疗，患者尿量恢复，肾功能得以恢复至原有水平。

同时，本例患者反复肺部感染，本次病情变化前调整了抗感染治疗方案，随后患者出现尿量减少，进而无尿，亦不能完全除外药物性肾损伤在患者肾病变化中所起到的影响。分析患者病情变化节点可以看出，2014 年 11 月 9 日开始抗生素的降阶梯治疗，停用亚胺培南、左氧氟沙星，改为氟氧头孢钠、达托霉素和泊沙康唑，2014 年 11 月 11 日开始出现尿量减少（600～800ml/d），血清肌酐随之升高，2014 年 11 月 16 日出现无尿（全天尿量仅 80ml）。

氟氧头孢为广谱的氧头孢烯抗菌药物，临床上使用较为广泛，氟氧头孢钠说明书中指出有出现急性肾损伤的可能，与利尿剂合用时可能增加其对肾脏的影响。同时指出，高龄患者代谢功能下降，易出现不良反应。近年来抗生素导致肾功能异常在国内外报道较多。根据 2016 年国家药品不良反应（adverse drug reaction，ADR）监测年度报告统计：药物所致的急性肾损伤占住院患者急性肾损伤病因的 8%～60%；2009—2014 年解放军药品不良反应监测中心数据库接收 501 例药源性肾损伤 ADR 患者，其中严重的 ADR 报告比例为 61.68%，较前有所升高。使用三代以上头孢类抗生素出现肾脏毒性的报道并不多见，但本例患者可能因老年共病、伴有容量不足、电解质紊乱酸碱失衡、免疫功能下降及合并用药等综合因素影响，故容易发生急性肾损伤。

病例点评

我科曾对住院老年人发生急性肾损伤的病因进行了分析，无论

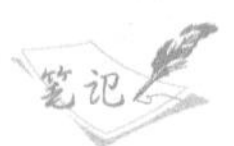

是单因素分析还是多因素分析，其最主要的病因均是感染，本例患者属于比较典型的脓毒血症所致急性肾损伤。脓毒血症所致急性肾损伤最重要的原因之一是低血压导致肾脏灌注不足，因此积极提升血压非常重要。对于没有明确容量缺失，也未应用肾毒性药物的老年急性肾损伤患者，应注意患者是否有绝对或相对的低血压状态、微循环不良和血乳酸水平升高等情况并及时纠正。当感染无法完全控制、容量状况难以控制，患者出现少尿或无尿的情况时，早期使用血液净化治疗是解决问题的关键一步，本例患者的临床实践也充分说明了这个问题。在脓毒血症患者中使用抗生素是必须的治疗，但是在老年患者中使用抗生素前需要充分了解患者的肾脏功能状况和药物的特性，根据肾功能调整药物剂量，尽量少用或不用有肾毒性的抗生素；使用抗生素时也不要无限制地增加剂量、延长疗程；使用中应监测尿常规、肾功能，发现肾损害要及时停药。如本例患者在脓毒血症发生过程中使用了氟氧头孢，此药刚上市时说明书中提示对肾脏功能无明显影响，但在临床实践中发现不少患者在使用该药后出现了急性肾损伤的情况，此后对该药的说明书进行了修改。事实上，在老年患者中应用所有的药物都不是绝对安全的，用药过程中需要临床医师和药师认真地观察和分析，根据老年人的临床实际状态对所用药物进行调整。临床研究发现，即使对于有肾毒性的抗生素，如果能严格按照标准操作规程（standard operating procedure，SOP）进行治疗，发生急性肾损伤的比例也明显低于不严格执行 SOP 的情况。

总之，难以控制的感染、脓毒症所致感染性休克引起的肾脏低灌注是高龄患者出现急性肾损伤的重要诱因。对老年患者，尤其有肾脏病基础的老年患者，在出现感染时需严密监测其血压、心率等生命体征，注意尿量变化，维持出入量平衡，以预防急性肾损伤的发生。对于有肾病基础的患者，在药物治疗的选择及剂量方面需严格掌握适应证并及时根据肾功能水平调整治疗剂量。

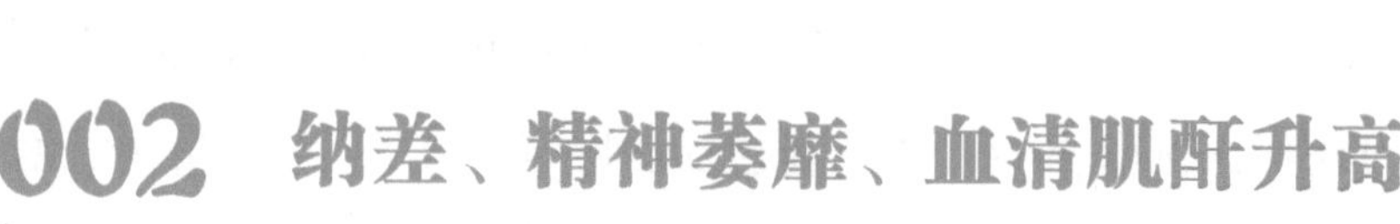

002 纳差、精神萎靡、血清肌酐升高——低血压致急性肾损伤

病历摘要

患者，男性，87 岁。主因“乏力、纳差 3 天”入院。患者于 2017 年 7 月 12 日无明显诱因出现厌食，伴精神萎靡、乏力，当时无发热、头晕头痛、恶心、呕吐，无腹胀、腹痛、腹泻等不适。在家休息 2 天后（未予以药物及饮食调整），症状无明显缓解，2017 年 7 月 14 日于我院急诊科就诊。急诊查血压：134/72mmHg，生化检查发现：血尿素氮 12.9mmol/L，血清肌酐 133μmol/L（患者曾于 2017 年 3 月 12 日在我院查体，当时血清肌酐为 66μmol/L），血钾 5.84mmol/L，血钠 122mmol/L，二氧化碳 16.9mmol/L，NT-proBNP 3808.4pg/ml。尿中白细胞、红细胞阴性，尿蛋白阴性。急诊诊断为“急性肾损伤、高钾血症、低钠血症”收治入肾脏病科。患者自述睡眠尚可，大小便无明显异常。

既往史：1965 年诊断“高血压病”，一直在我院心内科调整降压方案，血压控制尚可，目前口服厄贝沙坦片 150mg，2 次/日，近 1 个月血压多控制在（87 ~ 107）/(67 ~ 89）mmHg。1991 年于外院诊断“冠心病”，长期口服单硝酸异山梨酯缓释片等药物，目前病情稳定。1993 年行“肝囊肿抽吸术”，同年行“双下肢静脉曲张剥离术”，术后均恢复良好，无并发症。另有“慢性浅表性胃炎、脂

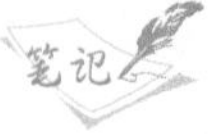

肪肝、肝脏多发性囊肿、右肾囊肿、前列腺肥大伴钙化”等病史。吸烟史5年，20支/日，已戒烟60年。饮酒史65年，每日饮白酒2两，目前已戒酒2年余。否认药物及食物等过敏史。否认肝炎、结核等传染病史。

入院查体： 体温36.2℃，脉搏52次/分，呼吸18次/分，血压130/72mmHg。神志清楚，精神差，对答切题，心、肺、腹部查体无明显异常。双侧肾区无叩击痛，双侧肾动脉未闻及血管杂音。眼睑及双下肢轻度凹陷性水肿。

入院诊断： ①急性肾损伤；②高钾血症；③低钠血症。

诊治过程： 入院后立即予以聚磺苯乙烯钠散30g，口服，同时予以碳酸氢钠片1.5g，3次/日，纠正酸中毒，氯化钠片1g，3次/日，补钠等治疗。2017年7月14日入院8小时后复查动脉血气：pH 7.418；氧分压102.6mmHg；BE －3.2mmol/L；动脉血钾4.35mmol/L；动脉血钠128.7mmol/L。血钾水平较入院前下降。此后根据血钾及血钠指标，适当降钾、补钠，并予以复方α－酮酸片、肾衰宁胶囊等药物保护肾功能，前列地尔注射液10μg，1次/日，静滴，改善微循环等治疗。

2017年7月19日行泌尿系超声，提示双肾及双侧输尿管未见明显结石，双侧肾盂未见明显增宽，集合系统未见分离，前列腺增生。肾动脉超声提示双侧肾动脉无明显狭窄，双肾叶间动脉阻力指数：左侧0.58、右侧0.67。

追问病史发现，患者于2017年5月26日因“高血压病”在他科住院期间曾调整降压方案，将之前的厄贝沙坦片150mg，1次/日，调整为150mg，2次/日，患者近1个月在家测量的血压水平多在（87～107）/（67～89）mmHg，除自觉乏力外，无头晕、头疼的症状，追查门诊检查记录发现患者在改变降压的治疗方案后2个月

内血清肌酐水平呈逐步上升趋势（2017 年 5 月 26 日血清肌酐 66μmol/L；2017 年 6 月 30 日血清肌酐 107μmol/L；2017 年 7 月 13 日血清肌酐 133μmol/L）。本次住院期间也观察到患者下午血压偏低，故调整降压方案，改为厄贝沙坦片 150mg，1 次/早。经上述治疗调整后，2017 年 7 月 25 日复查：血尿素氮 3.4mmol/L，血清肌酐 82μmol/L，血钾 3.72mmol/L，血钠 143mmol/L，二氧化碳 22mmol/L，脑钠肽前体 247.9pg/ml。其余各项指标均在正常范围。血压控制于（119～137）/（77～89）mmHg。患者乏力、纳差等症状也有明显缓解，于 2017 年 7 月 26 日出院。

病例分析

本例患者入院时"急性肾损伤、高钾血症、低钠血症"的诊断明确，急性肾损伤的病因分为肾前性、肾性、肾后性，也包括药物性损伤、血管性疾病等多种病因。其中肾性因素包括：肾脏器质性疾病如急性肾炎、急进性肾炎等急性肾小球病变导致的 GFR 急剧下降，尿检常伴有大量红细胞、尿蛋白，血压显著升高，多伴有水肿，病情进展快，肾功能短期内进行性恶化甚至达尿毒症，本例患者临床表现和病史均不支持该病。肾后性：因肾以下尿路梗阻导致肾积水，使肾功能受损，血尿素氮、血清肌酐升高，常见梗阻的原因有泌尿系结石、肿瘤、前列腺增生等，但一般在梗阻解除后肾功能逐渐恢复正常或有一定程度的恢复。患者超声诊断提示无肾盂及输尿管积水，无明显占位性病变，无明显泌尿系结石，也不支持该诊断。肾前性：由于肾前病因如急性心肌梗死、急性心力衰竭、休克等引起的循环衰竭，使肾脏灌注减少，GFR 降低引起血清肌酐、尿素氮短期内升高。患者发病前 3 个月内调整降压治疗后血压水平

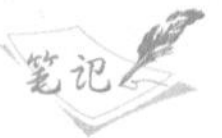

整体偏低，可能存在肾脏有效灌注不足的因素，肾前性因素不能除外。肾血管疾病：如坏死性血管炎等肾小血管疾病或急性肾静脉血栓形成或肾动脉狭窄所致的肾脏大血管疾病，均可导致急性肾损伤，其中老年患者多见动脉粥样硬化性肾动脉狭窄。临床表现为肾功能不全伴有血压显著升高，难治性高血压或急进性高血压、恶性高血压等，血管紧张素转化酶抑制剂（angiotensin converting enzyme inhibitors，ACEI）或血管紧张素受体拮抗剂（angiotensin receptor blocker，ARB）治疗后肾功能急性恶化，病侧肾脏缩小，尿检有形成分少，并伴有全身动脉硬化。本例患者肾脏血管超声均未见明显双侧肾动脉异常，故该因素暂除外。急性间质性肾炎：是以肾小管－间质急性炎症过程为特征的一组疾病或临床综合征，常见病由药物过敏引起，主要表现为肾小管功能不全，常见无菌性脓尿，蛋白尿很少超过2g/d，为肾小管性蛋白尿，本例患者病情与该病不符，可基本除外。药物性肾损害：包括造影剂在内的各种药物导致的急性肾损伤；常见如含碘对比剂、抗生素、非固醇类抗感染药、抗肿瘤药物及肾毒性中药等均可导致肾脏损害，临床上突出表现为肾小管－间质损害，贫血较重，停药后大多数肾损害可逆转，肾功能或部分恢复。其中，含碘对比剂由于其化学成分的直接毒性、渗透毒性及组分中与黏度相关的毒性，尤其伴有糖尿病、基础肾功能不全的患者发生对比剂肾损害的风险更高，本例患者近期未应用造影剂，故暂不考虑该因素。但患者入院前增加厄贝沙坦用量后血清肌酐开始逐渐上升，不能除外有导致急性肾损伤、高钾血症的可能。

基于上述病因分析，排除肾后性及肾性因素导致急性肾损伤，进一步回顾病史，患者在加用厄贝沙坦后导致血压逐渐降低，最低至87/67mmHg，并且降压方案调整后血清肌酐逐渐升高，另外患者

笔记

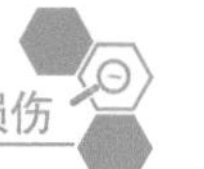

还有纳差、厌食的病史，故肾前性因素导致急性肾损伤可能性大，后期予以调整降压方案，适当补液及保护肾功能等治疗，半月内患者血清肌酐值明显降低，血钾和血钠水平及肾功能均得以恢复。

病例点评

本例患者因为降压药物的调整导致血压偏低，出现乏力、纳差和精神萎靡，最后导致急性肾损伤的发生。这类情况在临床上并不少见。目前各种高血压防治指南均强调高血压的治疗根本目标和原则是降低心、脑、肾及血管并发症和死亡总危险的发生率，强调降压治疗的获益主要来自血压降低本身，尤其是美国 SPRINT 研究结果公布后，不少临床医师均认为在改善生活方式的基础上和条件允许的情况下，应采取强化降压的治疗策略，以取得最大的心血管获益。

然而，高龄（年龄≥80 岁）高血压患者常伴有明显的衰弱和共病，其降压治疗主要以维持老年人器官功能、提高生活质量和降低总死亡率为目标。降压治疗应根据高血压患者的总体风险水平选择和给予降压药物，同时需要注意和干预可纠正的危险因素、靶器官损害和并存的临床疾病。高龄老年患者的血管弹性差，血压反射敏感性减退，当血压迅速下降时不能即刻得到代偿，容易导致心、脑、肾等器官血流灌注不足和体位性低血压的发生，因此在老年患者中使用降压药物应从小剂量开始，逐渐增加剂量，降压药物用量不宜过大，应避免降压过快、过猛。

老年人降压药物的选择应更加警惕用药带来的风险和药物不良反应，治疗过程中应密切监测血压并评估耐受性，若出现低灌注症状，应及时考虑降低治疗强度。此外，在实施降压治疗后对老年患者的随访也十分重要。在调药治疗后，需要每月随访评价依从性和

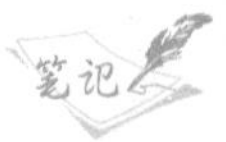

治疗反应，直到降压达标。随访内容包括血压值达标情况、是否发生过体位性低血压、是否有药物不良反应、治疗的依从性、生活方式改变情况、是否需要调整降压药物剂量。适当的随访和监测可以评估治疗依从性和治疗反应，有助于血压达标，并发现不良反应和靶器官损害。老年患者降压药物的治疗过程中，若出现低灌注症状，应考虑降低治疗强度，及时适当调整用药。本例患者调整降压药物后，忽视了上述相应内容随访，并且出现肾脏损害时，未及时调整治疗方案，保护肾脏功能。

《中国老年高血压管理指南2019》提出：高龄老人降压治疗的目的是延缓高血压所致心血管疾病进程，最大限度降低心血管疾病的发病率和死亡率，以改善生活质量、延长寿命为最终目的。老年高血压降压治疗应强调收缩压达标，在能耐受的前提下，逐步使血压达标。在患者年龄大于80岁，在血压高于150/90mmHg时，开始启动降压药物治疗，首先应将血压降至小于150/90mmHg，若耐受性良好，则进一步将血压降至低于140/90mmHg。经评估确定为衰弱的高龄高血压患者，当血压大于160/90mmHg时，应考虑启动降压药物治疗，收缩压控制目标为小于150mmHg，但尽量不低于130mmHg。除高血压急症和亚急症外，对大多数高血压患者，应根据病情，在4～12周内将血压逐渐降至目标水平。本例患者已87岁，既往无明显蛋白尿病史，血压控制目标低于150/90mmHg即可，但收缩压应尽量不低于130mmHg。患者在近12周内血压控制过低，血压下降的速度过快，使全身处于低血压状态，影响各重要脏器的血供，最终导致急性肾损伤的发生。

总之，对于高龄患者最好不要将控制血压的目标预设过低，在调整降压药物后一定要注意随访，根据情况及时调整治疗方案，防止重要脏器功能损伤。

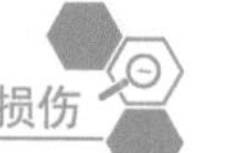

003 嗜睡、尿少、心房纤颤、血清肌酐升高——肾前性急性肾损伤

病历摘要

患者，女性，94 岁。主因“发现血清肌酐升高 3 年余，嗜睡 8 小时”于2015 年1 月28 日入院。患者2012 年因查体发现血清肌酐水平增高诊断为“慢性肾脏病 3 期”，此后在门诊调整治疗，血清肌酐一直波动在 150 ~ 162μmol/L。患者入院前 1 周着凉后出现咳嗽、咳痰，自服“莫西沙星，1 片，一天一次”治疗，病情无明显好转。2015 年1 月28 日家人发现患者出现嗜睡状况，送至我院急诊科就诊，检查发现血尿素氮 16.7mmol/L；血清肌酐 226μmol/L；CRP 1.59mg/dl；白细胞计数 8.25 × 10^9/L、中性粒细胞 0.736，以“肺部感染、急性肾损伤”收治入院。患者近两日精神状态差，嗜睡，饮食、饮水较前减少，尿量减少，大便如常，体重无明显变化。

既往史：患者既往诊断冠心病，稳定性心绞痛 26 年，近期无发作，长期口服硫酸氢氯吡格雷 75mg（1 次/日）、单硝酸异山梨酯缓释片 40mg（1 次/日）；高血压史 18 年，最高达 200/100mmHg，入院时口服硝苯地平控释片 30mg（1 次/日）、厄贝沙坦氢氯噻嗪片 162.5mg（1 次/中午）、酒石酸美托洛尔片 12.5mg（2 次/日），血压可维持在（130 ~ 150）/(60 ~ 80)mmHg；糖尿病史 19 年，口服

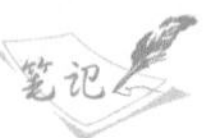

阿卡波糖、格列吡嗪控释片，血糖控制尚可；脑非特异性炎症后遗症，陈旧性腔隙性脑梗死6年，另有慢行支气管炎、胆囊结石、右股骨颈人工关节置换术后等病史。

入院查体：体温38.5℃，血压117/46mmHg，嗜睡，可唤醒，但唤醒后无法正常交流，全身皮肤干燥，双肺呼吸音略粗，右下肺可及散在湿性啰音，心率67次/分，律齐，各瓣膜听诊区未及杂音，腹软无压痛、反跳痛、肌紧张，肝脾肋下未及Murphy征阴性，双下肢无水肿，双足背动脉搏动弱。

初步诊断：肺部感染；慢性肾脏病3期，糖尿病5期，急性肾损伤；嗜睡原因待查。

诊治经过（图3-1）：入院后给予头孢哌酮钠他唑巴坦钠2.25g，静滴，1次/8h；阿奇霉素0.8g，口服，1次/日抗感染治疗，给予醒脑静注射液20ml，静滴，1次/日；奥拉西坦注射液3g，1次/日改善神经功能。考虑患者血压偏低，在家饮食和饮水量均较少，可能存在容量不足的问题，测定中心静脉压也偏低，故立即给予葡萄糖氯化钠注射液500ml，静脉点滴积极补液治疗，此后每日入量在2600～2800ml，至2015年2月1日，患者的血压水平逐渐恢复至130/80mmHg左右，血清肌酐水平降至152μmol/L。但在2015年2月1日晚患者发生“心房纤颤”，给予胺碘酮注射液75mg，缓慢静推，5min，并以1mg/min速度静滴维持6小时，此后以0.5mg/min静滴维持，胺碘酮用药12小时后患者的心房纤颤未能转复，但心室率降至92次/分，此后患者心房纤颤持续发作，2015年2月4日考虑患者需长期维持胺碘酮注射液，难以控制入量，故停用静脉输注胺碘酮，给予胺碘酮片0.2g，口服，2次/日。从2015年2月5日起患者血清肌酐水平再次逐渐升高，2015年2月17日患者血清肌酐水平达251μmol/L。考虑肾功能改变与心房纤

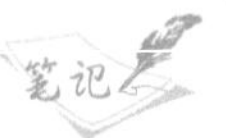

颤有关，故继续给予胺碘酮片 0.2g，口服，2 次/日控制心室率，同时给予达肝素钠注射液 2500IU，皮下注射，1 次/日抗凝治疗，间断托拉塞米利尿、严格控制出入量平衡等综合治疗，2015 年 2 月 20 日患者的心房纤颤转复为正常窦性心律，逐渐停用胺碘酮，此后血清肌酐水平逐渐降低，患者至2015 年3 月2 日患者血清肌酐水平降至 131μmol/L。

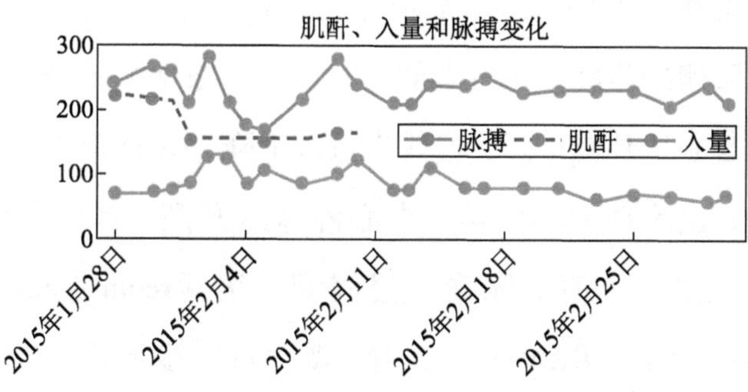

图 3－1　患者摄入量与肾功能的变化

病例分析

本例老年患者在发生感染后血清肌酐明显升高（从 160μmol/L 迅速上升至 226μmol/L），符合急性肾损伤诊断。结合本例患者既往有糖尿病肾病、慢性肾脏病 3 期的慢性肾脏病基础，考虑为 A on C。根据治疗后患者血清肌酐水平又恢复至本次发病前的基础水平，排除了原有慢性肾脏病的持续进展的诊断。

本例患者为超高龄老人，本次入院是由于发生肺部感染，加上认知功能障碍，平时照护不够，导致饮水、饮食摄入不足，由于入量的不足，降压药物也没有及时调整，故患者出现血压降低、嗜睡等状况，进一步加重摄入不足的情况，最后导致肾脏灌注不足，进而引起了肾前性急性肾损伤。入院后经过补充容量，低血压水平和

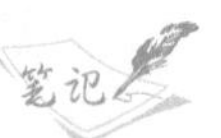

容量不足的情况很快纠正，肾功能得以恢复。然而，在住院期间，患者的血清肌酐水平再次升高，其过程也符合急性肾损伤的诊断，在此期间患者没有肾毒性药物应用史，不伴有肾绞痛、血尿、大量蛋白尿等症状、体征，既往没有泌尿系结石病史，可排除药物性、肾后性肾损伤诊断。短期内肾损伤进展如此迅速，也不符合糖尿病肾病的发展特点。因此，仍然需要首先考虑为肾前性因素导致的肾损伤。患者在住院期间血清肌酐增高前出现了“心房纤颤”的状况，给予胺碘酮静脉泵入后未能及时转复。根据文献报道，心房纤颤可以引起心房功能下降，心排出量可下降15%或以上，进而导致血压下降，血流动力学失衡，中心静脉压升高，肾脏有效灌注不足，激活肾素－血管紧张素－醛固酮系统（renin－angiotensin－aldosterone system，RAAS）导致肾脏灌注进一步下降，最终可以导致肾脏受损。本例患者在心房纤颤控制后，肾功能得以恢复，也印证了此判断的正确性。

心房纤颤按照其发作的频率和持续时间一般分为阵发性心房纤颤、持续性心房纤颤、长程持续性心房纤颤、永久性心房纤颤等四类（表3－1）。本例患者诊断“持续性心房纤颤”明确。

表3－1　心房纤颤的分类标准

分　类	定　义
阵发性心房纤颤	发作后7天内自行或干预终止的心房纤颤
持续性心房纤颤	持续超过7天的心房纤颤
长程持续性心房纤颤	持续时间超过1年的心房纤颤
永久性心房纤颤	医师或患者共同决定放弃恢复或维持窦性心律的一种类型，反映了患者和医师对于心房纤颤的治疗态度，而不是心房纤颤自身的病理生理特征，如重新考虑节律控制，则按照长程持续性心房纤颤处理

综上，本例患者既往有糖尿病肾病、肾小血管硬化、肾脏血液循环基础差等导致的肾脏储备功能不足，在血管内有效血容量不足

笔记

的情况下容易发生急性肾损伤。住院期间发生心房纤颤后，心排出量的减少再次加重了肾损伤，心房纤颤一旦控制后，心脏功能恢复，肾脏血液灌注充足，肾功能也随之得以恢复。

病例点评

老年人急性肾损伤原因以肾前性最多，肾性和肾后性次之，若治疗措施及时，肾功能可获得较好的恢复，但治疗的关键在于寻找导致急性肾损伤发生的原因。

肾功能不全是心房纤颤的危险因素，而心房纤颤也可以使患者肾功能不全加重的风险增加。慢性肾脏病患者出现肾小球压力增高、肾小管间质损害、肾纤维化后，可以引起持续炎症和氧化应激状态，出现活性氧增加、RAAS 系统激活，肿瘤生长因子增加，导致肌成纤维细胞活跃、胶原蛋白增加及细胞外基质蛋白产生，肾脏纤维化的同时，这些体液因子同样会造成心肌的纤维化。心房纤维化可机械性地打乱心房肌细胞纵向连接，并增加成纤维细胞 - 心肌细胞间的接触，从而干扰兴奋传导，增加心房自发异位兴奋，故慢性肾脏病患者容易发生心房纤颤。此外，高龄、遗传因素、性别差异等不可调控因素及高血压、糖尿病、吸烟、肥胖、久坐、阻塞性睡眠障碍等可调控因素均可导致心房电重构和结构重构，而心力衰竭和心肌缺血等原发心血管疾病则与心房纤颤互为因果、相互促进，使疾病进展加速和恶化预后。本例患者有高血压、糖尿病、慢性肾脏病等，心脏超声提示心房增大，均是心房纤颤发生的高危因素。本例患者入院后为纠正容量不足引起的急性肾损伤，大量补液，可能导致患者容量负荷过重，加上患者心房较大，多有射血分数（ejection fractions，EF）保留的心功能不全，这可能是住院期间

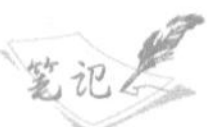

诱发心房纤颤的主要原因。

心、肾之间互为影响，老年人尤其如此，因此在治疗时应当考虑到各系统间的相互作用，抓住治疗主要矛盾的同时，也应注意对于其他器官功能的影响，

在急性肾损伤的治疗过程中，既不能过度补液，也不可过度利尿，容量控制应当兼顾心、肾，既保证肾脏有充分的灌注，又需要防止心律失常或心力衰竭的发生。

004 尿液浑浊、发热、尿量减少——肾后性急性肾损伤

病历摘要

患者，男性，94 岁。因发现“尿液浑浊 20 天，发热 1 天伴尿量减少 2 天”于 2017 年 7 月 15 日收入院。患者为老年痴呆状态，长期卧床，自 2017 年 6 月 22 日起护理人员发现患者的尿液浑浊，但尿色无异常及明显尿量变化，不伴有发热、寒战、咳嗽、咳痰。2017 年 7 月 2 日曾在我院门诊检查血尿素氮 8.4mmol/L，血清肌酐 90μmol/L。2017 年 7 月 12 日家属发现患者的尿量略减少，2017 年 7 月 14 日患者出现发热，最高体温 37.5℃，尿量减少至 600ml/d，伴咳嗽、咳白痰，痰量不多，不伴有呕吐、腹泻等，门诊化验检查血清肌酐 130μmol/L，尿素 10.1mmol/L，CRP 7.05mg/dl。2017 年 7 月 15 日为进一步诊治门诊以“急性肾损伤；泌尿系感染”收治

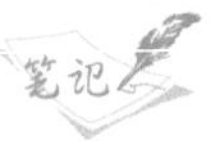

入院。既往有前列腺增生症、慢性阻塞性肺疾病、冠心病、稳定型心绞痛、高血压2级（极高危）、帕金森病等病史。

查体：体温37.4℃，脉搏73次/分，呼吸18次/分，血压122/61mmHg，痴呆状态，精神差，被动体位，查体不能配合，全身未见肿大淋巴结，全身皮肤、黏膜无黄染、出血点，双侧瞳孔等大，巩膜无黄染，双眼对光反射存在。双侧呼吸音略粗，双下肺可及少许湿性啰音。心率73次/分，律齐，心尖区可闻及2/6期收缩期杂音。腹部略膨隆，全腹无压痛、反跳痛，肝、脾、肾未触及，下腹部叩诊呈实音，移动性浊音阴性。双下肢无明显水肿，双侧足背动脉搏动减弱，病理征阴性。

检查：尿常规：尿液结晶：非晶磷多量；尿蛋白定性：50mg/dl；尿浊度：浑浊；尿液颜色：黄色；尿白细胞（镜检）满视野；尿液酸碱度6；尿比重1.013；尿红细胞（镜检）0～5/HPF；尿液管型（镜检）：阴性。血常规：血红蛋白134g/L；血小板276×10^9/L；白细胞8.41×10^9/L；中性粒细胞0.803。入院后生化检验（2017年7月16日）：血清肌酐352μmol/L，血尿素氮20.2mmol/L。中段尿培养：尿细菌计数：10万以上CFU/ml；细菌为鉴定铜绿假单胞菌。

诊疗经过：入院后查体发现患者的下腹部叩诊呈实音，故进行了腹部超声检查，结果发现：双肾形态饱满，实质回声均匀，双肾盂分离，右肾盂前后径约1.7cm，左肾盂前后径约1.9cm。双侧输尿管全程扩张，右侧上段内径约1.1cm，左侧上段内径约1.4cm。膀胱：充盈欠佳，腔内透声差，约1/3腔内可见沉积物回声，其内可见强回声团块，后伴声影。根据超声检查的结果，患者双侧输尿管全程扩张，且未发现输尿管内占位的征象，高度怀疑双侧输尿管以下的尿路梗阻，结合膀胱内存在大量淤积物的超声检查特征，考虑患者可能是膀胱淤积物导致的膀胱出口梗阻，进而引起尿量进行

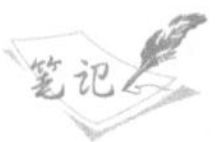

性减少。随即给予留置导尿，并使用生理盐水和5%碳酸氢钠溶液进行膀胱加压冲洗，结果冲洗出大量白色絮状物，此后留置尿管继续进行间断膀胱冲洗，同时根据尿培养药敏结果给予左氧氟沙星注射液，0.5g，静脉点滴，1次/日进行抗感染治疗。会诊后第2天复查泌尿系超声提示双肾盂分离，右侧前后径约1.2cm，左侧前后径约1.1cm，双侧输尿管无扩张，膀胱内沉积物回声消失。2017年7月19日复查血生化提示血清肌酐77μmol/L，血尿素氮4.7mmol/L。尿液常规（2017年7月27日）：尿液结晶0；尿上皮细胞检查（镜检）2～5/HPF；尿蛋白定性试验20mg/dl；尿液亚硝酸盐试验阴性；尿浊度清亮；尿液颜色黄色；尿白细胞（镜检）：满视野；尿液pH 7；尿比重1.009；尿红细胞（镜检）：满视野；尿液管型（镜检）：阴性。尿培养（2017年8月2日）：尿细菌计数0；普通细菌培养无菌生长。2017年7月30日复查尿常规基本正常，停左氧氟沙星注射液。2017年8月6日复查血常规：血红蛋白103g/L；白细胞5.59×10^9/L；中性粒细胞0.58；血生化提示血清肌酐72μmol/L，血尿素氮3.9mmol/L，CRP 0.25mg/dl。

病例分析

本例患者因老年痴呆，无法进行自由的语言表达，且长期卧床，其疾病发生具有以下特点：①高龄；②血清肌酐水平快速升高；③尿量明显减少；④血压水平正常；⑤查体没有血容量不足的表现；⑥从发热及尿液检查结果来看泌尿系感染诊断明确。在患者出现急性肾损伤时，临床上鲜有其他急性肾损伤的危险因素，入院后经仔细查体及超声检查证实为“尿路梗阻性急性肾损伤”。尿路梗阻是导致肾后性急性肾损伤的主要病因，可发生在尿路从肾盂到尿道的任一部位。尿路梗阻病因根据解剖位置分为腔内、壁内、壁

外梗阻。腔内梗阻：常见于结石、血凝块或坏死肾乳头组织；壁内梗阻：包括神经源性膀胱、输尿管炎症、输尿管、膀胱肿瘤；壁外病变：男性前列腺肥大、腹膜后病变；女性宫颈癌或腹膜后肿瘤等压迫尿路引起。本例患者在发病前后的尿液中未见明显出血、无血凝块，故可排除血凝块阻塞可能；患者肿瘤标志物无明显升高，既往无腹部肿瘤史、腹膜后手术病史，外部肿瘤压迫也可排除；泌尿系超声未检出结石声影，且存在双侧输尿管扩张，提示阻塞位于输尿管以下，结合患者尿液引流出大量白色絮状物，膀胱超声提示发现沉积物回声，经膀胱加压冲洗，膀胱内沉积物消失后，肾盂及输尿管积水也明显消失，肾功能快速恢复的情况判断，膀胱内沉积物阻塞膀胱出口导致尿路梗阻是本例患者发生急性肾损伤的主要原因。

膀胱内沉积物的成分可包括：脓尿、菌尿；非晶型盐类结晶：尿酸盐结晶、磷酸盐、碳酸盐结晶；乳糜、脂肪尿；脱落的尿路上皮及坏死组织。本例患者根据尿常规、尿细菌培养结果提示存在尿路感染情况，铜绿假单胞菌感染明确，同时尿中存在多量非晶磷酸盐结晶，考虑该膀胱内淤积物为尿路感染导致脓性成分和磷酸盐结晶的混合物。研究表明，尿液中分解尿素的病原体感染泌尿系统可以形成磷酸铵镁和磷酸钙结石，严重时可以导致尿路梗阻。常见产尿素酶的细菌有变形杆菌属、摩根氏菌属、普罗维登斯菌属、克雷伯菌属、假单胞菌属及金黄色葡萄球菌。本例患者存在前列腺增生症，长期卧床，尿液排出不畅，增加了感染风险，患者在此次发病时出现有泌尿系假单胞菌属的铜绿假单胞菌属感染，同时因为长期卧床，排尿不畅，尿液易潴留于膀胱内，尿液水分吸收导致尿液过饱和，符合尿过饱和－晶核形成－晶体生长－晶体聚集－晶体滞留－结石形成的基本过程。

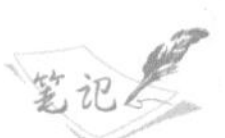

肾后性急性肾损伤肾功能损害取决于梗阻的部位、程度及时

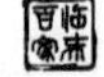

间。本例患者为膀胱出口梗阻，导致膀胱压力逆行性传导至双肾，进而影响肾脏灌注，降低 GFR，因此在较短时间内造成急性肾损伤，引起血清肌酐升高。由于梗阻部位低，间接造成了双侧尿路梗阻，尿量急剧减少，提高了短时间内被诊断的可能。一般认为，1 周以内的尿路完全性梗阻在梗阻解除后，肾脏功能可完全恢复；尿路完全梗阻 2 周，在梗阻解除后 3～4 个月内，GFR 能恢复 70% 左右；而 4 周以上的完全性梗阻，在梗阻解除后，其 GFR 仅能恢复至 30%；超过 6 周的完全性梗阻，即使解除了梗阻，肾功能也极难恢复；梗阻超过 8 周者，肾功能几乎完全丧失。动物实验的结果也表明肾脏损伤程度与梗阻的时间长短成正相关，越早解除梗阻，越有利于肾功能的恢复。本例患者由于发现及时，梗阻时间较短，2 周之后复查血清肌酐水平已经完全恢复正常。

病例点评

本例患者最后确定是膀胱内沉积物阻塞膀胱出口导致尿路梗阻引起的肾后性急性肾损伤，这在临床上并不常见。随着社会老龄化的进程加快和医疗事业的发展加速，我国老年人口越来越多，但不少老年人的生活质量极差，长期卧床、老年痴呆、无法交流等情况可能会导致患者无法主诉，许多症状不明显或无法获得。多数高龄老年人也可能由于症状不典型，病史叙述不清，行动不便，配合差，导致医师查体也很困难，这些均可能给肾后性急性肾损伤的诊断增加难度，容易造成误诊。因此，对于此部分老年患者，临床医师认真细致的查体显得尤为重要，本例患者的诊断经历即为印证。在临床上对于不明原因的少尿、血清肌酐上升，怀疑为急性肾损伤的患者，应首先排除肾前性、肾后性急性肾损伤，认真查体并尽早完善泌尿系超声检查。目前泌尿系超声检查能够提示肾盂、输尿管

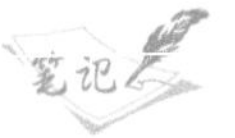

及膀胱的病变及结石等，对于诊断肾后性急性肾损伤具有十分显著的优势，可以避免肾后性急性肾损伤的误诊，但需要临床医师必须具有此方面的敏感性和警觉性。

005 恶心、下肢无力、血清肌酐升高——高钙危象致急性肾损伤

病历摘要

患者，女性，87 岁。因“乏力、纳差 10 天，左下肢无力 19 小时，发现血清肌酐明显升高 1 小时”于 2012 年 9 月 9 日急诊入院。患者于 2012 年 8 月 30 日自觉乏力、恶心、食欲减退，无呕吐、头痛、头晕、腹痛、腹泻，未予特殊处理。2012 年 9 月 8 日下午无明显诱因出现左侧下肢无力，走路不稳，无头晕、头痛、黑蒙，无饮水呛咳、吞咽困难，无感觉障碍、大小便失禁等情况。2012 年 9 月 9 日来我院急诊，测血压 152/88mmHg，行头颅 CT 检查未见明显的出血及新发梗死灶，肾功能检查示血清肌酐 418μmol/L，较前明显升高，遂以“急性肾损伤，缺血性脑血管病?”急诊收入肾脏病科。

患者既往有慢性肾脏病（chronic kidney disease，CKD）病史 10 余年，血清肌酐水平波动在 110～199μmol/L，入院前 2 周曾在我院门诊检查血清肌酐为 125μmol/L；2011 年查体发现骨质疏松，胸 10 椎体陈旧压缩性骨折；并有高血压、肾脏多发囊肿等病史多年。发病以来精神差，饮食、睡眠一般，尿量无改变，大便正常，体重

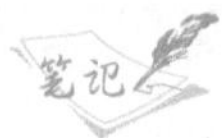

减轻 2kg。

查体：体温 36.2℃、脉搏 82 次/分、呼吸 18 次/分，血压 150/80mmHg，除左下肢肌力 4 级，腱反射减弱，右下肢肌力 4～5 级，腱反射减弱，余无明显异常。

化验检查：尿、便常规、凝血五项、血沉、CRP 均未无异常；血红蛋白 101g/L；血液生化检查：肝酶正常，肌酐 409μmol/L，尿素氮 24.6mmol/L，血钾 3.8mmol/L，血钠 134mmol/L，血钙 4mmol/L，血磷 1.5mmol/L，二氧化碳 28mmol/L，血糖 7.24mmol/L，血淀粉酶 57U/L，NT－proBNP 2639.5pg/ml；血全段甲状旁腺激素（intact parathyroid hormone，iPTH）17.93pg/ml（正常值 15～65pg/ml）；血清活性维生素 D 37.95ng/ml；抗核抗体（antinuclear antibody，ANA）谱、抗中性粒细胞胞浆抗体（antineutrophil cytoplasmic antibody，ANCA）、免疫球蛋白、轻链 λ、轻链 κ、C3、C4、免疫固定电泳均在正常范围内；血清肿瘤标志物全套检查均未见异常；尿渗透压 231mmol/L；尿 NAG（N－乙酰－β－D－葡萄糖苷酶）测定 164U/gCr（正常值 0～21U/gCr）；尿肌酐 1504μmol/L（24 小时尿量 3.45L），尿钙 1.94mmol/L，尿磷 2.67mmol/L。

心电图可见 P－R 间期延长，ST 段消失，完全性右束支传导阻滞；泌尿系超声可见双肾增大，形态失常，肾内多发囊肿，双肾动脉超声未见异常。颅脑 MRA 未见异常；胸部 CT 未见明显异常；PET－CT 检查未见异常摄取灶。

诊治经过：入院后进一步追问病史，患者一直在门诊处方骨化三醇胶丸 0.25μg，1 次/日，最近 1 个月将骨化三醇胶丸误服为 0.25μg，3 次/日。综合患者的临床表现及实验室检查，考虑患者为维生素 D 制剂过量导致的高钙危象、急性肾损伤，诊断为“慢性肾脏病基础上的急性肾损伤；高钙危象（维生素 D 中毒）”。立即

予以停用维生素 D 制剂及所有含钙制剂（包括复方 α－酮酸片），并予以充分水化并利尿，鲑鱼降钙素 4～8IU/kg 肌肉注射，1 次/12 小时。使用 6 次后停用（血钙水平已降低至 2.37mmol/L），治疗 10 天后，患者乏力、纳差情况明显改善，双下肢肌力 5 级，可正常行走。复查血清肌酐 231μmol/L，尿素氮 15.4mmol/L，钙 2.28mmol/L，于 2012 年 9 月 20 日出院。患者出院后于肾脏病科门诊规律随访，门诊恢复使用复方 α－酮酸片，但未再应用活性维生素 D 制剂。2013 年 2 月 5 日复查心电图见 ST 段恢复，复查血清肌酐 131μmol/L，尿素氮 6.7mmol/L，钙 2.28mmol/L。血清肌酐、血钙变化情况如图 5－1 所示。

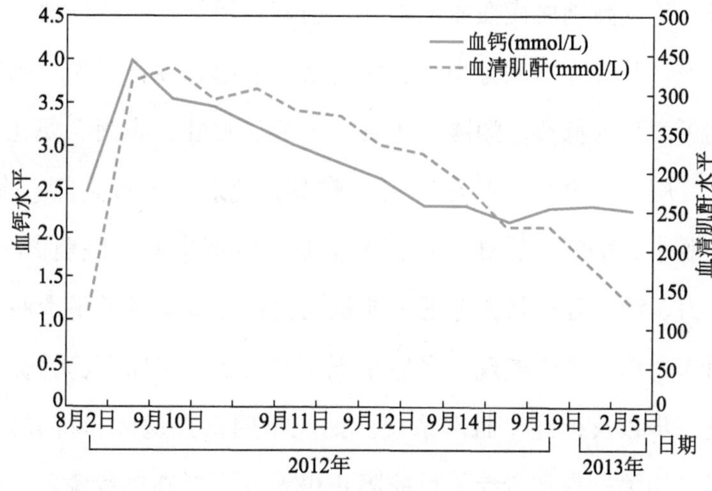

图 5－1　患者血钙和血清肌酐变化情况

病例分析

本例患者为老年女性，以乏力、纳差、食欲不振、下肢无力为主要表现，实验室检查可见血清肌酐较前大幅升高，患者有慢性肾脏病病史多年，此次入院血清肌酐水平较发病前升高 3 倍以上，可

诊断为 A on C。急性肾损伤的常见病因主要分为肾前性、肾性和肾后性因素。查体及超声检查均未见患者有泌尿系统梗阻情况，可排除肾后性因素；尿常规检查、免疫各项检查及双肾超声均未见明显异常，考虑肾脏本身病变引起急性肾损伤的可能性不大；患者近期无血液及体液丢失情况，入院血压152/88mmHg，NT - proBNP 较前稍升高，但血液生化检查提示血钙明显升高达高钙危象，严重的高钙血症可通过收缩肾小动脉、在肾小管内形成结晶等多种机制导致急性肾损伤的发生，结合患者大量骨化三醇胶丸误服史及其临床表现，考虑是由高钙血症诱发的急性肾损伤。

高钙血症是急诊患者死亡的独立危险因素，可引起致死性肾功能衰竭。持续高钙血症在短期内即可引起肾组织学结构的改变，主要累及髓袢升支、远端肾小管和集合管，引起急性肾损伤。高钙血症早期可表现为低热、烦躁、厌食、恶心、呕吐、腹泻、便秘、下肢无力、腱反射消失，甚至行走困难等，晚期可出现高热、多尿、少尿、脱水、嗜睡、昏迷、抽搐等症状。本例患者入院前10 天即出现乏力、纳差等症状，考虑可能是高血钙导致胃肠道平滑肌蠕动减慢引起的消化系统表现，之后出现下肢无力，走路不稳，提示高血钙进一步累及神经、肌肉系统。如能早期重视这些非特异症状，及时予以相关检查和治疗，可能阻止患者发展至高钙危象。文献报道90% 以上的高钙血症是由甲状旁腺功能亢进或肿瘤引起的，本例患者有明确的慢性肾脏病病史，不能除外继发性甲状旁腺功能亢进症，但检查发现患者血 iPTH 正常、尿钙、尿磷降低，骨盆 X 线片检查未见异常，肿瘤标志物及 PET - CT 检查等均未见异常，考虑甲状旁腺功能亢进症及肿瘤引起的高钙血症可能性不大。多发性骨髓瘤也是老年人高钙血症较为常见的病因，但患者免疫球蛋白、轻链及免疫固定电泳、骨盆 X 线片等均未有异常的发现，此方面可能

也较小。患者患慢性肾脏病病史多年，近期诊断为骨质疏松，服用较多的含钙制剂，是否为药物蓄积引起高钙血症？患者长期口服复方α-酮酸片12片/天；钙尔奇D片600mg，1次/日；骨化三醇胶丸0.25μg，1次/日，似乎均为常规剂量，一般情况下不至于导致高钙危象的出现。进一步仔细询问病史，发现患者近1个月误将骨化三醇胶丸按照0.25μg，3次/日剂量口服，检查发现血清活性维生素D水平较前明显升高，尿钙/尿肌酐>1，因此，本例患者考虑为维生素D中毒引起高钙血症、高钙危象进而导致急性肾损伤的发生。

随着活性维生素D在临床上的广泛应用，维生素D中毒的病例国内外文献时有报道，但是87岁高龄患者发生此类情况的报道非常少见。临床诊断维生素D中毒应具备以下条件：①大剂量维生素D补充史；②非特异临床症状：厌食、恶心、呕吐、烦躁、尿频、烦渴、便秘、乏力等；③必要的实验室检查：血清25（OH）D>375nmol/L；血钙>3mmol/L（12mg/dL）；④其他辅助检查：尿钙/肌酐比值>1、X线片、B超等。其中，大剂量维生素D补充史和血清25（OH）D及血钙检测是诊断维生素D中毒的关键。本例患者为老年女性，有慢性肾脏病病史，有大剂量骨化三醇胶丸及钙剂补充史，主要表现为乏力、纳差、下肢无力及血钙>3.5mmol/L，尿钙/肌酐>1。患者虽未检测血清25（OH）D的水平，但患者血清中1，25（OH）$_2$D水平明显升高。一般认为，只有当血清中25（OH）D>600nmol/L时，才会使血清1，25（OH）$_2$D的水平升高，故本例患者维生素D中毒诊断明确。当血钙水平>3.5mmol/L，同时出现一系列严重的临床征象时，称为高钙危象。高钙危象可危及生命，是内科急症之一，需紧急处理。首先应严格限制钙剂的摄入，停用一切可导致高钙血症的药物如钙剂、维生素D制剂及噻嗪

类利尿剂；其次应进行充分水化治疗，治疗方法以每 2 ~ 4 小时静脉滴注生理盐水 1000ml，每日总量维持在 4 ~ 6L，并应用袢利尿剂，如呋塞米 40 ~ 80mg 静脉注射，期间密切监测并及时纠正电解质紊乱，如低钾、低镁等；最后可应用鲑鱼降钙素 4 ~ 8IU/kg 肌肉注射，每 6 ~ 12 小时可重复一次，如仍无效可试用糖皮质激素（如泼尼松 50 ~ 100mg/d），严重时可采用血液透析或腹膜透析来清除高血钙。另外，有报道显示双磷酸盐制剂也可较好地降低血钙水平，但该类药物有可能引起肾损伤，因此最好不要应用于高龄、有慢性肾脏病病史的患者。本例患者高龄、体重较轻，在水化治疗时，液体输注速度要适当减慢，密切监测患者的心功能，防止出现充血性心功能衰竭等并发症。

病例点评

本例患者因误服过量骨化三醇胶丸导致维生素 D 中毒，从而引起高钙危象伴发急性肾损伤，由于发现及时，治疗得当，患者转危为安。从本例患者的发病和诊治过程中，我们应注意总结临床经验和教训：①本例患者有 CKD 病史多年，此次是在 CKD 的基础上并发急性肾损伤，同时出现高钙血症，因此，在临床上需要判断高钙血症是急性肾损伤的因还是果？慢性肾脏病患者晚期常出现甲状旁腺功能亢进症，可以引起血钙升高、血磷降低，最终引发肾性骨病，但由此引起的严重高钙血症并不多见。高钙血症导致肾损伤的特征为尿浓缩功能损害和 GFR 的下降，肾损害因高钙血症的程度和病情发展快慢而各异，急剧发生的高钙血症以肾功能损害为主，称为高钙血症肾病，常表现为可逆的过程。急剧发生重症高钙血症可引发高钙血症性肾危象，表现为以急性肾小管坏死为特征的急性

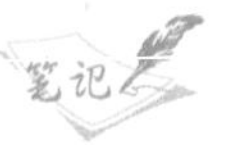

肾衰竭。慢性高钙血症造成的肾损害则表现为伴有肾实质内钙沉积的肾小管功能损害，GFR 进行性下降。本例患者表现为高钙危象伴有急性肾损伤，经适当治疗后，当血钙水平逐渐下降为正常时，血清肌酐水平也逐渐下降，符合高钙血症肾病的可逆性变化过程，故本例的临床诊断正确。②要重视临床病史的采集，重视体格检查和常规的临床检验、检查。本例患者入院时诉左下肢无力，临床上对于老年患者通常会考虑缺血性脑病的可能，但因为经治医师的仔细查体未发现相关病理征和定位体征，随后详细的生化检查发现有高钙血症，临床医师进一步认真仔细地追问病史，维生素 D 中毒导致的高钙血症才得以正确、及时地诊断。③要重视高钙血症的心电图表现。在未进行血液检查或无条件进行血液检查时，是否可以判断可疑的高钙血症呢？本例患者在入院前已经有较明确的症状和体征，但因未进行详细的血液检查，故没有诊断为高钙血症。回顾性分析发现本例患者在院外的心电图尽管没有出现心动过缓等高钙血症常见的心电图表现，但存在有 ST 段缩短、QT 间期缩短的表现。临床上如存在有致高钙血症的病因，依据心电图 ST 段明显缩短或消失，QT 间期缩短即应怀疑是否有高钙血症的出现。心电图是方便、快捷、无创的检查手段，如能熟练掌握其在各种疾病中的特征性表现，常能取得意想不到的快速诊断效果。④要耐心、细致地对患者进行用药安全教育。目前我国老年人常独立生活，但其记忆力、认知力、理解力逐渐下降，临床医师在接诊老年患者时一定要耐心、细致地做好健康教育，确保其准确掌握服药剂量与时间，尤其是老年 CKD 患者，用药时还需要仔细评估患者身高、体重和肾功能状况，个体化用药，防治药物过量、蓄积的发生，并定期监测生化指标。CKD 患者病程漫长，长久与细致的管理是治疗取胜的关键。

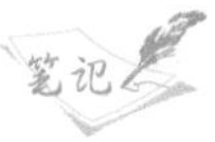

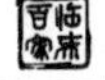

006 咳嗽、咽痛、肌肉酸痛、血清肌酐升高——药物相互作用致急性肾损伤

病历摘要

患者，男性，78 岁。因“左足疼痛、咳嗽、咽痛 1 周，双下肢肌肉酸痛、血清肌酐升高 1 天”于 2016 年 3 月 17 日入院。患者于 2016 年 3 月 10 日左右因受凉感冒出现咳嗽、咽痛，同时发生左足疼痛、行走困难等症状来医院就诊。当时门诊化验检查发现：血红蛋白 113g/L，白细胞计数 9.75 × 10^9/L、中性粒细胞 0.83，CRP 1.47mg/dl；血尿素氮 9.7mmol/L，血清肌酐 126μmol/L，血清尿酸 639μmol/L，总胆固醇 5.15mmol/L，三酰甘油 1.53mmol/L；尿蛋白（+），尿红细胞阴性。初步诊断：①上呼吸道感染；②痛风；③慢性肾功能不全。给予处方：苯溴马隆片 50mg，每日 1 次，口服；秋水仙碱片 1mg，每日 2 次，口服；碳酸氢钠片 1g，每日 3 次，口服；克拉霉素片 0.25g，每日 2 次，口服；辛伐他汀片 40mg，每日 1 次，口服。用药 1 周后患者自觉左足疼痛、咳嗽、咽痛等症状缓解，但全身乏力明显，双下肢肌肉酸痛不适，故来急诊就诊，检查发现：血红蛋白 114g/L，白细胞计数 8.15 × 10^9/L、中性粒细胞 0.79；血尿素氮 12.5mmol/L，血清肌酐 279μmol/L，血清尿酸 594μmol/L，总胆固醇 5.19mmol/L，三酰甘油 1.52mmol/L；尿蛋白（+），尿红细胞（+）。故以“急性肾损伤”收治入院。

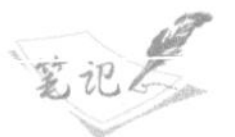

既往史： 患者于2011年无明显诱因出现左足跖趾关节红肿疼痛，血清尿酸增高，诊断为“痛风性关节炎”。同年尿常规检查发现尿蛋白（+），诊断为“慢性肾炎”，给予“别嘌呤醇”和“肾炎康复片”等药物治疗。患者2014年查体发现血压增高和血清肌酐轻度增高，诊断为“慢性肾功能不全”，采用饮食控制和中药（药方不明）治疗，余无明显异常。

入院查体： 体温36.5℃，血压130/60mmHg，咽部轻度充血，双侧扁桃体不大，心脏听诊无明显异常，双肺呼吸音稍粗，未闻及湿性啰音，腹软，无压痛及反跳痛，肝脾肋下未触及，双下肢轻度浮肿，左足第一跖趾关节有轻度红肿，明显压痛，双下肢肌肉有压痛，余无明显异常。

临床诊断： ①急性肾损伤；②痛风性关节炎；③横纹肌溶解综合征？

诊治经过： 入院后，因怀疑患者可能有横纹肌溶解综合征，检查血中肌红蛋白，结果为378ng/ml，但尿液中未检出肌红蛋白。故停用克拉霉素片、辛伐他汀片、苯溴马隆胶囊等药物，并给以输注生理盐水进行水化治疗，维持患者水、电解质酸碱平衡，维持尿量在每日1500～2000ml，治疗3天后患者自觉全身症状明显缓解。2016年3月25日复查血红蛋白115g/L，白细胞计数8.01×10^9/L、中性粒细胞0.73；血尿素氮8.5mmol/L，血清肌酐139μmol/L，血清尿酸581μmol/L，总胆固醇5.03mmol/L，三酰甘油1.57mmol/L；尿蛋白（+），尿红细胞阴性，24小时尿蛋白定量为0.52g。加用别嘌呤醇片0.1g，1次/日，口服；尿毒清颗粒2包，3次/日，冲服，并于当日出院。半年后，2016年9月23日患者在门诊随访检查：血红蛋白117g/L，白细胞计数7.13×10^9/L、中性粒细胞0.63；血尿素氮7.9mmol/L，血清肌酐129μmol/L，血清尿酸412μmol/L，

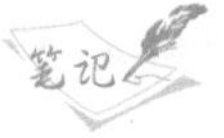

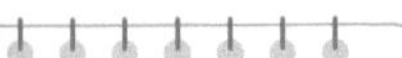

总胆固醇4.75mmol/L，三酰甘油1.35mmol/L；尿蛋白（±），尿红细胞阴性，24小时尿蛋白定量为0.37g。

病例分析

患者既往有慢性肾功能不全的病史，本次在短期内血清肌酐升高了163μmol/L，故在CKD基础上发生急性肾损伤的诊断明确。从病史和治疗的情况来看，患者本次急性肾损伤的发生与多重用药导致的药物间相互作用密切相关。患者本身有痛风病史，降尿酸治疗临床依据充足，苯溴马隆具有抑制近端肾小管对尿酸的重吸收作用，促进尿酸排泄，可以降低血中尿酸浓度，适用于治疗高尿酸血症和痛风病，但是该药并不能起到抗感染、迅速缓解疼痛症状的作用，而秋水仙碱则是治疗急性痛风炎症改变和缓解症状的首选药物，因此，这两种药物对本例患者均具有明确的适应证；克拉霉素对上呼吸道感染、社区获得性肺炎的患者具有良好的治疗作用，临床上也有明确的使用适应证。然而，克拉霉素对细胞色素P450酶CYP3A4有抑制作用，可以与经CYP3A4代谢的药物（如环孢霉素、奥美拉唑、华法林、咪达唑仑、辛伐他汀等）产生药物间相互作用，应尽量避免同时使用。本例患者血肌红蛋白浓度升高、血清肌酐明显升高及出现双下肢肌肉酸痛等表现，极有可能是同时使用克拉霉素和辛伐他汀，导致辛伐他汀药物浓度增高引起横纹肌溶解相关，好在两种药物同时使用的时间较短，患者很快入院并行水化治疗，防止肾功能的快速恶化，通过一系列治疗，患者的肾功能才得以恢复至基线水平。此外，曾有病例报告提出克拉霉素和秋水仙碱同时服用可能具有潜在的致死性作用，对采用克拉霉素和秋水仙碱

笔记

治疗的回顾性研究结果显示，同时服用这两种药物的患者之病死率为10.2%，多因素分析表明，用药时已有肾功能不全的患者出现两药间相互作用的相对危险度高达23.4，其主要原因是克拉霉素对细胞色素P450酶CYP3A4有抑制作用，可减少秋水仙碱在肝脏代谢，提高了秋水仙碱的生物利用度，同时也明显增加秋水仙碱的毒性，因此，临床上也不推荐这两种药物同时服用。

病例点评

本例患者使用辛伐他汀的临床适应证并不强，因为血总胆固醇水平只是轻微超标，医师处方该药的目的可能是受到近几年一些观察性研究认为他汀类药物可以降低蛋白尿、改善CKD患者预后的影响，但却没有想到辛伐他汀与克拉霉素之间可能产生的相互作用带来的危害。

经典的"百年胆固醇理论"指出，在一定范围内只要能降低胆固醇，就能降低动脉粥样硬化性心血管疾病（atherosclerotic cardiovascular disease，ASCVD）的风险。CKD患者常合并有脂质代谢异常，不少临床观察发现他汀类药物能明显降低CKD患者的总死亡率和主要心血管事件的风险；此外，还有研究发现，他汀类药物能减少血管紧张素Ⅱ反应性的醛固酮分泌，具有降低尿蛋白水平的作用；他汀类药物还可以剂量依赖性地预防和治疗对比剂肾病等，因此，目前他汀类药物在CKD患者的治疗之中也被广泛应用。

然而，大型荟萃分析的结果发现，他汀类药物对不同分期CKD患者的疗效存在着较大的差异：他汀类药物对CKD 1～4期患者ASCVD的防治作用是相对安全、有效的，但在CKD 5期及透析患

者中应用他汀类药物并不能改善患者的预后，甚至表现为“逆流行病学”现象，即患者血清胆固醇水平越低，病死率反而越高。这主要是因为CKD患者血脂异常的表型在CKD进展过程中表现为不典型性和不均质性，CKD患者的血脂异常最初主要表现为高密度脂蛋白胆固醇的降低和甘油三酯水平的升高，而低密度脂蛋白胆固醇水平可升高或不升高，但低密度脂蛋白胆固醇的组分之一“小而密低密度脂蛋白胆固醇”却明显增多，因此，CKD患者在病变早期即具有较高的ASCVD发生率，不少CKD患者在进展为终末期肾病之前就有可能死于ASCVD，这类患者早期使用他汀类药物治疗则可以显著获益；而CKD 5期或依赖透析患者的血脂紊乱主要表现为甘油三酯水平的升高，总胆固醇和低密度脂蛋白胆固醇水平并不升高甚至降低。此外，这类患者的心血管死亡多为水电解质、酸碱代谢紊乱或血流动力学异常引起的心律失常、心力衰竭或心源性猝死所致，只有不到25%的心血管死亡是由ASCVD所致，故他汀类药物治疗并不能完全改善这类患者的预后，而且在肾功能异常的情况下，他汀类药物相关的不良反应明显增多，可能使此类患者的病情进一步加重。目前的研究表明，只有确诊的ASCVD患者、原发性低密度脂蛋白胆固醇水平升高且≥190mg/dl、40～75岁已确诊糖尿病或10年ASCVD风险≥7.5%且低密度脂蛋白胆固醇为70～189mg/dl的人群才能从他汀类药物的治疗中获益。由此可见，即使是CKD 1～4期患者在使用他汀类药物之前也应评估其ASCVD的风险和LDL-C的水平，对于75岁以上的患者无论使用何种剂量的他汀类药物，均应对他汀类药物潜在的不良反应和可能的获益进行仔细平衡。CKD患者在使用含有CYP3A4酶抑制剂类药物或食物时可使他汀类药物血药浓度升高，明显增加其发生横纹肌溶解等严重不良反应的概率。迄今为止，还没有足够的循证医学证据表明常规使用他汀类药物可以作为减少蛋白尿的药物，而且大剂量他汀类药物

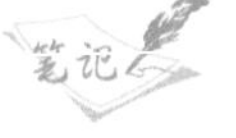

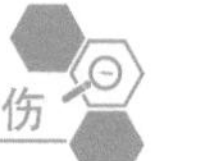

对肾脏的损伤及发生横纹肌溶解等严重不良反应还时有报道，因此，在没有获得严谨的循证医学证据之前，临床上仅将他汀类药物作为降胆固醇治疗的药物才是明智之选。

007 呕吐、腹泻、发热、腰疼、少尿——多重打击致急性肾损伤

病历摘要

患者，男性，98 岁。主因发现“血糖增高伴蛋白尿 6 年余，呕吐、腹泻、血清肌酐升高 1 天”于 2018 年 7 月 3 日入院。患者 2012 年在外院检查发现空腹血糖明显增高、尿蛋白 ++，诊断为“糖尿病肾病”，给予控制血糖等治疗，后多次复查尿蛋白在 20～25mg/dl，血清肌酐一直波动在 63～88μmol/L。患者 2018 年 7 月 30 日下午进食西瓜后晚上出现腹泻，量多，为糊状黑便（患者自述平时因服中药长期大便发黑），无黏液脓血便。2018 年 7 月 31 日早餐后出现呕吐，呕吐物为胃内容物，自测体温 37.5℃，遂由家属送来急诊就诊。急诊检查发现血尿素氮 17mmol/L，血清肌酐 185μmol/L，尿酸 598μmol/L，遂以“肾功能不全、呕吐腹泻原因待查”收入我科。患者自发病以来一般情况差，神志清，精神欠佳，食欲差，睡眠可，小便量较前略减少，大便如上述，体重无明显变化。

既往史： 1990 年诊断为高血压，最高达 180/100mmHg 以上，现口服吲达帕胺缓释片、非洛地平缓释片、厄贝沙坦片，血压控制

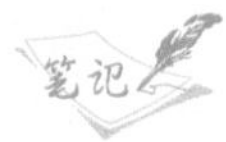

尚可。1972 年诊断为冠心病。1984 年诊断为慢性支气管炎阻塞性肺气肿。2015 年查体超声发现肝右叶 3.4cm × 2cm 实性低回声结节，PET－CT 提示肝右叶占位良性或低度恶性可能性大，但患者及家属拒绝进一步有创检查和治疗。2018 年 6 月 11 日腹部 CT 提示肝右叶前上段肿块，较前增大，左侧输尿管上段占位伴左侧肾盂与上段输尿管扩张，左中腹部系膜血管周围多个增大淋巴结。对四环素、金霉素及土霉素过敏。吸烟 50 余年，20～40 支/日，1992 年戒烟。无饮酒、药物嗜好。

入院查体：体温 37.6℃，脉搏 80 次/分，呼吸 18 次/分，血压 146/79mmHg。营养稍差，慢性病容，神志清楚，自主体位，言语不清，查体合作。全身皮肤无黄染，未见皮疹及出血点。无肝掌、蜘蛛痣。全身浅表淋巴结未触及肿大。睑结膜苍白，巩膜无黄染，扁桃体无肿大。未闻及双侧颈动脉血管杂音，双肺呼吸音清，双肺未闻及干湿性啰音。心界不大，心率 80 次/分、律齐，各瓣膜听诊区未闻及杂音。下腹正中可见长约 10cm 手术疤痕，腹部平坦，腹软，全腹轻压痛、无反跳痛及肌紧张，未扪及包块。肝、脾肋下未触及，莫非氏征阴性，无肝、脾及肾区叩痛。腹部移动性浊音阴性，肠鸣音正常，双下肢无水肿，双侧足背动脉搏动正常。病理征阴性。

辅助检查：2018 年 7 月 30 日查心电图：窦性心动过速。血常规：血红蛋白 105g/L；白细胞计数 11.56×10^9/L；中性粒细胞 0.897。凝血：血浆纤维蛋白原测定 6.47g/L；血浆 D－二聚体测定 2.08μg/ml；凝血酶时间测定 15.5s。血生化检验：总蛋白 81g/L；尿素 17mmol/L；肌酐 185μmol/L；尿酸 598μmol/L；葡萄糖 11.04mmol/L；血钠 129mmol/L；氯化物 93.1mmol/L；CRP 14.53mg/dl；肌酸激酶同工酶 25.2U/L；NT－proBNP 7880.1pg/ml。

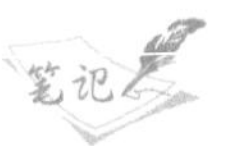

入院诊断：急性肾损伤；急性胃肠炎；肺部感染；2 型糖尿病、糖尿病肾病；高血压 3 级、极高危；冠心病、稳定性心绞痛；慢性支气管炎、阻塞性肺气肿；左侧输尿管上段占位；肾盂积水。

入院后复查血生化：肌酐 195μmol/L、尿素 19.5mmol/L、尿酸 573μmol/L、白蛋白 29.1g/L、NT－proBNP 8347pg/ml。CRP 21.23mg/dl。血红蛋白测定 89g/L、血小板计数 178×10^9/L、红细胞计数 2.86×10^{12}/L、白细胞计数 8.68×10^9/L、中性粒细胞 0.884。血浆 D－二聚体测定 1.99μg/ml。

诊治经过：入院后考虑患者发热，可能存在由呛咳误吸引起的肺部感染，给予抗感染及化痰、补液对症治疗后症状好转，患者血清肌酐也逐渐降低至 131μmol/L 左右。2018 年 8 月 14 日患者再次出现发热，最高体温 37.4℃，无明显咳嗽、咳痰，食欲差。查体发现双肺呼吸音粗，查 CRP 6.41mg/dl，白细胞计数 12.19×10^9/L，中性粒细胞 0.79，考虑肺部感染的可能性大，给予氟氧头孢钠抗感染治疗，患者体温逐渐降至正常水平，2018 年 8 月 16 日查血清肌酐升至 191μmol/L，加用肾衰宁胶囊治疗，但血清肌酐进一步升高，至 2018 年 8 月 26 日血清肌酐升至 472μmol/L，查血尿素氮 29.6mmol/L、钾 5.57mmol/L、铁 3.8μmol/L、总铁结合力 43.56μmol/L、二氧化碳 18.2mmol/L、血清白蛋白 31.1g/L、前白蛋白测定 19.1mg/dl、NT－proBNP 8868.4pg/ml、白细胞计数 4.7×10^9/L、中性粒细胞 0.711、血浆 D－二聚体测定 1.09μg/ml。考虑患者血清肌酐升高可能与感染和使用氟氧头孢钠有关，建议停用氟氧头孢钠，并给予补液、抗贫血及慢性肾衰一体化治疗，血清肌酐未再有明显升高。2018 年 9 月 18 日患者再次出现体温升高，无咳嗽、咳痰，伴寒战，最高体温 39.2℃，并诉腰痛。查血常规，白细胞较前略升高至 5.37×10^9/L，中性粒细胞升高至 0.747，CRP 升高至 8.37mg/dl。

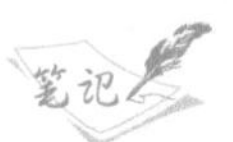

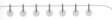

超声见左肾盂扩张，前后径约 4cm，肾盂内范围约 1.9cm × 4.3cm × 4.0cm 的低回声团块，内部回声欠均匀，并向输尿管上段延伸，致输尿管上段扩张，内径约 1.4cm，显示长度约 5.3cm，中下段未见扩张尿常规：尿蛋白定性 50mg/dl、尿液亚硝酸盐试验阴性、尿白细胞（镜检）4 ~ 8/HPF、尿红细胞（镜检）0 ~ 5/HPF、尿细菌计数 10 万以上 CFU/ml、鉴定为嗜麦芽窄食单胞菌、血培养为阴性，请泌尿外科会诊，认为从患者近期 CT（图 7 – 1）判断左侧肾盂及输尿管占位及扩张较前进展，且从血液指标判断存在感染，不除外在尿路梗阻的基础上合并感染引起现肾功能进一步恶化，使用哌拉西林钠他唑巴坦钠 4.5g，静滴，1 次/12 小时抗感染，加用碳酸氢钠片纠正酸中毒。患者体温逐渐恢复正常，但血清肌酐进一步升高，并有尿量逐渐减少，260 ~ 300ml/d，血清肌酐最高升至 836μmol/L，复查肾脏超声见左肾盂轻度扩张，前后径约 1.1cm，左肾盂输尿管移行处至左侧输尿管上段扩张，内可见稍低回声团块充填，累及长度约 6cm，最宽处约 2.8cm，左侧输尿管中下段未显示；右侧肾盂及输尿管未见扩张。2018 年 9 月 25 日在超声引导下行经皮肾盂穿刺置管引流，引流出脓性浑浊尿液，更改抗菌药物为美罗培南 0.5g，静滴，1 次/24 小时抗感染治疗，此后患者体温下降至正常范围，血清肌酐和尿素水平也逐渐降低，肾盂引流液量波动在 55 ~ 220ml/d，2018 年10 月上旬引流液转为浅黄色，全天尿量回升至 650 ~ 730ml，肾盂引流液约 500ml/d，2018 年 10 月 23 日起停用抗菌药物，2018 年 11 月 7 日血清肌酐降至 138μmol/L，尿素 20.8mmol/L，血红蛋白 90g/L、血小板计数 83×10^9/L、红细胞计数 3.05×10^{12}/L、白细胞计数 4.85×10^9/L、中性粒细胞 0.734、血浆 D – 二聚体测定 1μg/ml。此后患者的血清肌酐水平缓慢增高，一年后血清肌酐水平已经进展至 325μmol/L。

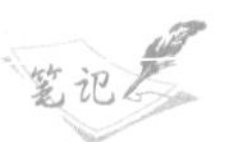

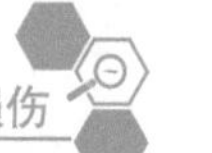

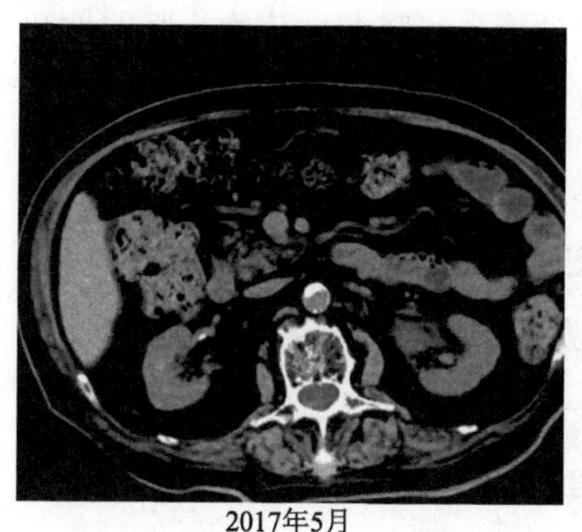
2017年5月

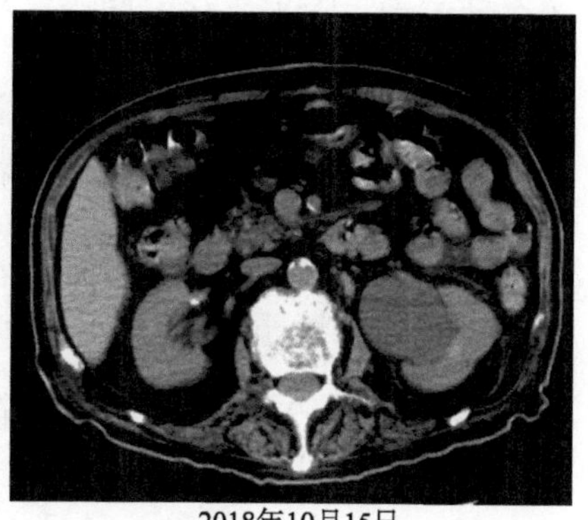
2018年10月15日

图 7－1　患者左侧肾盂积水的变化

病例分析

本例患者为超高龄老人，既往血清肌酐水平基本正常，因不洁饮食出现呕吐、腹泻，严重吐泻导致全身容量的减少，使肾脏处于缺血、缺氧状态，容易出现急性肾损伤。尽管吐泻很快得到有效控制，但因误吸并发了肺部感染，导致急性肾损伤难以及时恢复，只有等到感染完全控制后，血清肌酐水平才降至基线水平以上，患者肾脏经受了第一次打击，但肾脏功能未能完全恢复。以后再次发生肺部感染，并给予可能的肾毒性药物氟氧头孢钠，血清肌酐水平再次逐渐升高，并出现代谢性酸中毒，这是患者肾脏遭受的第二次打击，尽管停用氟氧头孢钠后患者血清肌酐未再有明显升高，但已经不能回到基线水平了。患者第三次出现左侧肾盂及输尿管占位，在尿路梗阻的基础上合并感染引起肾功能进一步恶化，在超声引导下行经皮肾盂穿刺置管引流，引流出脓性浑浊尿液，并加强抗感染治疗后，血清肌酐和尿素水平逐渐降低至基线水平，但以后血清肌酐水平再次逐渐升高，患者从急性肾损伤逐渐转变成为CKD。

本例患者的临床特点是在超高龄的基础上合并糖尿病、高血压

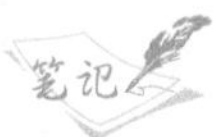

等多种疾病，在近半年时间内，受到感染、肾毒性药物、肾前性和肾后梗阻等多种因素的影响，反复出现急性肾损伤，最终导致肾功能减退，进入慢性肾功能不全的状况。高龄老年患者由于肾储备功能的降低，对各种肾损伤性刺激更加敏感，容易出现急性肾损伤。其具体机理有以下几个方面：首先，随着增龄肾脏血流量逐渐下降，GFR 每 10 年下降 10%，高龄老人的 GFR 下降速率更大，其对于缺血和肾毒性因素更加敏感。其次，由于老年人肌肉组织减少，肌肉分解代谢也降低，血清肌酐的产生也少，采用血清肌酐评估肾功能则存在高估的问题，此时根据血清肌酐水平用药则容易导致用药过量。另外老年人水钠的调节机制减弱，也容易导致急性肾损伤的发生。

病例点评

本例超高龄患者在短短的 3 个月内肾功能连续受到三次打击，发生急性肾损伤后肾功能未能完全恢复，最终导致 CKD 的发生。最近的研究发现，临床上有不少老年人 CKD 的发生与急性肾损伤后肾功能恢复不良相关。一般而言，急性肾损伤后肾脏功能未恢复的危险因素包括年龄、合并疾病和急性疾病的严重程度。在本例患者相关的肾脏未恢复的危险因素之中，高龄可能是重要的因素。急性肾损伤后肾功能恢复与肾脏储备功能密切相关，高龄患者的肾脏储备功能基本耗竭，因此急性肾损伤后肾功能的恢复比较困难，容易进展至急性肾脏病（acute kidney disease，AKD），甚至是 CKD。

急性肾损伤后促进肾脏恢复潜在的措施主要包括避免高血糖、肾毒性药物和在条件允许时精准监测治疗的药物浓度，尽量保证血流动力学稳定，避免一过性肾脏灌注不足。在 AKD 阶段，患者使

用药物的选择、剂量和监测需要根据患者肾功能状态、变化的轨迹和 AKD 的分期等来指导个体化的临床决策。在超高龄老人 AKD 的诊断和治疗中应该充分考虑各种可能的损伤肾脏的因素，如 AKD 患者停药、初始用药和/或再次用药均应个体化。AKD 患者应避免使用或合用肾毒性药物。临床上不得不使用肾毒性药物时，应特别注意要尽可能避免多种肾毒性药物合用。为了保护肾脏功能，在制定治疗方案需考虑以下问题：药物是经肾脏还是非肾脏途径排泄？是否有潜在的肾毒性？AKD 状态对药物代谢的影响和/或 AKD 对非肾脏代谢药物的影响有哪些？拟使用药物适应证的强度和/或药物使用的迫切性是否足够大？能否选择其他可替代的更安全的治疗方式？在临床工作中，只有认真面对老年患者每一次发生的急性肾损伤，仔细诊断和治疗，才能避免老年患者因为多次发生轻微的急性肾损伤，导致肾功能不可逆转而快速进入到 CKD，严重影响患者的生活质量和寿命，也为老年患者临床共病的治疗带来困难。

008 夜尿增多、咳嗽、气喘、头晕、尿量减少——多重用药致急性肾损伤

病历摘要

患者，男性，81 岁。主因“发现夜尿增多 3 个月，咳嗽伴气喘 1 个月，头晕、尿量减少 1 天”于 2014 年 7 月 7 日急诊入院。患者于 2014 年 4 月自觉夜尿次数明显增多，每晚 3 ~ 4 次，当时查体发

现患者血压为170/90mmHg，血清肌酐升高至134μmol/L，泌尿系超声检查示“前列腺增生”，故门诊处方“特拉唑嗪片2mg，每12小时1次，口服；坦索罗辛缓释胶囊0.2mg，每日1次，口服；非那雄胺片5mg，1次/日，口服；尿毒清冲剂，每次5g，3次/日，口服。2014年5月底无明显诱因出现阵发性咳嗽伴气喘，休息后可缓解，入院前1周患者受凉后出现咳嗽、咳痰、气喘症状明显加重，并出现夜间阵发性呼吸困难，尿量明显减少，每天约800ml，在门诊就诊后发现患者体温为37.8℃，血压为180/95mmHg，双下肢轻度水肿，故给予阿奇霉素片250mg，1次/日；苯磺酸氨氯地平片5mg，1次/日；呋塞米片20mg，2次/日。服药后患者的咳嗽、咳痰、气喘症状明显缓解，尿量明显增加（约1500ml/d），下肢水肿好转。入院前1天，患者自觉头晕明显，不敢下床活动，尿量明显减少而送我院急诊。急诊检查：血压115/65mmHg，双下肢皮肤稍干燥，余无明显异常。化验检查：血清肌酐为345.7μmmol/L，以“急性肾损伤”收入我科。

患者既往有高血压病史16年，血压最高达190/80mmHg，此后一直服用盐酸贝那普利片10mg/d，血压可以控制在（160～170）/(60～70)mmHg。糖尿病病史5年，长期服用“二甲双胍”，血糖控制良好。前列腺增生症病史4年，否认肝炎、结核病史。有磺胺药物过敏史。

入院查体：血压110/60mmHg，心率78次/分，呼吸22次/分。双下肺可闻及少量湿性啰音，心界稍向左扩大，心律齐，各瓣膜区未闻及杂音，腹软无压痛，肝脾肋缘下未触及，腹部未闻血管杂音，双肾区无叩击痛，双下肢轻度水肿。

化验检查：尿蛋白2+，24小时尿蛋白定量2.14g；血液生化检查：血糖9.26mmol/L，血尿素氮21.2mmol/L，血清肌酐384.6μmol/L，

笔记

血清白蛋白 32.5g/L，血钾 5.18mmol/L，钠 129.7mmol/L，NT－proBNP 516pg/ml，总胆固醇 5.81mmol/L，三酰甘油 2.43mmol/L。

辅助检查：心脏超声检查符合高血压性心脏病超声改变，左室收缩功能减退，升主动脉增宽，轻度二尖瓣反流，轻度三尖瓣反流，轻度肺高压，轻度主动脉瓣反流。肝胆胰脾泌尿系超声除前列腺增生伴钙化外，余无明显异常。ECT：双肾形态基本正常，但双侧肾血流灌注明显减低；双肾小球滤过功能重度受损。

入院诊断：①急性肾损伤；②高血压肾损害；③2 型糖尿病，糖尿病肾病。

诊治经过：入院后考虑患者血压较低，用药种类较多，故根据患者的情况进行了处方精简：停用了阿奇霉素，暂停盐酸贝那普利片、特拉唑嗪片、坦索罗辛缓释胶囊，暂停二甲双胍等药物，给予补液治疗纠正容量不足，同时减少呋塞米为每次 10mg，每日 2 次；加用托伐普坦片 15mg，每日 1 次；尿毒清颗粒增加至每次 10g，每日 3 次；加用复方 α－酮酸片，每次 4 片，每天 3 次。维持患者的血压在（130～140）/（60～80）mmHg，维持患者的水、电解质和酸碱平衡。入院一周后，患者一般情况明显好转，尿量可维持在每天 1800ml 左右，但夜尿次数仍较多。化验检查：尿蛋白 1＋，24 小时尿蛋白定量 1.42g；血液生化检查：血糖 7.6mmol/L，血尿素氮 10.3mmol/L，血清肌酐 121.9μmol/L，血清白蛋白 34.2g/L，血钾 4.53mmol/L，钠 135.2mmol/L，NT－proBNP 421pg/ml。停用呋塞米和托伐普坦，重新恢复使用盐酸贝那普利片、特拉唑嗪片和二甲双胍等药物，观察 1 周后，患者血钾、血清肌酐和血糖水平无明显变化，血压可维持在 140/70mmHg 左右，夜尿次数减少，于 2014 年7 月 24 日出院。

病例分析

本例患者患有高血压、糖尿病多年，目前已经有高血压肾损害及可疑的糖尿病肾病，临床上严格控制血糖和血压、减少尿蛋白的排泄对患者的预后十分重要。根据目前的临床指南，ACEI/ARB 类药物是这类患者降压治疗的首选药物，本例患者也一直在使用盐酸贝那普利片。此外，老年患者出现明显夜尿增多，又有前列腺增生的证据，因此使用坦索罗辛、特拉唑嗪、非那雄胺等药物治疗也合情合理，患者尿量减少、出现双下肢水肿，采用呋塞米片利尿似也无可非议，门诊按照以上方案治疗后患者的症状也明显好转，但是为什么用药后患者出现了明显不适症状和急性肾损伤的情况呢？首先，超高龄患者的机体生理功能明显减退，在使用降压药物，尤其是在联合应用多种降压药物时需从小剂量开始，注意药物之间可能的叠加作用，严密观察血压变化的情况及是否有药物不良反应的发生，降压过快或过低均可能引起肾灌注不足而导致急性肾损伤的发生。本例老年患者因为多病共存，在同一时段使用了 4 种以上具有降压效应的药物——贝那普利、氨氯地平、坦索罗辛、特拉唑嗪、呋塞米等，故血压快速下降。其次，老年患者双下肢水肿并不能说明患者体内容量过多，出现夜间阵发性呼吸困难、尿量明显减少也不一定是发生了心功能不全，患者有糖尿病肾病和低蛋白血症，发病前有肺部感染情况，故可能存在有饮食不良导致低血容量的问题，患者双下肢水肿可能与低蛋白血症有关，也可能与二氢吡啶类钙通道阻滞药（calcium channel blocker，CCB）的不良反应有关（新型的长效二氢吡啶 CCB 类药物引起踝部水肿、皮肤潮红和头痛的不良反应比较常见，这些不良反应可能与用药过程中外周血管扩

张有关），此时过度利尿可能会加重容量缺失，血压进一步降低而引发急性肾损伤；最后，患者长期高血压未进行良好的控制，在短期内使用较强的降血压药物将血压控制到所谓正常水平可以导致肾灌注不良而造成急性肾损伤，即所谓“血压正常的急性肾损伤”，这是因为血压长期控制不佳的患者已经习惯于一种较高血压水平的状况，由于肾内血管的损伤，肾功能需要在高血压的状况下才能维持正常，此时如果一味追求“血压达标”，则可能造成肾脏灌注不足，引起急性肾损伤。因此患者入院后经过及时调整降压药物的种类和剂量、补充容量、纠正低蛋白血症，维持患者血压在（130～140）/（60～80）mmHg 后，患者肾功能得到明显的恢复。

病例点评

老年人因多病共患，常常会有多重用药，而多重用药常常可以导致药物间相互作用，这是老年急性肾损伤发生的主要危险因素之一。本例患者伴有前列腺增生，给予坦索罗辛、特拉唑嗪、非那雄胺等治疗，以控制前列腺增生，同时给予三种药物的治疗是否合理呢？非那雄胺是 5α－还原酶抑制剂，能使增生的前列腺缩小，可以改善尿流及增生有关的症状，而坦索罗辛与特拉唑嗪均为选择性 α 肾上腺素受体阻滞剂，可松弛前列腺平滑肌，改善良性前列腺增生症所致的排尿困难等症状，但是，在老年人群中联合应用两种 α 肾上腺素受体阻滞剂可明显增加体位性低血压的风险，尤其是坦索罗辛在肾功能严重受损的患者中容易蓄积而造成不良反应。老年人降压治疗目标一直都存有争议，近年来几个重要的有关老年高血压药物治疗的临床试验结果表明，降压治疗后患者的充血性心力衰

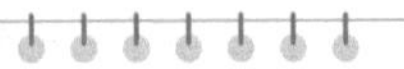
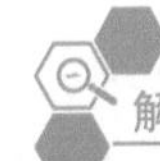

竭、卒中和冠状动脉疾病的发生率均明显下降，心血管疾病病死率和总死亡率均降低，因此，最近几年来，临床上非常强调老年患者降压达标的问题。但是，过低的降压目标和强化降压可能会导致重要器官的灌注不足，尤其是肾脏容易受到损伤，如本例患者出现的急性肾损伤。此外，血压降低过快还可能反射性引起脑血管痉挛，或使血流速度减慢而导致局部血小板集聚而引起脑血栓形成，有发生脑卒中的危险，本例患者在服药后出现明显的头晕，还应该注意检查脑血管是否有问题。事实上，在临床实践过程中，老年患者的多重用药不可避免，但是临床医师在使用各种药物时，需要特别注意老年患者的临床特点和一些特殊临床表现的可能起因，谨慎用药，细心观察，必要时尽快进行“处方精简”，防止药物间相互作用和药物不良反应的出现。

009 纳差、低血压、尿少、肾盂积液——A on C，肾后性急性肾损伤

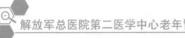

病历摘要

患者，男性，84 岁。主因“糖尿病 27 年，发现血清肌酐升高 11 年余，尿量减少 1 天”于 2014 年 6 月 9 日入院。患者 1987 年诊断为“2 型糖尿病”，于 2002 年 11 月在我院查体发现血清肌酐升高达 168. 9μmol/L，尿微量白蛋白/肌酐比值为 326mg/g，诊断“糖尿病肾病”，给予降糖药物、盐酸贝那普利控

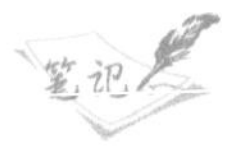

制尿蛋白、金水宝胶囊、尿毒清颗粒、复方 α - 酮酸片、舒洛地特软胶囊等治疗。此后监测血清肌酐长期波动在 150 ~ 286μmol/L，2014 年 3 月在我院门诊复查血清肌酐为 300μmol/L。2014 年 6 月初患者出现纳差、血压偏低现象，2014 年 6 月 9 日因尿量明显减少于我院急诊就诊查血清肌酐为 520μmol/L，当时测血压为 102/57mmHg。遂以“糖尿病Ⅴ期、慢性肾脏病（5 期），急性肾损伤”收入我科。

既往患有高血压 10 余年，曾口服盐酸贝那普利、螺内酯片、硝苯地平缓释片（Ⅱ）等药物降压，自测血压波动在（120 ~ 140）/（65 ~ 85）mmHg，近半年因血压降低已经停用全部降压药物；冠心病、稳定性心绞痛史 10 年余，近期病情平稳，无胸闷、胸痛等不适，曾口服阿司匹林抗血小板治疗，2014 年 2 月因血尿停用抗血小板药物，目前给予单硝酸异山梨酯缓释片 30mg 1 次/日扩冠治疗，非诺贝特 160mg，1 次/日。2013 年诊断为“膀胱肿瘤”并行膀胱肿瘤激光切除术。

查体情况：体重 84kg，血压 98/52mmHg，神清，精神可。两肺呼吸音清，未闻及干湿性啰音。心率 65 次/分，律齐，无杂音。腹膨隆，无压痛，肝脾未及，双肾未及，肾区叩击痛阴性。双下肢无水肿，左侧足背动脉搏动减弱。

入院化验及检查（2014 年 6 月 9 日）：血红蛋白 108g/L、红细胞计数 3.2×10^{12}/L、血尿素氮 21.1mmol/L、血清肌酐 525μmol/L、血浆 D - 二聚体 0.72μg/ml，尿白蛋白 75mg/dl。泌尿系超声显示左肾盂扩张伴异常回声（最大前后径为 1.8cm），左输尿管上段扩张（内径 1.5cm），右肾集合系统未见扩张，双肾囊肿，前列腺增生。

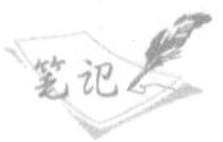

初步诊断：①糖尿病肾病、慢性肾功能不全、急性肾损伤；②膀胱肿瘤术后；③左肾盂积水；④左输尿管积水；⑤高血压2级，很高危。

诊治经过：根据患者病史考虑患者为慢性肾脏病的基础上发生的急性肾损伤（A on C）。入院后根据血糖检测水平调整胰岛素剂量，严格控制血糖，并继续给予患者日常用药：金水宝胶囊0.44g，3次/日；尿毒清颗粒10g，3次/日；复方α-酮酸片2.52g，3次/日；舒洛地特软胶囊250U，2次/日；碳酸氢钠片1g，3次/日；重组人促红素β注射液5000IU，皮下注射，2次/周等治疗。住院后监测患者平均血压水平为98/52mmHg，以晨起后低血压最为明显，最低可至73/46mmhg，结合患者纳差病史（家属诉患者入院前1个月来，患者进食偏少），考虑患者急性肾损伤可能与患者容量不足、低血压相关。因患者未应用降压药物，故将单硝酸异山梨酯片30mg，1次/日更改为硝酸异山梨酯5mg，口服，3次/日，将患者每日入量调整至2300~2900ml，但患者血清肌酐降低不明显。由于患者既往膀胱肿瘤病史，入院前泌尿系超声显示左肾盂扩张伴异常回声，左输尿管上段扩张，故入院后进行了泌尿系MRI水成像提示左肾盂壁不均匀增厚（图9-1、图9-2）；2014年6月15日行PET-CT检查显示左肾盂高代谢，肿瘤可能性大，腹膜后淋巴结高代谢，转移不除外。请泌尿外科、肿瘤科、放疗科会诊后考虑患者高龄、肾脏功能差，建议保守治疗。根据患者病史及入院后的各种检查情况，推测患者本次急性肾损伤为肾前性、肾后性综合因素所致。由于肾后性因素无法解除，维持容量平衡并提升血压是本例患者急性肾损伤治疗的重要手段，故加用“益气复脉注射液”协助提升血压，加用丹参多酚

酸盐 200mg，1 次/日改善肾脏微循环治疗。经过调整，2014 年 6 月 26 日复查动态血压，患者平均收缩压已经升至 129mmHg，2014 年 7 月 7 日复查患者血清肌酐降至 413μmol/L。

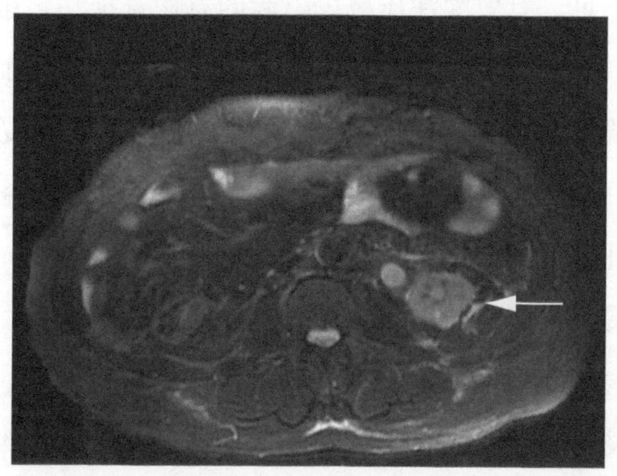

图 9-1　泌尿系 MRI 轴位：阴影提示扩张的肾盂，肾脏肿物

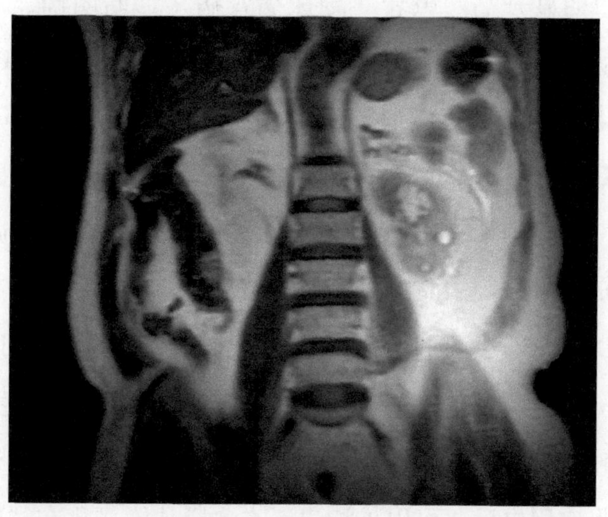

图 9-2　泌尿系 MRI 冠状位：阴影提示肾盂肿物

病例分析

本例患者既往诊断“糖尿病肾病、CKD 4 期”明确，本次入院

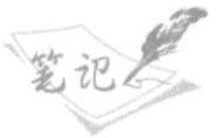

前血清肌酐已达300μmol/L，短期内血清肌酐升高至520μmol/L，诊断A on C明确。那么，导致患者本次急性肾损伤原因是什么呢？急性肾损伤的病因可分为肾前性、肾后性和肾性三大类。肾前性是指肾脏供血不足、有效灌注压减少引起的急性肾损伤，患者入院前有纳差病史，家属诉有血压偏低情况，因此应考虑到肾前性因素导致患者肾脏灌注不足导致急性肾损伤的可能，入院后复查动态血压，平均血压仅98/52mmHg，经过调整补液，给予“益气复脉注射液”等纠正低血压，可以使患者平均收缩压升至129mmHg。患者泌尿超声提示左输尿管上段扩张，为尿路梗阻的征象，因此有明确的肾后性急性肾损伤因素，本例患者有“糖尿病肾病、慢性肾功能不全”病史，本次入院前eGFR仅为16ml/(min·1.73m^2)(以肌酐345μmol/L计算)，肾储备功能差，即使轻微的肾功受损就可导致血清肌酐明显升高。患者“糖尿病肾病”诊断明确，入院前尿蛋白未见明显增多，但患者基础血清肌酐水平已超过300μmol/L，肾功能恶化已进入快速进展期，但假如按照血清肌酐520μmol/L，计算eGFR为11ml/(min·1.73m^2)，eGFR较前降低明显超过了5ml/(min·1.73m^2)，根据2012年改善全球肾脏病预后组织(Kidney Disease Improving Global Outcomes，KDIGO)指南引用的研究指出，G3a－G5的慢性肾脏病患者，GFR平均下降速度为每年2.65ml/(min·1.73m^2)，显然患者本次的肾功能恶化，并不符合“糖尿病肾病”的常规自然病程进展。综上所述，在进一步排除了肾毒性药物应用史后，可以推测患者本次肾功能恶化在“糖尿病肾病”基础上，因容量不足（肾前性）、尿路梗阻（肾后性）等综合性因素导致了急性肾损伤，即所谓“A on C”。

老年患者A on C的治疗原则是在肾衰一体化治疗的基础上主要针对可能的病因，积极纠正危险因素，停用影响肾功能的药物，避免进一步的肾脏损伤。针对本例患者容量不足、血压偏低的情

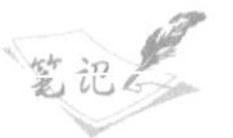

况，给予适当补液和使用益气复脉注射液提升血压等治疗措施以恢复肾脏的基础灌注。由于患者高龄、左肾盂肿瘤扩散可能性大，已失去外科干预的机会，鉴于患者左输尿管上段为轻度－中度扩张，不考虑完全梗阻，故未给予紧急置管处理，以免手术操作给患者带来意外的伤害。关于患者基础疾病“糖尿病肾病”的治疗，在降糖治疗方面，考虑高龄老人共病多、口服药物较多、依从性差的问题，入院后继续给予胰岛素治疗并监测血糖，考虑到终末期肾病可能存在胰岛素蓄积，故将胰岛素适当减量使用；舒洛地特为类肝素物质，是一种高度提纯的天然葡萄糖胺聚糖。舒洛地特能够为肾脏受损的血管内皮提供富含阴离子的硫酸肝素蛋白多糖，重建内皮功能，保护血管壁，维持血管壁的选择通透性；舒洛地特也能为肾小球基底膜有效提供糖胺聚糖，增加基底膜所带的负电荷，修复基底膜的电荷屏障；舒洛地特通过抑制类肝素酶而减少肾小球基底膜蛋白多糖的降解，从而起到保护肾小球滤过屏障，降低蛋白排泄率的作用。2014 版的糖尿病肾病防治专家共识认为金水宝胶囊作为糖尿病肾病肾衰一体化治疗用药，具有降蛋白、改善肾功能的疗效。因此，入院后继续给予金水宝胶囊、舒洛地特软胶囊的治疗。本例患者急性肾损伤发生后，虽然肾脏功能进展至慢性肾脏病 5 期，但由于无明显肺水肿、心功能不全，无明显高钾血症和难以纠正的代谢性酸中毒，无严重的胃肠功能紊乱，无神经系统症状等，故没有积极进行肾脏替代治疗。

病例点评

A on C 是老年慢性肾脏病患者进展的常见和重要的因素，最近的一项研究发现，慢性肾脏病患者每一次需要住院治疗的急性肾损伤事件，平均可以导致患者尿蛋白/肌酐比值增加 9%，也可以导致

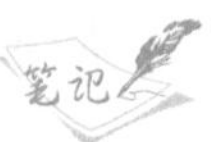

患者肾功能恶化加速。因此老年人发生急性肾损伤时首先应积极纠正可能的危险因素，尽可能恢复急性损伤的肾脏功能。老年急性肾损伤的危险因素以肾前性因素多见，对于低血压的患者，临床上在排除了心脏病变基础上，应根据病史仔细分析是否存在容量相关的因素并积极纠正。老年人常有肿瘤病史，带瘤生存者不在少数，此外，老年男性患者的前列腺增生是常见的疾病，因此发生急性肾损伤后，临床医师需要主动排查是否存在肾后性急性肾损伤的病因并设法进行纠正。本例患者明显的肾前性急性肾损伤危险因素通过临床治疗进行了恰当的纠正，当 A on C 纠正后患者的肾功能有一定水平的恢复，当然，由于患者原发病基础及肾后性因素不能完全解除，虽然经过积极治疗，患者的肾功能仍未能恢复到原有水平，但明显延迟了患者肾脏替代治疗的启动时间，这对提升老年患者的生活质量具有非常显著的意义。

010 反复发热、低血压、无尿——A on C

病历摘要

患者，男性，91 岁。主因“发热 2 周，血压下降伴无尿 1 天”转入我科。患者 2 周前因受凉后出现发热，当时体温最高 38.4℃，痰量增多，无恶心、呕吐，无尿频、尿急、尿痛，无尿量减少。为进一步诊治于 2017 年 8 月 14 日收入我院呼吸科。入院测血压 158/62mmHg，查血白细胞计数 $8.29 \times 10^9/L$；中性粒细胞 0.76；

CRP 2.13mg/dl，血清肌酐 124μmol/L。给予亚胺培南、左氧氟沙星等抗感染治疗。用药后体温逐渐得到控制，于2017 年9 月2 日停用亚胺培南。2017 年9 月4 日患者再次出现发热，体温最高达38.7℃，同时血压开始下降，最低至92/50mmHg，全天尿量减少为90ml，为进一步诊治于2017 年9 月5 日转入我科。患者既往有慢性喘息性支气管炎、高血压病史40 年余，慢性肾脏病史30 年。体格检查：身高155cm，体重48kg，体温38.4℃，血压89/51mmHg，心率96 次/分。双肺呼吸音粗，双侧肺底可闻及细湿啰音。腹部稍膨隆，移动性浊音阴性，双下肢轻度水肿。余无明显异常。化验检查：血白细胞计数 12.5×10^9/L、中性粒细胞0.85；CRP 17.6mg/dl，血清肌酐181μmol/L，NT－proBNP 6912pg/ml。胸部X 线片检查提示双肺肺炎，双侧胸腔积液。初步诊断：急性肾损伤；慢性肾脏病3b 期；肺部感染、慢性喘息性支气管炎、阻塞性肺气肿。

诊疗经过：入科后考虑患者感染明显，给予美罗培南0.5g，静脉点滴，每8 小时一次；替加环素50mg，静脉点滴，每12 小时一次。患者入我科当天尿量仅80ml，血压86/48mmHg，双下肢水肿较前加重。考虑为脓毒血症休克，立即给以血管活性药物升压治疗，多巴胺以3.5μg/(kg·min) 速度持续静脉泵入，并少量输注血浆后给予呋塞米利尿，但患者的血压无明显回升，立即行左侧锁骨下静脉置管，给予重酒石酸去甲肾上腺素以7μg/min 速度持续静脉泵入，多巴胺以2.5μg/(kg·min) 速度持续静脉泵入，但患者的血压难以回升，逐渐增加重酒石酸去甲肾上腺素剂量以16μg/min 速度持续静脉泵入，但血压仍波动在（85～100)/(40～60) mmHg，尿量无明显增加。入科后第12 小时，停用多巴胺，将重酒石酸去甲肾上腺素减少至6μg/min 速度持续静脉泵入，并增加垂体后叶素以0.06U/min 速度持续静脉泵入，结果患者的血压逐渐增高，可以

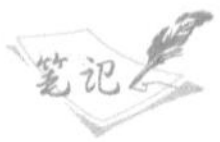

维持在（110～130）/（60～70）mmHg，此时再加用呋塞米静脉点滴20mg，每天2次；托伐普坦片15mg，每天一次口服以加强利尿。至2017年9月9日患者尿量开始回升，当天为500ml，2017年9月16日患者全天尿量达到1150ml，此后每天尿量逐渐增加，逐渐减少血管活性药物的用量，于2017年9月20日停用所有血管活性药物和呋塞米，血压可以维持在（126～140）/（60～85）mmHg，尿量维持在1580～2010ml/d。2017年9月21日复查：白细胞计数8.5×10^9/L；中性粒细胞0.75；CRP 2.65mg/dl；BNP 3780pg/ml；血清肌酐121μmol/L，血尿素氮10.2mmol/L，2017年9月21日抗生素开始降阶梯治疗，患者体温恢复正常，痰量明显减少，于2017年10月3日停用全部抗生素。

病例分析

本病例为高龄老年男性，基础疾病多，免疫功能差，肺部感染后很快达到脓毒血症水平，平均动脉压<65mmHg，需要应用血管活性药物维持血压，故存在脓毒血症休克；既往有慢性肾脏病病史，本次短时间内出现少尿、血清肌酐升高，可诊断为急性肾损伤，也符合“A on C”的诊断。急性肾损伤按照病因可分为肾前性、肾性和肾后性三大原因，患者本次出现急性肾损伤的病因是什么呢？本例患者发生感染后出现血压下降、MAP下降，继而出现肾脏低灌注，跨肾灌注压下降，最后导致GFR降低。一般而言，老年、感染和低血压均是急性肾损伤发生的独立危险因素，根据我科既往的研究表明，住院患者急性肾损伤的发生率随着年龄的增大而明显增多，老年患者发生急性肾损伤的病因往往不是单一的，但感染是其中的首要病因。从病史和病程发展来看，本病例发生急性肾

损伤与患者的慢性肾脏病基础、感染、容量不足和低血压等因素均相关。

本例患者入科后立即给予强化抗感染治疗，但因为血压过低而不得不使用血管活性药物。最初因为没有中心静脉置管，使用了多巴胺升压治疗，但升压效果较差，且心率明显增快。在进行锁骨下中心静脉置管后，采用小剂量去甲肾上腺素持续静脉点滴，但血压升高并不明显。逐渐加大去甲肾上腺素剂量后，患者出现四肢皮肤发凉、心率过快等不良反应，故按照指南原则，减少去甲肾上腺素的剂量，并加用了垂体后叶素协同升压，结果取得了较好的临床效果。患者的血压维持在基本正常水平后，我们通过记录每日出入量，基本维持患者体内的液体平衡，但尿量增加并不明显，故加用了呋塞米进行利尿治疗，由于患者有轻度的低钠血症，同时加用了托伐普坦治疗，很快，患者的尿量明显增多，病情开始向好的方向发展。通过积极努力，最后，患者的感染得到控制，肾功能也得到了明显的改善，但血清肌酐未能恢复到基线水平。

病例点评

脓毒血症所致急性肾损伤最重要的原因是低血压导致肾脏灌注不足，积极提升血压是防治急性肾损伤的重要措施，因此，临床上在确定患者没有血容量不足的情况下需要尽快使用升压药物。既往的研究和临床观察发现小剂量多巴胺［0.5～3.0μg/(kg·min)］可扩张肾内小血管，有利于尿液产生，但最近有研究认为，在伴有急性肾损伤的老年患者中，小剂量多巴胺可以明显升高其肾内血管阻力，对急性肾损伤的恢复不利。此外，能提升血压的多巴胺剂量［通常＞3μg/(kg·min)］常可导致肾内血管收缩，且会造成心率

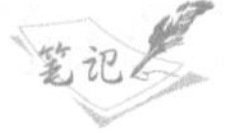

明显增快等不良后果，故目前的相关指南均不推荐使用多巴胺来预防或治疗急性肾损伤，仅在没有深静脉置管时临时性使用。对低血压血管扩张的急性肾损伤患者，临床上常使用小剂量的去甲肾上腺素［<0.3μg/(kg·min)］可有效地提升动脉压，且不良反应较少，但较大剂量的去甲肾上腺素［>0.3μg/(kg·min)］可降低实质器官内的血流量，不良反应明显增加。需要注意的是使用去甲肾上腺素必须要有中心静脉置管，外周血管输注去甲肾上腺素可发生药物外渗而导致皮肤坏死。2012 年《严重脓毒症与感染性休克治疗国际指南》指出，对于感染性休克程度不严重［使用去甲肾上腺素剂量<0.6μg/(kg·min)］的患者合并急性肾损伤时，联合使用小剂量的血管加压素可恢复血管对去甲肾上腺素的加压反应而使患者获益。垂体后叶素（常用剂量<0.06U/min）或特利加压素［常用剂量在 1μg/(kg·h）左右］是临床上经常使用的血管加压素药物。

临床上常用的利尿剂主要有袢利尿剂、噻嗪类利尿剂、抗醛固酮利尿剂等，但在 eGFR 较低的情况下，仅有袢利尿剂如呋塞米、托拉塞米及布美他尼等药物仍具有较好的利尿作用。然而，目前几乎没有证据支持利尿剂对防治急性肾损伤有益，故只有在充分补液的基础上仍有少尿或者有明确水钠潴留的急性肾损伤患者，才考虑使用利尿剂治疗。一般认为，持续静脉滴注利尿剂较一次性大剂量使用利尿剂能产生更大的利尿效应且不良反应较少。托伐普坦是血管加压素 V_2 受体拮抗剂，可以强力清除自由水，改善容量超负荷状态并纠正低钠血症。研究发现，心衰伴严重肾损伤的患者使用托伐普坦后可改善肾脏血流动力学、增加尿量、降低肾损伤风险，故目前在临床上常被作为利尿剂使用，但在老年急性肾损伤患者中使用时应特别注意可能出现的高钠血症。

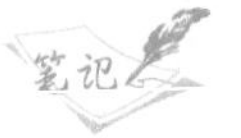

011 胸闷、气短、皮下瘀斑、低血压、血清肌酐增高——A on C

病历摘要

患者，男性，92岁。主因“发作性胸闷、气短30余年，发现血清肌酐升高1天”于2015年5月14日请求肾脏病科会诊。患者1980年因快步行走后出现胸闷、气短，诊断“冠心病”，但未正规用药治疗。近三年来胸闷、气短症状频发，活动量稍增大（如行走稍快、起床穿衣）可诱发，持续数分钟，休息后好转，无胸痛、大汗、心悸及肩背放散痛，目前给予阿司匹林肠溶片100mg，1次/日；硫酸氢氯吡格雷片75mg，1次/日；尼可地尔片5mg，3次/日；苯磺酸氨氯地平片5mg，1次/日；琥珀酸美托洛尔缓释片23.75mg，1次/日；盐酸普罗帕酮片100mg，3次/日；普伐他汀钠片40mg，1次/晚等药物治疗，症状仍时有发作。2015年3月门诊动态心电图提示“$V_4 \sim V_6$导联ST段压低”，门诊以“冠心病、稳定性心绞痛”于2015年4月8日收入心内科。患者入院前后精神、睡眠、饮食尚可，二便如常，体重无明显变化，但活动耐力下降。入院后（2015年4月9日）化验检查：血清肌酐96μmol/L，血尿素氮7.6mmol/L；血浆D-二聚体2.98μg/ml，国际标准化比值（international normalized ratio，INR）1.08，部分凝血酶时间36.4s。颈动脉超声示双侧颈动脉硬化性狭窄，左侧颈总近段管腔直径狭窄率约80%，流速66cm/s，

右侧颈总分叉部之颈外起始部管腔面积狭窄约 80%，最窄处流速 123cm/s。肾动脉超声示主肾动脉血流峰速：左侧 78.4cm/s，右侧 370cm/s；叶间动脉血流峰速：左侧 20cm/s，右侧 18cm/s；肾血管阻力指数（resistive index，RI）：左侧 0.56，右侧 0.54，肾动脉段腹主动脉流速 107cm/s。入院后为控制心室率调整琥珀酸美托洛尔缓释片为 47.5mg，1 次/日，给予硝酸异山梨酯注射液以 4mg/h 持续静脉泵入扩冠治疗。2015 年 4 月 14 日患者左上臂出现 6cm×3cm 瘀斑，复查血栓弹力图（thromboelastography，TEG）提示血小板花生四烯酸（arachidonic acid，AA）抑制率 99.4%，二磷酸腺苷（adenosine diphosphate，ADP）抑制率 75.9%，考虑 AA、ADP 途径抑制率均高，双联抗血小板易发出血，停用阿司匹林及硫酸氢氯吡格雷，给予达肝素钠注射液 2500IU，皮下注射，1 次/12 小时。2015 年 4 月 17 日复查动态血压提示：平均 136/70mmHg，平均动脉压 92mmHg，夜间最低血压 80/55mmHg。因患者诉每天常有心悸发作，2015 年 4 月 14 日停用盐酸普罗帕酮，换用胺碘酮片 0.2g，口服，3 次/日，2015 年 4 月 17 日减量胺碘酮 0.2g，2 次/日，2015 年 4 月 21 日胺碘酮减量为 0.2g，1 次/日。2015 年 5 月 12 日上午患者坐在沙发休息时出现头晕、恶心、呕吐数次，均为胃内容物，查体：双侧瞳孔等大，双眼对光、辐辏反射均正常，伸舌居中，指鼻实验均正常，四肢活动如常，无神经系统阳性体征。完善颅脑 MRI 提示：未见新发脑梗灶及颅内出血，神经内科会诊考虑不除外急性脑缺血性病变，给予单唾液酸神经节苷脂 100mg 静滴，1 次/日。2015 年 5 月 14 日检查血清肌酐 133μmol/L，尿素 10.1mmol/L，二氧化碳 20mmol/L，考虑"急性肾损伤"请求肾脏病科会诊。

既往史：1986 年诊断"2 型糖尿病"，一直饮食控制，血糖控制理想。2010 年查体发现"高血压 2 级，极高危"，口服苯磺

笔记

酸氨氯地平、琥珀酸美托洛尔缓释片治疗，平时血压控制在(110～120)/(50～60)mmHg。2010年查体血管超声提示“颈动脉狭窄”，腹部血管MRI提示“腹主动脉瘤伴附壁血栓，右肾动脉起始部狭窄（70%），左肾动脉近段中度狭窄”，2014年查体曾发现血清肌酐升高为128μmol/L，诊断“慢性肾功能不全”。曾有4次脑梗病史，2014年4月出现“阵发性心房纤颤”，曾服用胺碘酮控制心率，华法林抗凝治疗，后逐渐停用。

查体：血压100/55mmHg，右侧颈动脉可及吹风样杂音，双肺呼吸音清晰，未及干湿性啰音。心率75次/分，律齐，各瓣膜区未及病理性杂音。腹软，无压痛、反跳痛，肝脾肋下未及，肠鸣音正常。左侧肢体肌力减弱，肌力约4级，双下肢无水肿，双侧足背动脉搏动减弱。

诊治经过：肾脏病科会诊后，发现患者的动态血压、日常血压监测均提示存在血压偏低，患者既往有房颤病史，考虑可能存在慢性肾脏病基础上出现的肾前性急性肾损伤，故建议将琥珀酸美托洛尔缓释片减量至11.875mg，1次/日，停用单硝酸异山梨酯缓释片，给予硝酸异山梨酯片10mg，4次/日，继续控制心率。另外，由于患者肾功能异常，建议心内科摸索合适的抗血小板、抗栓治疗方案，并加用碳酸氢钠片1g，3次/日等治疗。复查动态心电图提示阵发性心房纤颤4阵，共17205次，最快心率101bpm，总时长4小时9分钟10秒，占总长17.4%。2015年5月22日停用达肝素钠，给予达比加群酯110mg，2次/日，阿司匹林片50mg，1次/日。调整药物后，患者的血压逐渐升高至140/70mmHg左右。2015年6月1日复查血清肌酐121μmol/L，尿素9.1mmol/L，二氧化碳23.5mmol/L。2015年8月7日随访患者血清肌酐111μmol/L，尿素7.1mmol/L。

病例分析

入院时患者血清肌酐水平为96μmol/L，为何会诊时考虑患者是A on C？高龄老年人群是一个非常特殊的人群，随着年龄的增加，多数老年患者的肌肉含量均明显下降，血清肌酐水平也随之降低，故在临床上不能仅以血清肌酐水平作为肾功能的评价指标。本例患者早在2014年查体就发现血清肌酐水平为128μmol/L，但本次入院血清肌酐水平反而降低至96μmol/L，这与患者的衰弱和肌肉含量减少明显相关。此外，按照CKD－EPI公式估算患者的肾小球滤过率，即使血清肌酐水平为96μmol/L，其eGFR也仅有44ml/(min·1.73m^2)，因此该例患者“慢性肾脏病3b期”的诊断明确。入院后患者血清肌酐水平在2015年4月9日至2015年5月14日间增长了37μmol/L，超过基础值30%，因此诊断“A on C”也是明确的。

患者“A on C”的病因是什么呢？患者既往无尿路结石、尿路肿瘤病史，入院前后也无腹部不适主诉，入院后泌尿系超声未见尿路梗阻、输尿管扩张等，因此可以排除肾后性因素。患者入院后复查尿常规提示尿蛋白、尿白细胞、红细胞均为阴性，结合患者既往无肾小球肾炎病史，虽然有“高血压”，但是患者长期血压水平控制理想，近期无明显高血压情况，无明显夜尿、低比重尿病史；患者虽有“2型糖尿病”病史，但血糖水平仅需饮食控制，无尿蛋白增多情况，因此不考虑“糖尿病肾病”，综上所述，急性肾损伤的肾性因素也缺乏证据。

根据肾动脉超声的肾动脉狭窄的诊断标准：肾动脉血流速度峰值/腹主动脉血流速度峰值≥3.0～3.5，肾动脉血流速度峰值≥180cm/s，肾动脉狭窄程度70%。因此本例患者诊断“右肾动脉狭

窄”明确，肾脏对于缺血耐受性差。“右侧肾动脉狭窄”是否为患者肾损伤的主要因素？既往研究表明，单侧肾动脉狭窄，其狭窄程度不是影响肾脏功能的主要因素。肾动脉狭窄患者肾功能恶化的病因是多方面的，如应用肾毒性药物、造影剂、血容量不足、血压水平过低、心功能衰竭等。患者本次因“冠心病，稳定性心绞痛”入院，既往存在“阵发性心房纤颤”，近期心绞痛频发，活动耐力减低，提示心功能不全，评估心功能为Ⅲ级，导致外周各脏器循环供血不足，加上患者近期心房纤颤频发，且持续时间较长，心房纤颤可引起心房功能下降，心排出量可下降15%或以上，进而导致血压下降，患者的动态血压检查也提示有低血压状态，因此本例患者在排除了肾毒性药物、造影剂应用等因素后，临床上考虑为血压水平偏低所致急性肾损伤的可能性最大。

在急性冠脉综合征患者，如果合并心房纤颤且有高卒中风险，则抗血小板治疗和抗凝治疗均有必要。但研究表明，三联抗栓治疗［华法林、阿司匹林（75～100mg）和氯吡格雷（75mg）］可明显增加出血风险。近期有荟萃分析证实一种抗血小板药物联合口服抗凝药物相对于三联抗栓，可明显降低出血风险而不增加卒中、心肌梗死等事件发生率。本例患者既往有多次陈旧性脑梗死病史。而持续的心房纤颤可导致体循环系统血栓事件的发生，心房纤颤也是卒中的独立危险因素，研究发现80～90岁人群中，心房纤颤导致脑栓塞的比率高达23.5%。因此入院后停用抗血小板药物，可能会加重血小板血栓形成。在血栓栓塞危险较高的心房纤颤患者中，应用华法林或新型口服抗凝药物抗凝可明显减少血栓栓塞事件，并改善患者的预后。尽管华法林抗凝效果确实，但由于华法林需要频繁监测凝血指标，且其吸收、代谢受到饮食影响较大。因此对于高龄患者用药风险增加。新型口服抗凝药物具有良好的抗凝效果，同时受食物和其他

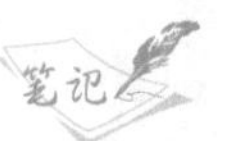

药物的影响小，应用过程中无需常规监测凝血功能，便于患者长期治疗。因此，最后选定给患者使用达比加群酯抗凝，并且根据肾功能情况［eGFR 约 44ml/(min · 1.73m²)］给予 110mg，2 次/日。

另外，本例患者有全身多处动脉（颈动脉、右肾动脉）硬化狭窄，研究表明高血压病合并肾动脉狭窄与心房纤颤的发病相关，肾动脉狭窄致心房纤颤的机制可能与肾功能不全及左心房重构有关。本例患者右肾叶间动脉阻力指数为0.54，右肾仍有血供，且无明显萎缩，因此给予必要的抗血小板和他汀治疗，有利于稳定斑块，延缓右肾动脉狭窄的加重。综合以上考虑，给予患者“达比加群联合阿司匹林”抗凝、抗血小板方案。由于患者的血栓弹力图检查提示患者较高的 AA、ADP 抑制率，并且在双联抗血小板治疗期间，有多次皮下瘀斑、鼻出血情况，因此给予阿司匹林 50mg 抗血小板治疗，2015 年 5 月 27 日再次复查血栓弹力图提示 AA 抑制率 100%，ADP 降到 50% 以下（图 11－1）。

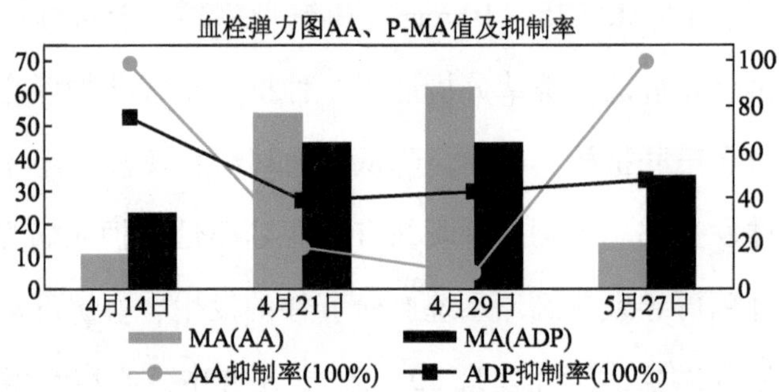

图 11－1　血栓弹力图 AA、ADP－MA 值及抑制率（年份：2015 年）

病例点评

临床上，老年人肾功能的评估非常重要，因为其影响临床用药和其他治疗的实施。老年人尤其是消瘦或衰弱的老年人，肾功

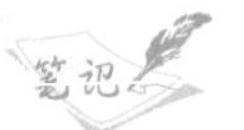

能的评估不能仅采用血清肌酐水平进行评估，必须采用基于血清肌酐和/或血清胱抑素的 eGFR 评估公式计算 eGFR，最好能采用综合了多种参数，如年龄、性别和体重等的公式进行相对正确的评估。

老年患者多病共存，尤其是心、肾疾病交互，临床情况比较复杂，如心房纤颤与肾功能不全互为危险因素，肾动脉硬化也可明显增加心房纤颤的发生风险；同时心房纤颤可以降低心脏功能和心排量，控制心室率药物多有降低血压的作用，在慢性肾脏病的情况下，心脏的这种状况常常也会减少肾脏的血液灌注，加速肾损伤进展。因此对于这些老年患者在拟定心脏病治疗方案需兼顾各个系统的疾病通盘考虑。本例患者平时血压控制均在 120/60mmHg 以下，本次入院为控制心室率增加了琥珀酸美托洛尔缓释片的剂量，使血压进一步降低，由于患者高龄、存在较重颈部血管狭窄及明显的夜间低血压情况，故非常容易导致重要脏器的灌注不足，出现急性肾损伤的情况，我们的临床经验表明，有高血压病史的高龄患者不宜将血压目标严格控制在 130/80mmHg 以下，同时还必须注意夜间血压的改变。

高龄慢性肾脏病患者容易发生凝血功能紊乱，给这类患者的抗凝、抗血小板治疗方案的选择造成较大的困难。如本例患者，既要采用抗凝治疗以预防其房颤所导致的卒中、心肌梗死风险，还要应对颈动脉、肾动脉、冠脉粥样硬化的血栓风险，因此，抗凝和抗栓药物的选择非常重要。目前出现了不少抗凝和抗栓的新型药物，但是许多抗凝和抗栓药物在肾功能不全的情况下需要调整用药剂量，因此对于这类患者认真、详细地评估肾脏功能尤为重要。

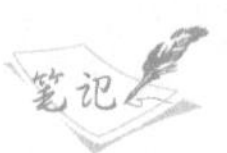

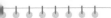

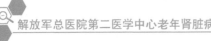

012 糖尿病、乏力、纳差、大量蛋白尿——A on C 糖尿病肾脏疾病、膜性肾病

病历摘要

患者，男性，75 岁。主因“糖尿病 12 年，血清肌酐升高半年，乏力、纳差 1 周，呕吐 2 次”于 2018 年 10 月 15 日入院。患者于 2006 年健康体检时发现血糖为 10mmol/L，诊断为“2 型糖尿病”，给予阿卡波糖等口服降糖药物治疗，此后空腹血糖一直可控制在 7～8mmol/L。2017 年 6 月 7 日健康体检时发现尿蛋白（2+），24 小时尿蛋白定量为 1.2g，在某医院门诊给予间断服用贝那普利、缬沙坦及中药汤剂（成分不详）等治疗，2017 年 12 月 27 日在我院门诊检查发现血清肌酐为 115μmol/L，血清白蛋白为 31g/L，尿蛋白（3+），24 小时尿蛋白定量 3g，诊断为“糖尿病肾病、慢性肾功能不全”，给予复方 α－酮酸片、尿毒清颗粒等药物治疗。本次入院前 3 个月，患者自行使用治疗糖尿病肾病的“中药偏方”（成分不清）。入院前一周患者出现乏力、食欲不振、恶心，来诊前一天出现两次呕吐，均为胃内容物。否认冠心病、脑血管病等病史。否认药物或食物过敏史，否认烟酒嗜好。父母均患有糖尿病。

体格检查：体温 36.3℃、脉搏 86 次/分、呼吸 22 次/分、血压 148/80mmHg。贫血貌，神志清楚，查体合作，巩膜无黄染，浅表淋巴结未及肿大，双肺呼吸音清，双肺未闻及干湿性啰音，心率 84 次/分，

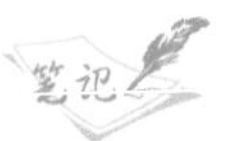

律齐，各瓣膜区未闻及病理性杂音，全腹无压痛、反跳痛，移动性浊音阴性，全腹均未触及肿大包块，肝脾肋下未及。双下肢可见明显凹陷性水肿，双侧足背动脉搏动减弱。生理反射正常，病理反射未引出。

化验检查：血白细胞 $6.15\times10^9/L$，血红蛋白 70g/L；尿蛋白（3+），尿红细胞 5~8/HP，尿中可见细胞管型 1~2/HP，尿糖（2+），酮体（-），24 小时尿蛋白定量 3.8g；血生化：血糖 11.6mmol/L，白蛋白 21.5g/L，血清肌酐 480μmol/L，尿素氮 26.7mmol/L，血钾 5.8mmol/L，血氯 95.8mmol/L，血钠 135mmol/L，血钙 1.93mmol/L，血磷 1.45mmol/L，二氧化碳结合力（CO_2CP）15.7mmol/L。腹部超声：肝、胆、脾、胰及肾脏未见明显异常。

入院初步诊断：慢性肾脏病（5 期），糖尿病肾病？

诊治经过：患者尿毒症症状比较明显，考虑主要与贫血和酸中毒相关，入院后立即给予 5% 碳酸氢钠注射液 125ml，静脉点滴，每日 1 次；给予蔗糖铁注射液 100mg，静脉点滴，每周 2 次；重组人促红细胞生成素注射液 1WU，皮下注射，隔日 1 次；记录出入量，暂时停用 ACEI/ARB、各种中药制剂和“保健品”。密切监测血压、心率、心律和尿量的变化。入院 5 天后，患者血压平稳，尿量每日为 1300ml 左右，心率和心律均正常。复查化验结果：血红蛋白 80g/L；尿蛋白（3+），尿红细胞 3~5/HP，尿糖（-），酮体（-）；血生化：血糖 8.6mmol/L，白蛋白 22.3g/L，血清肌酐 451μmol/L，尿素氮 21.2mmol/L，血钾 4.5mmol/L，血氯 91.8mmol/L，血钠 138mmol/L，血钙 1.95mmol/L，血磷 1.38mmol/L，CO_2CP 21.7mmol/L。入院后进一步检查结果如下：24 小时蛋白定量 4.92g、尿糖阴性，尿 NAG 酶 87.4U/gCr；血免疫球蛋白、免疫复合物及乙肝、丙肝抗体均阴性，ANCA 阴性，抗磷脂酶 A_2 受体（phospholipase A_2 receptor，PLA2R）

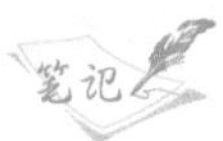

抗体 20U/L，抗肾小球基底膜抗体阴性，肾脏 B 超示左肾 110mm × 56mm × 53mm、右肾 110mm × 54mm × 52mm，肾实质回声稍增强。眼底检查显示视网膜结构正常。

考虑到患者尿 NAG 高、大量蛋白尿，肾脏体积未缩小，血清抗 PLA2R 抗体可疑阳性，为探查肾脏病变的确切病因，动员患者进行肾穿刺病理检查，结果如下：共见 22 个肾小球，其中 1 个肾小球硬化，其余肾小球体积稍大，未见新月体，肾小球系膜细胞轻度增生、系膜基质稍宽，肾小球基底膜增厚，可见钉突样改变；近端肾小管上皮细胞明显变性、坏死，间质轻度水肿，伴有多量淋巴细胞浸润。肾活检免疫荧光：IgG（++）沿着毛细血管袢呈颗粒样沉积，IgM、IgA、C3、C4 和 C1q 等均为阴性；病理诊断：膜性肾病（Ⅱ期）伴有急性间质性肾炎。

通过临床检查和肾穿刺病理检查，本例患者的最后诊断是：①急性肾损伤，急性肾小管间质性肾炎（药物相关）；②肾病综合征，膜性肾病（Ⅱ期）；③慢性肾功能不全，肾性贫血和代谢性酸中毒；④糖尿病肾脏疾病。

病例分析

患者入院时检查发现血清肌酐明显升高、中重度贫血伴有酸中毒的情况，可以解释乏力、纳差、恶心和呕吐的临床表现，入院前半年已经出现了血清肌酐升高的情况，故应怀疑为“慢性肾功能不全、肾性贫血和代谢性酸中毒”，按照 CKD – EPI 公式估算患者的 GFR 仅为 7ml/(min · 1.73m^2)，故可诊断为慢性肾脏病 5 期；考虑患者有糖尿病病史和家族史，加上入院时检查发现伴有肾病综合征，故需要考虑为“糖尿病性肾脏疾病”。

本例患者尽管在临床上符合糖尿病肾脏疾病的诊断标准，但是，病史调查发现本例患者在半年前血清肌酐值仅为115μmol/L，入院时则高达480μmol/L，由于患者平时的血糖水平控制较好，在没有其他影响因素的情况下，患者糖尿病性肾小球病的病程似乎发展过快，另外，患者的肾脏超声检查也没有发现肾脏皮质回声明显增强、肾脏缩小等慢性病变的证据，故应注意是否会有在慢性肾脏病的基础上出现急性肾损伤的可能。进一步复习病史发现，患者曾自行使用过"中药偏方"，尿NAG水平明显增高，故存在有药物性肾损伤的可能。药物介导急性肾损伤常包括急性肾小管坏死、急性间质性肾炎、血栓或胆固醇结晶等引起的肾小血管栓塞等。除了急性肾小管坏死常可以引起尿NAG增高外，其他病变有赖于肾脏病理检查进行甄别。

此外，患者具有10年的糖尿病病史和明显的家族史，入院时出现慢性肾脏病同时伴有明显的肾病综合征，提示患者可能进入糖尿病性肾小球病的晚期，但这与患者的临床表现不相符，加上临床检查发现抗PLA2R抗体可疑阳性，眼底视网膜未见异常，因此糖尿病性肾小球病的诊断存疑，有必要进行肾穿刺病理进行诊断和鉴别诊断。

病例点评

收治慢性肾脏病5期的患者时，首先应该纠正其明显的水、电解质和酸碱紊乱等危及生命的临床情况，其次需要甄别患者是CKD进展到晚期还是在CKD基础上出现了急性肾损伤（A on C），A on C在纠正相关危险因素后，可以局部逆转部分恶化的肾功能；最后要注意甄别CKD的确切病因，找到可以治疗的危险因素，以尽量延缓患者肾功能的进展。

对于伴有肾病综合征或CKD的老年糖尿病患者进行诊断和鉴别诊断时需要注意以下要点：糖尿病是老年CKD患者的重要病因，

糖尿病性肾小球病的典型表现是早期出现微量白蛋白尿，蛋白尿逐渐增多，晚期可出现大量蛋白尿甚至肾病综合征伴有肾功能不全。糖尿病性肾小球病是糖尿病的微血管并发症，通常与糖尿病视网膜病变平行出现，因此糖尿病视网膜病变可以作为诊断的参考依据。糖尿病患者合并肾脏损害并不一定都是糖尿病性肾小球病，在不少情况下可能是合并了其他肾脏病，如各种原发性肾小球肾炎、动脉粥样硬化性肾动脉狭窄或药物性肾损害等。对快速进展的 CKD 病例，需要认真鉴别是否有急性肾损伤或急进性肾小球肾炎的发生，注意鉴别是否有肾前性、肾性和肾后性急性肾损伤的危险因素，或是否存在有 ANCA 相关性肾炎或抗肾小球基底膜病（glomerular basement membrane，GBM）肾炎及药物性肾损害等，查找可以治疗的病因。糖尿病是老年肾病综合征的常见病因，但是近年来膜性肾病在老年肾病综合征中所占比例越来越高。血液中抗 PLA2R 抗体阳性常表明肾病综合征的患者为原发性膜性肾病，但抗 PLA2R 抗体阴性并不能除外膜性肾病的诊断。肾穿刺病理检查是各类肾脏疾病鉴别诊断的金标准。

013 乏力、纳差、多尿，肾功能快速减退——A on C 高钙血症

病历摘要

患者，男性，63 岁。主因“发现血肌酐升高 30 年，乏力、纳差、便秘 1 月余”于 2018 年 8 月 13 日入院。1988 年患者因“感

冒”“扁桃体发炎”后检查发现血清肌酐为110μmol/L，尿蛋白（3+～4+），潜血（1+～2+），尿蛋白定量1g/d，在当地医院诊断为“慢性肾炎、慢性肾功能不全”，间断使用雷公藤多苷片、盐酸贝那普利片、氯沙坦钾片及中药汤剂治疗，病情缓慢进展。2011年因“胃炎”口服莫西沙星片后查血清肌酐升高至200μmol/L。2017年1月检查发现血尿素氮13.3mmol/L，肌酐256μmol/L，尿酸445μmol/L，CO_2CP 20mmo/L，血钙2.42mmol/L，血磷1.88mmol/L，诊断为“慢性肾脏病4期，肾性贫血，代谢性酸中毒”，给予碳酸氢钠片、重组人促红细胞生成素注射液、复方α－酮酸片、尿毒清颗粒等治疗，此后监测血清肌酐波动于200～300μmol/L。2017年7月于当地医院检查iPTH 133.2pg/ml，25羟基维生素D_3（25－OH－D_3）14.18ng/ml，诊断为“继发性甲状旁腺亢进”，开始口服骨化三醇胶丸治疗。2017年12月因尿频、多尿诊断为“泌尿系感染”，先后口服“左氧氟沙星、莫西沙星”及中药汤剂，2017年12月18日在当地医院查血尿素氮28.9mmol/L，血清肌酐547μmol/L，尿酸479μmol/L，血钙3.08mmol/L，血磷2.03mmol/L，考虑“慢性肾脏病急性加重”，停用抗生素、中药及骨化三醇，加用鲑鱼降钙素、碳酸镧、前列地尔等治疗。2017年12月25日复查血尿素氮18.2mmol/L，肌酐488μmol/L，钙2.43mmol/L，磷1.4mmol/L，iPTH 19.38pg/ml。此后又继续口服“复方α－酮酸片、肾衰宁或尿毒清颗粒、骨化三醇胶丸、碳酸氢钠片”等治疗。2018年7月患者无明显诱因出现乏力、食欲减退、便秘，双足底酸胀疼痛，多尿等情况，复查血尿素氮20.4mmol/L，血清肌酐627μmol/L，尿常规：尿蛋白（1+），为行血液净化治疗转入我院。

患者既往无高血压、冠心病、糖尿病等病史。2015年诊断“双侧感音神经性耳聋”，口服甲钴胺500μg，3次/日治疗。入院时

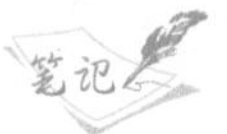

患者体质指数（body mass index，BMI）22.7，尿量约 2000ml/日，夜尿 1～2 次，近期体重无明显变化。

诊治经过：入院时查体无明显异常，双下肢无水肿。查血红蛋白 112g/L，血尿素氮 11.7mmol/L，血清肌酐 748μmol/L，尿酸 495μmol/L，血钙 3.17mmol/L，血磷 1.84mmol/L，CO_2CP 22.8mmol/L，iPTH 8.95pg/ml。入院诊断：①CKD 5 期，肾性贫血；②高钙血症；③高尿酸血症。立即停用骨化三醇胶丸、复方 α－酮酸片，给予鲑鱼降钙素 350IU，静滴，1 次/日并进行水化治疗。2018 年 8 月 22 日复查血生化：尿素 10.4mmol/L，肌酐 387μmol/L，白蛋白 48g/L，血钾 3.76mmol/L，血钙 2.42mmol/L，血磷 0.94mmol/L，二氧化碳 20.7mmol/L。尿液常规：尿蛋白定性 300mg/dl，未发现红、白细胞，尿比重 1.01；24 小时尿蛋白定量 1.5g。2018 年 8 月 25 日患者出院。出院后随访患者血清肌酐一直小于 400μmol/L，迄今仍继续保守治疗，尚未行血液净化治疗。

病例分析

患者 CKD 病史 30 年余，近一年病情快速进展，血清肌酐显著升高，同时伴有显著的代谢性酸中毒、钙磷代谢紊乱。入院后反复询问病史，考虑患者肾功能快速进展与下列情况可能相关：①患者血清肌酐显著升高的同时均伴有显著的高钙血症，最高达到 3.17mmol/L，多次追问病史，患者因被诊断为“继发性甲状旁腺亢进”，最近一年一直口服骨化三醇胶丸至本次入院，显著的高钙血症可能是导致患者肾功能急剧进展的重要原因；②从病史来看，患者的肾功能快速进展似乎均与服用喹诺酮类抗生素（左氧氟沙星、莫西沙星）有关，探查是否存在慢性肾功能不全基础上急性间质性

笔记

肾炎的可能，询问病史，患者服用该类药物时无皮疹、发热等异常情况，另外患者长期服用中草药，有不明物质过敏的病史，故间质性肾炎也不能完全除外；③患者慢性肾小球肾炎病史30年，2017年1月血清肌酐已经升高至256μmol/L［eGFR 22ml/(min·1.73m^2)］，本次入院血清肌酐明显增高也不能完全除外是CKD本身的自然进展。

老年患者高钙血症的常见原因除了继发性甲状旁腺功能亢进和药物引起之外，肿瘤是不能忽视的重要病因之一。入院后进一步检查发现：血常规：嗜酸性粒细胞0.074（正常值范围0.01～0.05）；嗜酸性粒细胞直接计数0.39×10^9/L（正常值范围0.05×10^9/L～0.3×10^9/L），甲状旁腺激素154.4pg/ml；血免疫检查：C3测定59mg/dl（正常值范围90～180mg/dl），C4测定7.8mg/dl（正常值范围10～40mg/dl），IgE测定941IU/ml（正常值范围0～100IU/ml）；血清轻链和免疫电泳阴性；乙型肝炎病毒、丙型肝炎病毒及HIV检查阴性；ENA六项、ANA、ANCA均阴性；24小时尿蛋白定量1.3g；尿液NAG 17.6U/gCr（<21U/gCr）。心电图、心脏超声未见显著异常。肾脏超声：左肾约10.3cm×5.0cm×4.8cm，皮质厚1.3cm，右肾11.0cm×4.8cm×4.9cm，皮质厚1.4cm，双肾慢性肾实质损害，双肾多发囊肿，左肾上部为复杂囊肿。肾脏核素扫描：双肾功能重度减低；GFR：左侧9.37ml/min，右侧8.11ml/min。肿瘤标志物中CA724 89.24U/ml，CYFRA21 18.22ng/ml，均升高，但全身检查及PET－CT检查未发现肿瘤征象。

反复询问病史后发现患者每次血清肌酐快速进展均伴有高钙血症，追问患者用药史，患者自述近一年来一直按“医嘱”服用骨化三醇胶丸（0.25μg，3次/日）。入院后患者血钙水平最高达到3.17mmol/L，iPTH 8.95pg/ml，停用骨化三醇胶丸并应用鲑鱼降钙

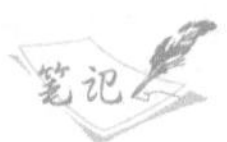

素后血清肌酐均可缓慢下降，高度提示高钙血症是引起的患者慢性肾功能不全快速进展的主要原因。在停用所有补钙及活性维生素 D_3 制剂，同时给予纠正酸中毒、控制血压、纠正贫血等综合治疗后，患者血清肌酐水平明显下降。

患者入院后的血常规检查嗜酸性粒细胞占比及绝对数量均增多，血清中 IgE 显著升高，提示患者入院时呈过敏状态，不能完全除外有过敏性间质性肾炎，但尿常规检查中未见无菌性白细胞，尿 NAG 正常，C3、C4 降低，不支持过敏性间质性肾炎的诊断，同时考虑到患者血清肌酐较高，故未给予激素类药物治疗。此外，患者入院时发现有大量尿蛋白，但血清白蛋白水平不低，提示大量尿蛋白出现的时间较短，入院后各项检查除外了因感染、血管炎、淀粉样病变、糖尿病、肿瘤等引起大量蛋白尿的继发性因素，因患者拒绝行肾脏穿刺活检，肾脏病理类型不明确，考虑患者尿蛋白量不大，故给予口服中成药对症治疗。

病例点评

临床上多数老年 CKD 患者因年龄或其他原因未能行肾脏穿刺活检术，肾脏病理分型不明确，但老年 CKD 肾功能进展相对缓慢。在病程中如果发生感染、血压水平持续过高或过低、容量不足（进食差、腹泻等）、应用肾毒性药物（某些中草药、非甾体类抗炎药、抗生素等）则可导致肾功能快速减退。临床上也常常有一些不易被察觉的危险因素可导致老年 CKD 患者肾功能的快速恶化，不少医师往往认为是患者肾病本身进展导致，未认真寻找病因，从而丧失了良好的治疗时机。本例患者在慢性肾功能不全的基础上因误服较大剂量的骨化三醇胶丸而反复出现高钙血症，导

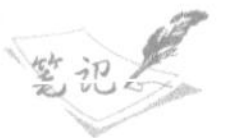

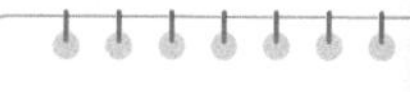

致肾功能快速恶化。

成年人血钙水平大于2.75mmol/L（11mg/dl）为高钙血症。任何可引起高血钙的原因均可导致高钙性肾损伤，短暂和轻度的血钙升高不会引起肾脏器质性损害，但持续的血钙升高可引起持续的尿钙增加，尿钙可在肾小管上皮细胞和肾小管基底膜周围沉积，导致炎症细胞浸润，出现肾小管坏死及肾间质纤维化；同时血离子钙升高可引起血管收缩，使肾血流量下降，导致肾小球缺血，肾小球滤过分数下降。高血钙肾损害的表现包括：多尿、肾小管的浓缩和酸化功能下降、急性肾衰竭、血尿、蛋白尿、肾结石等症。其中急性肾衰竭是综合因素造成，包括肾小动脉收缩引起肾缺血，肾小管损伤、坏死或钙在肾小管内形成结晶，引起肾小管内梗阻等。如能尽快纠正高血钙，进行补液等水化治疗，肾功能可恢复，如不能及时纠正，肾功能则难以恢复。本例患者近一年来，血钙水平多次高于3mmol/L，同时具有尿渗透压低（294mmol/L）、口服大剂量的碳酸氢钠也难以纠正的代谢性酸中毒等较为突出的临床特点，同时在纠正高血钙后肾损伤均可轻度恢复，均符合高钙性肾损害的诊断。当然如果肾穿刺活检发现肾小管间质肾病，同时有钙沉积，则更可明确高钙性肾损伤的诊断。

另外，对于慢性肾功能不全的患者的iPTH水平应有正确评价，根据KDOQI CKD－MBD指南，不同的CKD分期iPTH的合理水平应不同，CKD 3期iPTH应为25～70pg/ml；CKD 4期iPTH应为70～150pg/ml；CKD 5期iPTH应为150～300pg/ml。本例患者2017年1月查血清肌酐256μmol/L，eGFR 22ml/(min·1.73m^2)，为CKD 4期，2017年7月患者的iPTH 133.2pg/ml，即被诊断为“继发性甲状旁腺亢进”，开始口服较大剂量骨化三醇治疗是不恰当的。CKD患者应定期检查血钙、血磷及iPTH水平，合理用药，避免iPTH被过度抑制，而出现低动力性骨病及血管、软组织钙化等并发症。

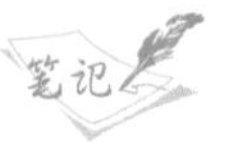

014 发作性心前区闷痛、尿量减少、双下肢水肿——A on C

病历摘要

患者，男性，75 岁。主因“发作性心前区闷痛 10 年余，加重 2 个月，伴气急、少尿 2 天”于 2005 年 9 月 5 日急诊入院。患者于 1994 年年底因出现心前区压榨性疼痛，在外院诊断为“急性前壁心肌梗死”，此后长期服用“扩冠、抗凝”等药物对症治疗，病情维持尚平稳。2000 年患者出现胸闷、心悸，心电图显示为“心房纤颤”，2001 年因“持续性心房纤颤、R－R 间期最长达 3 秒”安装了 VVI 型起搏器。2005 年 2 月起因劳累出现胸闷、气短、下肢水肿，夜间不能平卧，服硝酸甘油难缓解，症状日渐加重，诊断为“急性左心衰，冠心病，急性非 ST 段抬高性心肌梗死”，经强心利尿、扩冠抗凝等治疗，症状有所缓解，但血压逐渐降低，波动范围在（70～98）/（45～55）mmHg，尿量逐渐减少，大约 1000ml/d，血清肌酐水平自 66μmol/L 上升到 208μmol/L，经对症治疗后血压水平可保持在(96～118)/(50～68)mmHg，血清肌酐水平恢复到 114μmol/L，尿量维持在 1300ml/d 左右。2005 年 4 月 13 日在我院行冠状动脉及肾动脉造影，显示冠状动脉三支病变：前降支起始部闭塞，右冠第一锐缘支闭塞，回旋支、对角支均为弥漫性病变，左室射血分数（EF）仅 31%。肾动脉未见明显狭窄。造影检查后血清肌酐一度升高至 282μmol/L，经

对症治疗，血清肌酐恢复至118μmol/L。此次入院前2周患者因不明原因腹泻在社区医院输液治疗，2天前出现气急、胸闷的症状并逐渐加重，不能平卧，出现尿量减少、双下肢水肿，予以强心、利尿治疗后仍无好转，于2005年9月5日来我院急诊并收治入院。

患者既往患有慢性支气管炎病史20余年，高血压10年，口服降压药血压可控制在（100～150）/（55～80）mmHg。2型糖尿病6年，目前口服阿卡波糖、二甲双胍及饮食控制，否认有肾小球肾炎病史。无烟酒嗜好。

入院查体：一般情况可，血压100/60mmHg，双肺呼吸音粗，双肺底可闻中等量湿性啰音。心界丰满，心率60次/分、律齐（起搏心律），心音低钝，未闻及杂音。腹软，无压痛、反跳痛、未及包块，肝于肋下二指可触及、脾肋下未及，双肾区无叩击痛。双下肢中度凹陷性水肿，足背动脉搏动弱，病理反射未引出。

入院检查：血红蛋白128g/L，白细胞6.5×10^9/L，中性粒细胞86%，血小板164×10^9/L；尿比重1.02，pH 5，无尿蛋白及细胞成分；血生化：谷丙转氨酶（glutamic-pyruvic transaminase，GPT）18U/L，谷草转氨酶（glutamiv-oxaloacetiv transaminase，GOT）20U/L，总蛋白68g/L，白蛋白40g/L，空腹血糖8.92mmol/L，餐后2小时血糖8mmol/L，糖化血红蛋白6.8%，总胆固醇4.19mmol/L，三酰甘油2.45mmol/L，低密度脂蛋白（low density lipoprotein，LDL）2.78mmol/L，高密度脂蛋白（high density lipetein，HDL）1.14mmol/L，尿素20.83mmol/L，血清肌酐177.9μmol/L，尿酸476.6μmol/L，二氧化碳26mmol/L，电解质均在正常范围，肌钙蛋白T（troponin T，TnT）0.145ng/ml。血沉10mm/h，乙肝表面抗原（hepatitis B surface antigen，HBsAg）、抗丙型肝炎病毒（hepatitis C virus，HCV）、抗人类免疫缺陷病毒（human imanodefiviency virus，HIV）

均阴性。凝血功能亦正常。心电图检查：起搏心律，陈旧性前壁心肌梗死、左前分支传导阻滞。胸片：心影增大，右侧少量胸腔积液。腹部B超：左肾10.3cm×5.5cm×4.3cm，皮质厚1.8cm；右肾9.8cm×4.8cm×4.2cm，皮质厚1.6cm；肾盂无积水、输尿管无扩张。超声心动图（2005年9月16日）左室内径72mm，EF 24%，左室前壁运动减弱，左室室间隔处室壁瘤形成，符合陈旧性前壁心肌梗死诊断。左室舒张、收缩功能受损，EF减低（对比2005年4月8日的超声心动图检查结果：左室内径47mm，EF 43%）。

诊疗经过：入院后继续给以强心、扩冠、利尿治疗但无显著效果，肾功能持续恶化，血清肌酐升至309μmol/L，胸闷、气短加重，不能平卧，并发肺部感染，胸腔积液增多，经多次引流胸腔积液，能暂时缓解症状，但尿量逐渐减少，使用各种利尿药均未显效，双下肢水肿仍很明显。2005年9月27日穿刺引出胸腔积液2200ml，当日即无尿，肝功能恶化，GOT 1098.8U/L，GPT 608.2U/L，乳酸脱氢酶21413.1U/L，总胆红素42.8μmol/L，直接胆红素32.6μmol/L。当天中午突发室性心动过速，持续30s，ICD起搏器自动除颤后，患者的起搏心律转为窦性心律，偶有室性早搏。此后经过多学科会诊，在仔细监测患者的体重及中心静脉压变化的情况下，小心补充平衡液和血浆等液体，加强抗感染、扩冠、强心、抗凝和适当利尿等综合调理后，患者的心衰才得到纠正，病情逐渐稳定，尿量开始增加，血清肌酐降至112μmol/L，肝功能也恢复正常，一般情况明显改善，于2005年11月5日出院。

最后诊断：急性肾损伤；肺部感染；冠心病　不稳定型心绞痛、陈旧性前壁心肌梗死、室壁瘤、心功能不全Ⅳ级；心律失常　阵发性室性心动过速、永久性房颤、VVI及ICD型起搏器安装术后；高血压1级，极高危；2型糖尿病。

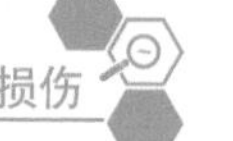

病例分析

本例患者为老年男性，既往无肾小球肾炎病史，近一年反复出现尿少，血清肌酐升高。入院前可追溯的最后一次血清肌酐水平为118μmol/L，入院后血清肌酐水平为178.9μmol/L，二周内又升至309μmol/L，因此符合急性肾损伤的诊断。根据患者原有缺血性肾脏病史，原有血清肌酐>110μmol/L，血清肌酐水平在原有基础上短期内快速上升，经过治疗后血清肌酐又能下降至原基础水平，故本例患者是在CKD基础上发生的急性肾损伤。

从病史及相关检查来看，本例患者没有导致尿路梗阻的因素，临床表现也不是突然出现无尿，影像学检查未见肾盂积水、输尿管扩张或膀胱尿潴留，故可以排除肾后性因素导致的急性肾损伤。本例无肾炎病史，尿中无蛋白及细胞成分，不支持急性或急进性肾小球肾炎的诊断。肾血管造影检查未见肾动脉狭窄，亦无系统性小血管炎的典型急性肾炎综合征表现，高血压所致的肾小动脉硬化一般很少引起急性肾损伤，故可除外肾血管病变引起的急性肾损伤。由于肾前性损伤未及时处理延伸造成肾性损害或由药物过敏、感染所致的肾小管功能损害，常可以迅速发生急性肾损伤，本例不能除外。本例患者在此次入院前、后曾具有过度利尿、血压偏低、严重心力衰竭和肝功能损伤等造成肾灌注缺血的原因，临床上表现为尿量减少、尿比重增高（1.02）；血清肌酐及血尿素氮水平增高，且两者增高不成比例，血尿素氮增高更为显著，尿常规检查未见蛋白或细胞成分等均提示本例患者为肾前性急性肾损伤。长时间的肾缺血可使肾前性急性肾损伤发展成急性肾小管坏死，即从功能性急性肾损伤发展为器质性急性肾损伤。

患者在本次入院前半年已经诊断为左心功能衰竭，尽管患者既

往无明确的肾脏疾病病史，但充血性心力衰竭可以引起心排血量减少、肾脏缺血而激活肾素－血管紧张素系统及抗利尿激素、血管加压素等，并使交感神经兴奋性增强，小动脉收缩，导致外周血管和肾内血管阻力增加、肾脏灌注压降低、肾血流减少和水钠潴留。早期或轻度心衰时，肾脏血流减少可以通过出球小动脉收缩的调节以维持较高的肾小球内压，GFR 变化不大，血管紧张素和醛固酮水平正常，去甲肾上腺素水平增高。利尿治疗后，肾素活性和醛固酮水平可增加，血浆去甲肾上腺素水平降低，以维持血流动力学的稳定。当发展成为重度心力衰竭时，由于肾血流量和肾灌注压继续降低，入球小动脉的强烈收缩，使肾内血流重新分布，GFR 明显下降，肾功能恶化，血清肌酐及血尿素氮水平上升。同时机体为了保持有效血容量，肾小管水、钠重吸收明显增加，血尿素氮被动吸收增加，加上在心力衰竭应激下诱发分解代谢增加，致使血尿素氮水平升高，血尿素氮与血清肌酐之比大于 10∶1（均按 mg/dl 计算）。此时若能进行及时、有效的治疗，肾功能可随心功能改善而好转；若出现严重且顽固的心力衰竭，肾脏持续低灌注，肾组织损害广泛，可导致急性肾小管坏死，乃至发生肾纤维化，即使心力衰竭控制后，肾功能也难以恢复。当肾脏受到严重损伤时可表现为：①尿量减少：肾血流量减少是引起少尿的主要原因，夜尿量相对多，尿比重较高，在 1.025～1.030。当进展到器质性肾损伤时，就会出现低比重尿。②尿常规检查异常：大多数心力衰竭患者可伴有少量蛋白尿，一般不超过 0.5～1.0g/d，尿中细胞成分较少，其发生与肾静脉瘀血有关，尿蛋白量常与心力衰竭的严重程度呈正相关。③肾功能减退：血清肌酐及尿素上升，血尿素氮与血清肌酐之比大于 10∶1，即所谓肾前性氮质血症。

在充血性心力衰竭治疗过程中常容易伴发急性肾损伤。近年来强调使用 ACEI 有利于心衰的治疗，的确，ACEI 通过减低肾血管阻

力可使肾血流量增加，尿量增多，减轻心脏负荷，改善心功能，但是在严重心力衰竭，尤其是过度使用利尿药的状况下，不适当使用ACEI可能会引起患者发生低血压，GFR降低，此时应密切监测肾功能，从小剂量起步应用ACEI，尽量避免使肾功能进一步恶化。β受体阻滞剂可使心率减慢、血压轻度下降，能减少心力衰竭死亡率，但对于伴有低血压或心脏传导功能不全的老年患者，亦需要监测心率和血压，小剂量使用。

病例点评

水、电解质平衡失调是急性肾损伤主要表现之一。正确评价和处理水、电解质紊乱关系到急性肾损伤患者的预后。不少临床医师在常规处理时往往忽视了精确计算水、电解质平衡方法，以致在病程中发生水负荷过多或利尿过度出现容量不足、低血压，这不仅增加了病情的复杂性，还可能导致肾小管坏死，延长了少尿期，直接影响患者的预后。

对于心力衰竭患者，临床治疗上往往强调利尿、降压、扩血管以减轻心脏负荷，但过度治疗可能导致容量不足、血压过低、肾脏灌注不足而发生尿量减少，严重者可诱发急性肾损伤。目前临床上对患者容量状态的初步评估多采用出入量来判断，但入量（摄入量+输入量）及出量（尿量+大便+引出胃液、腹水、胸水、胆汁等）只是显示水的外平衡，无法判断血管内的有效容量，而血管内容量则是维持血流动力学稳定、组织氧合和器官功能的先决条件，如果临床上仅依据入量和尿量来判断患者的容量状况，往往做出错误的抉择，一旦出现尿少情况即使用利尿剂治疗，这常常可能导致患者血压降低和重要器官低灌注的损伤。

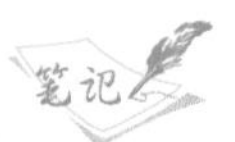

血压降低往往是全身低灌注的指标：即收缩压<90mmHg，平

均动脉压 < 65mmHg，或收缩压短时间内降低幅度 > 40mmHg，临床上常表现为心动过速、神志改变、少尿、皮肤冰冷、充盈不良，可出现肝脏缺血的表现，如转氨酶、乳酸脱氢酶、胆红素升高，凝血因子生成障碍；心电图示心肌缺血等，严重者可以出现血乳酸进行性升高，中心静脉压和肺毛细血管楔压（pulmonary capillary wedge pressure，PCWP）的降低等。

对于低血压患者应该小心判断其血容量的状态，如确实有低血容量时，应及时进行液体复苏，其目的为恢复有效血容量正常、保持血流动力学稳定，使氧的运送和消耗达最佳状态，改善微循环灌注和内环境稳定。容量的补充应首选等张晶体溶液，在伴有出血、脓毒血症时，仅补充晶体液成分常不能有效恢复某些器官的微循环血容量，而血浆胶体渗透压的降低还会增加组织水肿，特别是肺与肠黏膜水肿，此时主张晶体溶液与胶体液的联合使用，以保证适当的血浆胶体渗透压。过去数十年治疗危重症患者的低血容量时输入人血白蛋白一直认为是补充胶体液的标准方法，但多年的临床实践证明，输入白蛋白并不能改善重症患者的预后，当患者伴有毛细血管渗漏的情况时，反而会加重间质水肿，使病情复杂化，此时补充血浆成分则更为合适。

总之，心脏和肾脏密切相关，许多心脏疾病，如充血性心力衰竭、感染性心内膜炎、高血压危象、胆固醇结晶栓塞、心血管手术等都可以累及肾脏并导致急性肾损伤。另一方面，慢性肾脏病患者发生加速动脉粥样硬化、非致命性心肌梗死、充血性心力衰竭、房性和室性心律失常及心源性死亡的危险性较没有慢性肾脏病的患者为高，对多种心血管事件而言，慢性肾脏病均是其独立的危险因素。这种心肾交集性病变对患者来说是一个独特的危险因素，需要临床各专科医师联合做出策略，提供准确诊断和治疗，才能使心肾共同受益。

笔记

第二篇
慢性肾脏病

015 水肿、蛋白尿，乏力、头晕、尿少、血清肌酐升高——肾病综合征

病历摘要

患者，女性，78 岁。主因“双下肢水肿、蛋白尿 3 年余，加重 2 个月”于 2016 年 6 月 7 日入院。患者于 2013 年 3 月无明显诱因出现双下肢水肿，当时查尿蛋白（3+），但没有进行血清肌酐等其他化验检查，家属带其在私人诊所接受中药汤剂（具体不详）治疗，治疗后双下肢水肿明显好转，但未复查尿常规，此后上述症状

反复发作，均以中药汤剂治疗，未到正规医院行检查或治疗。2016年3月初患者因受凉“感冒”后双下肢水肿症状明显加重，并伴尿量减少，每天尿量在400ml左右，出现胸闷、气促、纳差等表现，在当地医院检查发现血清白蛋白27.5g/L，血清肌酐110μmol/L，24小时尿蛋白定量为5.81g，诊断为“肾病综合征”，给予泼尼松片60mg，1次/日治疗，并给予呋塞米片20mg，3次/日利尿治疗；苯磺酸氨氯地平片5mg，1次/日，口服降压治疗，用药后尿量可增加至1000ml/日左右，患者水肿逐步减轻，胸闷、气促表现改善。治疗8周后复查24小时尿蛋白定量为4.53g，血清白蛋白30.2g/L，同时患者仍有双下肢水肿，并出现心慌不适等症状，血压为130/70mmHg，当地医师考虑患者可能对泼尼松治疗不敏感，故以每2天减5mg泼尼松片的速度快速停用了泼尼松片，同时加用盐酸贝那普利片20mg，1次/日，口服；硫酸氢氯吡格雷片75mg，1次/日，口服；黄葵胶囊5粒，3次/日口服。治疗1周后，患者出现乏力、头晕表现，尿量再次减少至500ml左右，改用托拉塞米、丁脲胺等利尿剂效果仍不佳，为进一步诊治而转来我院就诊。

患者既往有冠心病病史8年，目前心功能Ⅳ级；有高血压病病史12年，本次发病前长期服用苯磺酸氨氯地平片5mg，1次/日可控制血压在140/60mmHg左右。无糖尿病病史，无药物过敏史，无手术外伤史。

入院查体：体温36.4℃，呼吸20次/分，脉搏102次/分，血压99/60mmHg。一般情况尚可，颜面部无明显水肿，心率110次/分，律齐，双肺听诊无明显异常，腹部平软，无压痛和反跳痛，肝脾肋下未触及肿大，双肾区无叩击痛，双下肢胫前轻度可凹性水肿。

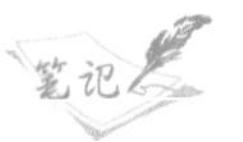

实验室检查：血常规：血红蛋白120g/L，白细胞11.2×10^9/L，

中性粒细胞67%，淋巴细胞17%；血清白蛋白32.5g/L，血清肌酐234μmol/L；24小时尿蛋白定量4.17g。乙型肝炎病毒、丙型肝炎病毒、HIV、免疫球蛋白、轻链、补体、自身抗体及肿瘤标志物等检查结果均未见异常。

临床诊断：①肾病综合征，急性肾脏病；②冠心病，稳定性心绞痛，心功能Ⅳ级；③高血压，2级，极高危。

诊治经过：入院后首先评估了患者的血容量状况，发现患者血容量明显不足，血压偏低，立即给以补液纠正，并停用托拉塞米等利尿剂，停用盐酸贝那普利片和苯磺酸氨氯地平片等降压药物，加用复方α-酮酸片4片，3次/日，尿毒清颗粒2袋，3次/日口服，入院后第三天患者血压上升至135/65mmHg，尿量明显增加至1500ml/日；治疗后第五天后24小时尿蛋白定量为3.51g，血清白蛋白29.5g/L，血清肌酐下降至125μmol/L，考虑仍有肾病综合征和肾功能不全。老年患者的肾病综合征首先应排除继发性因素，最好能行肾脏病理检查以明确诊断，但本例患者因年龄偏大，患者和家属对肾穿刺活检均有较大的顾虑，坚决不同意进行肾穿刺活检病理检查，故只能通过一系列详细的临床和化验检查，基本除外了老年常见的继发病因，如多发性骨髓瘤、淀粉样病变、感染相关性肾炎等，考虑其原发性肾病综合征的可能性大，于2016年6月20日加用泼尼松片40mg，1次/日，口服，同时患者血压逐渐上升至150/60mmHg，加用厄贝沙坦片150mg，1次/日，使患者血压控制在（130~140）/（60~70）mmHg。2016年6月29日复查患者血清白蛋白33.7g/L，血清肌酐为101μmol/L，血清钾4.78mmol/L，24小时尿蛋白定量为2.1g，双下肢水肿明显好转，于2016年6月30日出院。门诊随访：2016年8月9日复查患者血清白蛋白36.2g/L，血清肌酐为98μmol/L，24小时尿蛋白定量为0.75g，故随后按照标

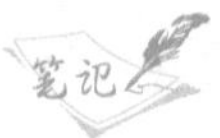

准方案进行糖皮质激素的减量，定期门诊复查血钾和肾功能的变化，在激素减量过程中，患者的肾病综合征未复发。最后一次门诊随访是2018年12月，患者尿常规检查基本正常，血清肌酐及白蛋白均在正常范围之内，已经完全停用糖皮质激素。

病例分析

一般而言，原发性肾病综合征药物治疗包括对因治疗（如糖皮质激素和/或免疫抑制剂等）和对症治疗（如利尿、降脂、抗凝和蛋白尿的非特异性治疗，如ACEI/ARB）。老年肾病综合征常见的病理类型有膜性肾病、微小病变肾病、淀粉样变性和局灶节段性肾小球硬化等，除微小病变肾病对单用糖皮质激素敏感之外，其他均需要采用糖皮质激素联用其他免疫抑制剂才有可能取得治疗效果。老年患者常伴有糖尿病、骨质疏松和精神异常等因素，故临床上使用糖皮质激素多有相对禁忌证，激素用量往往偏小，此外老年患者对激素的反应较慢，故治疗效应的出现也偏缓。

ACEI可以抑制血管紧张素转换酶的活性，减少血管紧张素Ⅱ的生成，降低因血管紧张素Ⅱ引起的周围小动脉强烈收缩、心脏搏动增强和醛固酮的分泌；ACEI还可抑制缓激肽的降解，通过改善细胞内皮功能、刺激一氧化氮的产生引起血管舒张；此外，ACEI还可增强脂肪细胞分化、利用，增加骨骼肌对胰岛素的敏感性。因此，ACEI具有心、脑、肾等重要器官的保护作用。对于肾脏而言，ACEI可以减轻肾组织内血管紧张素Ⅱ介导的肾小球出球小动脉的收缩，可降低肾小球毛细血管内高压，改善肾血流动力学，降低尿白蛋白的排泄。基于循证医学的证据，《中国高血压防治指南》《2014美国成人高血压管理指南》（JNC 8）及多个国家、地区的高

血压防治指南均推荐ACEI为高血压患者的初始和联合治疗的首选药物，尤其是成人CKD，无论人种及是否伴糖尿病，初始（或增加）降压治疗均应包括ACEI，以改善患者的肾脏预后。本例患者有冠心病、心功能Ⅳ级、高血压等病史，从用药方案来说，仅利尿、降脂、扩血管等还不够，应尽早使用ACEI/ARB类药物，因为患者肾病综合征、冠心病、慢性心力衰竭均是应用ACEI/ARB的三项强适应证，目前ACEI/ARB的广泛使用已取代硝酸异山梨醇酯等扩血管药的地位，在有效控制高血压、从长远改善心肌及小血管重构等方面均具有重要作用。但是，多数老年人肾脏储备功能均明显减低，容易出现容量不足，对药物的不良反应较敏感，此外，老年患者常有多器官疾病，用药繁多复杂，较易发生药物间的相互作用，因此，老年人对降压药物的不良反应表现也明显高于其他年龄组，容易出现所谓“血压正常的急性肾损伤”，因此在临床实践过程中应采用小剂量起始用药、简单用药、必要时联合用药、仔细观察不良反应等措施以避免不良反应的发生。本例患者ACEI初始即采用双倍剂量的贝那普利，加上利尿导致的潜在容量不足，故出现了急性肾损伤的表现。经过临床仔细研判，及时纠正，避免了肾损伤的进一步发展。

病例点评

本例患者虽然没有进行肾穿刺病理检查，但通过入院后一系列检查初步考虑为原发性肾病综合征。老年原发的肾病综合征病理改变多为膜性肾病或微小病变性肾病，通常膜性肾病单用糖皮质激素治疗无效，而且国外的诊治指南提示尿蛋白小于6g/d的膜性肾病患者可以仅对症治疗，密切观察，暂不需要特殊治疗，这可能是在

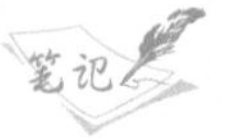

患者入院之前外院医师的想法。由于患者已经使用了足量的泼尼松，但是效果不明显，外院医师考虑到患者可能对泼尼松不敏感，加上年龄较大，又出现了心慌等表现，故快速停用泼尼松，改用双倍剂量的盐酸贝那普利来减少尿蛋白，这种考虑的出发点是好的，似乎也有较强的循证医学证据，但是却忽视了患者的年龄、临床表现和具体用药带来的相关反应等情况，在改变治疗方案后并未取得较好的效果，反而引起许多不良反应：首先，患者虽然年龄较大，且有心脏病和心功能不全的病史，但心慌的临床表现并不一定是泼尼松的不良反应或是心功能不全的表现，因为患者在治疗过程中使用了大剂量的强效利尿剂利尿，加上摄食较少，导致血压偏低，血清肌酐明显增高，出现心慌症状时应该注意患者是否有血容量不足的情况，老年患者的血容量不足非常容易引起急性肾损伤，如果此时再给以ACEI/ARB类药物，则可能雪上加霜，导致患者的肾功能进一步恶化。此外，双下肢胫前轻微指凹性水肿通常与某些钙离子拮抗剂类药物的不良反应有关，如老年患者服用苯磺酸氨氯地平片常容易双下肢胫前水肿，此时出现水肿并不一定是代表体液负荷过重，只是药物的相关不良反应；其次，尽管目前的治疗指南建议慢性肾脏病患者血压目标值应控制在140/90mmHg以下，合并肾功能不全者血压目标值在130/80mmHg以下，当蛋白尿>1g/d，血压应控制在125/75mmHg左右，但是对于患有动脉粥样硬化的老年患者则不能硬性套用此指南，因为老年患者通常表现为单纯收缩性高血压，如果将收缩压降低到指南水平，其舒张压势必更低，平均动脉压水平则不足以提供各重要器官的灌注，长期如此可引起缺血性改变。患者入院时血压为99/60mmHg，对于78岁的老年患者而言是明显偏低的，此时再加用双倍剂量的盐酸贝那普利片有可能会导致血压进一步降低，可引起机体内重要脏器的灌注不足，导致冠心

笔记

病、心绞痛发作风险增加、头晕、头痛及急性肾损伤的发生。最后，从患者的临床表现来看，临床上使用泼尼松治疗后，患者水肿逐步减轻，胸闷、气促表现明显改善，尽管复查24小时尿蛋白定量改善不明显，但总的尿蛋白定量是逐步减少的，而且血浆白蛋白水平也有所回升，提示泼尼松治疗可能有一定的效果，只是患者反应较缓慢而已。通过以上分析，患者入院后采用扩容、升压后，病情明显好转，肾功能改善，加用糖皮质激素治疗后，肾病综合征完全缓解。

016 干咳、气短、双下肢水肿、大量蛋白尿——膜性肾病

病历摘要

患者，男性，76岁。因“干咳、气短3个月，乏力、双下肢水肿1月余”于2013年5月14日入院。患者于2013年2月因受凉后感冒发热，体温达38.5℃，自己在家服用“感冒清热冲剂”3天后退烧，但出现间断干咳、气短、胸闷等症状，未在意。入院前1个月，无明显诱因出现双下肢水肿，伴乏力，无发热、骨痛和关节痛，自行在家使用“偏方”，即玉米须煮水进行食疗，但效果不佳，双下肢水肿明显加重，尿中出现大量泡沫，故来我院门诊诊治，门诊检查示尿蛋白（3+）、尿潜血（+），诊断“肾小球肾炎”于2013年5月14日收治入院。

患者既往身体健康，诊断糖尿病5年，但血糖控制较好。无高血压病史，无肾脏病病史，无食物和药物过敏史，无手术外伤史。

入院查体：一般情况好，心率、血压均在正常范围，心律齐。全身皮肤未见异常，双侧颈部可触及数个黄豆大淋巴结，质中，无压痛。右下肺语颤减弱，叩诊呈浊音，呼吸音低，未闻及干湿性啰音。腹部查体无明显异常。双下肢中度可凹性水肿，病理反射未引出。

化验检查：血红蛋白108g/L，白细胞计数6.5×10^9/L，中性粒细胞76%，血小板164×10^9/L；尿蛋白500mg/dl，红细胞5～10/HP，白细胞0～3/HP，比重1.02，pH 5；24小时尿蛋定量5.2g。血生化检查：GPT 18U/L，GOT 20U/L，总蛋白44g/L，白蛋白23g/L；空腹血糖8.92mmol/L，餐后2小时血糖8mmol/L，糖化血红蛋白Alc（glycated hemoglobin Alc，HbAlc）6.8%；总胆固醇10.2mmol/L，三酰甘油1.8mmol/L，LDL 4.5mmol/L，尿酸476.6μmol/L；尿素3.58mmol/L，血清肌酐88.9μmol/L；二氧化碳26mmol/L，电解质均在正常范围，血清蛋白电泳除γ球蛋白为21%外，其余蛋白均在正常范围。肾脏超声检查示双肾体积略增大。初步诊断：肾病综合征。

诊疗经过：入院后继续细化检查发现尿本周氏蛋白阴性，骨髓活检未见浆细胞过度增生，多次大便常规正常，胃肠镜检查未见占位，眼底未见糖尿病视网膜病变，肾穿刺病理检查诊断为“膜性肾病Ⅱ期”，因查体发现有肺部异常，不排除感染或肿瘤，故未进行免疫抑制剂治疗，仅给以利尿剂及输注白蛋白、血浆等，但水肿、蛋白尿未见明显好转。此后胸部CT检查发现右肺叶中部可见2.0cm×1.5cm块状致密影，2013年5月22日行支气管下右中叶支气管黏膜活检，最后病理诊断为右肺腺癌。明确肺癌后于2013年6月3日转胸外科手术切除。术后2周患者双下肢水肿消失，半年

笔记

后蛋白尿完全转阴，血清白蛋白及血脂均恢复正常。期间未使用任何激素及免疫抑制剂，最后诊断：肿瘤相关性膜性肾病。

病例分析

老年患者，原无肾脏病史，不明原因出现水肿、蛋白尿伴轻度贫血，以肾病综合征为主要临床表现，血清蛋白电泳γ球蛋白稍升高，应考虑继发性肾小球肾病的可能。①糖尿病肾病：患者虽有糖尿病史5年，但血糖控制较好，眼底未见视网膜病变，糖尿病肾小球疾病的诊断证据不足；②淀粉样肾病：可有大量蛋白尿或肾病综合征，伴有心脏肥大、肝脾肿大、巨舌等肾外表现，本例缺乏肾外淀粉样变证据，且病史短，也不伴有慢性炎症病灶，肾穿刺结果也不支持该诊断；③多发性骨髓瘤：表现为贫血、骨髓受累，本病早期可表现为蛋白尿及肾小管功能受损，个例在晚期仍无骨痛而以肾病为主要表现。本例虽老年、蛋白尿伴贫血，但尿本周氏蛋白阴性，骨髓相未见异常增生的浆细胞，故不支持该病诊断；④狼疮性肾炎：多见于女性，以多系统受累伴血清中存在特异性自身抗体为特点，本例虽有肾病综合征并伴贫血表现，但男性老年患者相对少见，缺乏血清特异性自身抗体，可以排除；⑤肿瘤相关性肾小球肾病：除基础肿瘤表现外，肾脏主要表现为蛋白尿，从少量蛋白尿到肾病综合征，肾脏表现可与肿瘤同时出现或在肿瘤诊断之前出现。本例在查体时已经发现肺部的异常表现，通过肺部CT扫描及支气管镜下活检进一步证实患者有右肺腺癌，但肿瘤是否为肾病综合征的病因，还需要观察其之间的相互关系。确诊肿瘤相关性肾小球肾病首先需明确肿瘤的存在，而后才能在血液或肾小球检出同一种肿瘤相关性抗原，但目前在临床上检测此肿瘤相关性抗原较困难。因

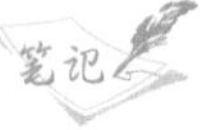

此，只要同时存在肿瘤及肾小球损害的依据，并能排除其他原因的肾小球疾病即应考虑本病，而后可根据肿瘤治疗成功随之肾脏损害得以缓解而进一步证实。本例患者在未使用激素和免疫抑制剂的情况下，肺部肿瘤切除后，尿蛋白即转为阴性，肾病综合征得到缓解，据此判断本例患者肿瘤相关性肾小球肾病的诊断可以成立。

实体肿瘤（如肺癌、胃肠道肿瘤、乳腺癌、卵巢癌、肾癌、胰腺癌和前列腺癌等各种恶性实体瘤及淋巴瘤）的肾损害以老年男性多见，大多数患者临床表现为肾病综合征，膜性肾病是其中最常见的病理类型，在病理上可以与特发性膜性肾病（idiopathic membranous nephropathy，IMN）基本相同，和 IMN 的不同之处在于肿瘤相关性膜性肾病肾小球内缺乏 IgG4 沉积，肾小球 IgG1 和 IgG2 亚型沉积占主要地位，肾小球内炎性细胞可能较多，少数患者可出现肾小球毛细血管内多形核白细胞浸润及透明血栓形成。40%～45% 患者肾损伤在肿瘤确诊之前出现，约 40% 患者肾病和肿瘤同时出现，另有 15%～20% 的患者肾损伤在肿瘤确诊之后出现，甚至有少数患者可以在确诊膜性肾病后 3～4 年才发现肿瘤。20%～30% 的老年人膜性肾病的是肿瘤相关性肾病，所以对老年患者的肾病综合征不能仅满足于膜性肾病的诊断，应严密检查，注意肿瘤存在的可能。一般而言，此类型的肾病综合征常表现为激素无效或激素抵抗型，随着有效的抗肿瘤治疗而缓解，肿瘤恶化而加重。

病例点评

肿瘤相关性肾小球肾病以老年男性多见，肾病综合征是其常见的临床表现，膜性肾病则是其最常见的病理类型。在临床上只要同时存在肿瘤及肾小球损害的依据，并能排除其他原因的肾小球疾

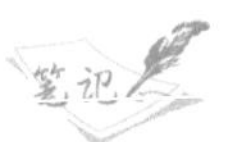

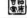

病，即应考虑本病。对老年肾病综合征患者，尤其是病理类型为膜性肾病或微小病变肾病者，要特别注意检测肿瘤的相关指标，以免误诊、漏诊影响治疗。

目前70%的特发性膜性肾病患者在血清中可以测到特异性抗M型PLA2R抗体，敏感性为60%，特异性为100%。通常情况下，新诊断的膜性肾病，如果PLA2R阳性，则肿瘤的可能性较小；若PLA2R阴性，则需警惕潜在肿瘤的可能，特别是老年人。如果PLA2R阳性同时又发现有肿瘤存在，通常认为患者的原发性膜性肾病与肿瘤是并存关系。另外，PLA2R抗体的检测还可以预测肿瘤治疗与膜性肾病综合征缓解之间的关系，若抗体阳性，肿瘤的切除或治疗对肾病综合征的缓解帮助可能不大，而抗体阴性则可能会有一定的帮助。

017　水肿、乏力、纳差、畏寒、大量蛋白尿——膜性肾病

病历摘要

患者，男性，67岁，主因“下肢水肿、乏力伴蛋白尿3个月，血清肌酐升高1月余”于2009年5月12日收入院。患者于2009年2月初受凉后出现上呼吸道感染，1周后发现双下肢水肿，于当地医院查尿常规发现蛋白3+，诊断为“肾小球肾炎”，给予泼尼松片50mg，1次/日及雷公藤多甙片20mg，3次/日治疗2月余，无显

效，且伴进行性乏力、纳差、便秘及怕冷，加服中药汤剂（具体不详）仍无好转。近一月检查发现肝肾功能轻度异常，GPT 59U/L，GOT 45U/L，血尿素氮 8.32mmol/L，血清肌酐 143μmol/L，为进一步诊治来我院就诊。既往无糖尿病、高血压、甲状腺疾病、肾上腺疾病、垂体疾病及肿瘤病史。

查体：血压 140/90mmHg，皮肤略显粗糙；甲状腺Ⅰ度肿大，质韧、无触痛；双肺呼吸音清，心率 70 次/分，律齐，未闻及杂音；腹壁见可凹性水肿，肝脾肋下未及，移动性浊音阳性，双下肢呈重度可凹性水肿。

实验室检查：血常规均在正常范围。尿常规：尿蛋白 500mg/dl，尿红细胞 3～5/HP，尿白细胞 0～1/HP。24 小时尿蛋白定量 4.2g。血生化：GPT 48U/L、GOT 36U/L、总蛋白 41.1g/L、白蛋白 26g/L；空腹血糖 5.92mmol/L，总胆固醇 8.2mmol/L，三酰甘油2.2mmol/L，LDL 4.50mmol/L，尿酸 436.6μmol/L，尿素 7.58mmol/L，肌酐 136μmol/L，二氧化碳 27mmol/L，电解质、免疫球蛋白、补体及血轻链 κ、轻链 λ 均在正常范围，血清蛋白电泳正常范围。乙型肝炎病毒（hepatitis B virus，HBV）和 HCV 病原学阴性。B 超：双肾形态大小正常、皮质回声增强，前列腺轻度增生。肝肾胰脾未见异常。临床诊断：肾病综合征，急性肾损伤？

诊治经过：患者入院后拟行肾穿刺病理检查，因患者有畏寒、下肢皮肤较粗糙，下肢水肿部位较硬等表现，故 2009 年 5 月 13 日检查其甲状腺功能，结果发现：血清三碘甲状腺原氨酸（triiodothyronine，T_3）0.74nmol/L（正常值范围：1.01～2.95nmol/L），血清四碘甲状腺原氨酸（triiodothyronine，T_4）26.98nmol/L（正常值范围：55.34～160.8nmol/L），血清游离三碘甲腺原氨酸（free triiodothyronine，FT_3）2.54pmol/L（正常值范围：2.76～6.30pmol/L），血清游离四

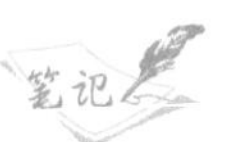

碘甲腺原氨酸（free thyroxine，FT_4）6.42pmol/L（正常值范围：10.42～24.22pmol/L），促甲状腺激素（thyroid stimulating hormone，TSH）47.72μIU/ml（正常值范围：0.35～5.5μIU/ml），抗甲状腺球蛋白抗体（anti－thyroglobulin antibody，anti－TGAb）1300IU/ml（正常值范围：0～115IU/ml），抗甲状腺过氧化物酶自身抗体（anti－thyroid peroxidase autoantibody，anti－TPOAb）160IU/ml（正常值范围：0～34IU/ml）。临床诊断："甲状腺功能减退症，桥本氏甲状腺炎"。2009年5月19日肾穿刺病理诊断为"膜性肾病Ⅱ期"。患者于2009年5月15日起停用雷公藤多苷片和中药汤剂，继续使用泼尼松片并加用甲状腺激素100g/d治疗，2009年5月29日复查患者肝、肾功能均已在正常范围，血生化：GPT 20U/L、GOT 19.3U/L、总蛋白53.2g/L、白蛋白35.4g/L；空腹血糖5.63mmol/L，尿酸396.1μmol/L，尿素6.52mmol/L，肌酐102μmol/L。2009年8月25日复查T_3 2.47nmol/L，T_4 58.8 nmol/L，FT_3 4.51pmol/L，FT_4 17.23 pmol/L，TSH 4.25μIU/ml，甲状腺功能基本恢复正常。复查24小时尿蛋白定量为0.32g/d，肾病综合征完全缓解。

病例分析

本例患者临床表现为上呼吸道感染后出现水肿、蛋白尿伴多形性红细胞尿，且具有高血脂、水肿、大量蛋白尿及低白蛋白血症等"三高一低"症状，诊断为"肾病综合征"明确，入院后肾穿刺病理确诊为"膜性肾病Ⅱ期"。同时临床查体发现甲状腺Ⅰ度肿大，质韧、无触痛，实验室检查发现血清总T_3、总T_4、FT_3、FT_4降低及TSH增高，甲状腺球蛋白抗体和甲状腺过氧化物酶自身抗体增高，临床上可诊断为"桥本氏甲状腺炎、甲状腺功能减退症"。那

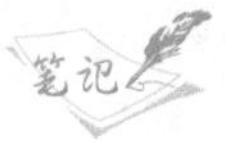

么，肾脏病变与甲状腺病变之间是相互关联还是互相独立的疾病呢?

当甲状腺疾病患者血中可检出针对甲状腺抗原的自身抗体，如 anti TGAb 和 anti－TPOAb 时，一般可诊断为自身免疫性甲状腺疾病(autoimmune thyroid disease，AITD)，包括 Graves 病、桥本氏甲状腺炎及原发性甲状腺功能减退症等。由于自身免疫功能的紊乱，AITD 可以引起甲状腺抗原介导的免疫复合物肾炎。早在 20 世纪 50 年代初，人们已注意到 AITD 患者可伴有蛋白尿，常表现为肾病综合征，偶见镜下血尿，多无高血压和肾功能损害。AITD 相关性肾病综合征患者最常见的病理类型为膜性肾病，其次还有系膜增生性肾炎、局灶性肾小球硬化等。

AITD 合并膜性肾病的机制是 AITD 患者体内存在多种内源性抗原如甲状腺球蛋白等可逸出甲状腺进入血液，诱导产生抗甲状腺球蛋白抗体、抗甲状腺过氧化物酶抗体、甲状腺胶质抗体和甲状腺细胞表面抗体等，其可以在肾小球基底膜外沉积，形成原位免疫复合物，也可能形成抗原抗体循环免疫复合物，沉积在肾小球基底膜上或系膜区，引起免疫性肾损伤。此外，肾损伤后肾小球滤过膜的通透性明显增加，甲状腺球蛋白可随大量尿蛋白丢失而排出，从而可能进一步加重甲状腺功能低下的表现。有研究表明部分 AITD 合并膜性肾病的病例在未用任何激素或免疫抑制剂的情况下，单纯应用甲状腺素替代治疗就可以使肾病综合征获得缓解，这也支持 AITD 是导致此类患者肾病综合征的病因。

由于 AITD 与蛋白尿并不一定同时发生，故在临床上诊断 AITD 时应注意检查有无蛋白尿，反过来在诊断膜性肾病或各种免疫复合物性肾炎时应注意排除 AITD。确诊 AITD 相关肾病主要依赖于肾活检发现肾组织有甲状腺抗原沉积，但由于一般病理检查中很少会常

规检查甲状腺抗原，因此，临床医师的仔细观察、对疗效的判断以及事后的分析有时是确定诊断的主要手段。

目前尚缺乏对 AITD 相关性肾病治疗的统一认识，一般认为应强调对 AITD 本身的充分治疗，因为控制抗原产生来源应是 AITD 相关肾病的治疗根本，因甲状腺功能减退可导致明显的高脂血症，高脂血症可能加重肾病，使血栓栓塞合并症及肾小球硬化发生的危险性大大增加，所以充分治疗甲状腺功能减退症是有效治疗肾病综合征的前提和基础。当然肾病综合征时大量蛋白尿可造成甲状腺结合蛋白的丢失，会加重甲状腺功能减退，因此该病的甲状腺替代治疗剂量通常要增加。临床上积极治疗甲状腺功能减退症的同时应根据肾病的类型或肾病缓解的程度来决定是否加用激素或免疫抑制剂等药物进行治疗，研究发现加用类固醇激素与硫唑嘌呤可使部分患者蛋白尿减少。研究表明，放射性碘治疗对蛋白尿的疗效不明确甚至可能使蛋白尿增加，故不宜采用放射性碘治疗。甲状腺切除对蛋白尿的缓解尚有争议，但帮助不大。

本例患者诊断明确后停用雷公藤多苷片，加用甲状腺素片后，患者肾病综合征完全缓解也证实膜性肾病与甲状腺功能减退症之间存在着较明确的关联。

病例点评

本例患者临床表现为肾病综合征，病理诊断为“膜性肾病”，这在老年患者中是常见的问题。由于查体中发现甲状腺异常，故追查甲状腺功能后发现患者同时伴有“桥本氏甲状腺炎及甲状腺功能减退症”等 AITD 的表现，在没有加强免疫抑制剂治疗前，使用甲状腺激素治疗就使患者的肾病综合征得到缓解，避免了免疫抑制剂

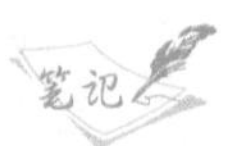

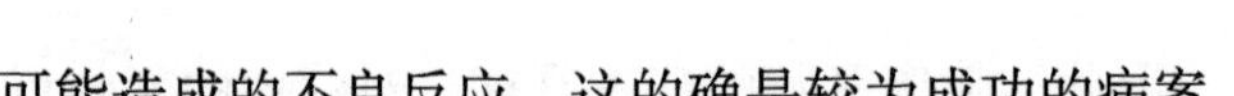

可能造成的不良反应，这的确是较为成功的病案。

临床上老年肾病综合征患者以膜性肾病多见，但老年膜性肾病的继发因素较多，因此在明确原发性膜性肾病诊断前，必须寻找可能的病因，并针对相关病因进行治疗是非常重要的临床策略。甲状腺疾病是常见的疾病，对于水肿的患者，临床医师一般都会常规进行甲状腺功能的检查，以除外甲状腺功能减退症，但是不少医师对 AITD 的认识尚不足，因此经常会忽视对甲状腺球蛋白抗体和甲状腺过氧化物酶抗体的检查。本例不但使我们增加了对甲状腺疾病与肾脏疾病相互关系的认识，也提醒我们在实际工作中应重视不同系统疾病间的内在联系。

018 反复血尿、蛋白尿，劳累、感染后加重——IgA 肾病

病历摘要

患者，男性，89 岁。主因“发现尿检异常 22 年，蛋白尿加重 7 天”于 2019 年 1 月 10 日入院。患者于 1997 年高热后曾出现血尿、蛋白尿，未予治疗。此后多次尿检均可见蛋白及红细胞，2000 年10 月出现双下肢水肿，复查 24 小时尿蛋白定量为 7.8g，尿红细胞镜检满视野/HP，血清白蛋白 32g/L，血压 180/100mmHg，在我院行肾穿刺活检诊断为“IgA 肾病（immunoglobulin A nephropathy, IgAN），Lee Ⅲ级”，予以口服泼尼松片 50mg，1 次/日治疗，2 周

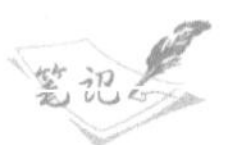

后尿蛋白明显减少，复查24小时尿蛋白定量为2.6g，16周后泼尼松片逐渐减量，开始每周减5mg，至30mg时每月减2.5mg，至25mg时复查24小时尿蛋白定量为1.06g，加用霉酚酸酯胶囊0.5g，2次/日口服，泼尼松片以每7~10天2.5mg速度减量，至5mg时以每7~10天以1.25mg速度减量，至2002年2月停用，霉酚酸酯胶囊至2002年9月停用，此后尿蛋白逐渐转为正常。2007年10月患者因受凉、劳累后出现尿频、尿急、尿痛，抗感染治疗后泌尿系感染症状消失，复查24小时尿蛋白定量为2.66g，加用霉酚酸酯胶囊0.5g，2次/日口服，1个月后复查尿蛋白未见明显下降，霉酚酸酯胶囊加量至0.75g，2次/日，效果仍不理想，于2008年1月加用甲泼尼龙片口服24mg，1次/日，并于1个月后霉酚酸酯胶囊减量至0.5g，2次/日，复查24小时尿蛋白定量降至0.65g，此后甲泼尼龙片以每2~4周4mg速度减量，霉酚酸酯胶囊以每月250mg速度减量，至2009年年初停用，此后多次复查24小时尿蛋白定量在0.15~0.40g，血清肌酐及尿素氮在正常高限波动。2015年4月因劳累再次出现尿蛋白定量增高，最高达2.6g/日，予以厄贝沙坦片、舒洛地特软胶囊等药物治疗，尿蛋白未见明显下降，2015年12月26日予以口服甲泼尼龙片16mg，1次/日，2016年2月3日复查24小时尿蛋白为定量1.24g，尿蛋白下降缓慢，再次加用霉酚酸酯胶囊0.5g，2次/日，至2018年4月停用甲泼尼龙片，2018年6月停用霉酚酸酯胶囊，复查24小时尿蛋白定量波动于0.2~0.5g。2018年11月27日再次因为劳累及精神紧张等因素引起尿蛋白增加，复查24小时尿蛋白定量为1.1g，继续予以厄贝沙坦片、舒洛地特软胶囊等药物治疗，2019年1月3日复查24小时尿蛋白定量为1.43g，尿素氮8.3mmol/L，血清肌酐101μmol/L，CKD - EPI公式估算eGFR为57ml/(min·1.73m^2)，现为进一步诊治来我院就诊，

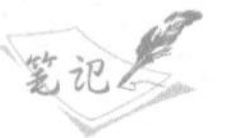

门诊以“慢性肾脏病（3 期），IgAN（Lee Ⅲ级）”收入我科。

患者既往患有心律失常、室性早搏病史 30 年，曾予以普罗帕酮、胺碘酮等药物治疗，2007 年停用药物治疗，近期无心慌等不适情况；高血压病史 19 年，血压最高达 200/100mmHg，目前应用厄贝沙坦片及倍他乐克等药物控制血压，血压波动于（120～140）/（70～90）mmHg。冠心病病史 15 年，现应用阿司匹林、单硝酸异山梨酯、阿托伐他汀钙等药物治疗，近期无胸闷、胸痛等症状。1941 年曾患“伤寒”，1964 年曾患“疟疾”，均已治愈，否认肝炎、结核等传染病史。2005 年在外院行左侧甲状腺全切术，右侧甲状腺囊肿摘除术，术后长期服用“左甲状腺素”替代治疗。2008 年胃镜提示慢性萎缩性胃炎，肠镜见结肠多发息肉，另有“腔隙性脑梗、胰尾部囊肿、肝右叶囊肿、右肾囊肿、前列腺肥大、颈椎病、双眼老年性白内障”等病史多年。否认糖尿病等病史。否认药物及食物等过敏史。否认外伤史及输血史。无烟酒嗜好。近半年大便不成形，体重无明显变化。

诊治经过：入院后患者查体示体温 36.3℃，脉搏 65 次/分，呼吸 18 次/分，血压 135/77mmHg，神清，精神可，全身皮肤、黏膜无黄染，浅表淋巴结未触及肿大。眼睑无水肿，咽部无充血，双肺听诊呼吸音清，未闻及干湿性啰音。心界不大，心率 65 次/分，律齐，各瓣膜听诊区未闻及杂音。腹软，无压痛及反跳痛，肝脾肋下未触及，双下肢轻度水肿，双侧足背动脉搏动尚可。化验检查：血红蛋白 123g/L，血常规及 CRP 未见异常；尿蛋白定性（+），尿红细胞 0～3/HP，24 小时尿蛋白定量 1.7g；尿 NAG 19.55U/gCr；便潜血弱阳性；血尿素 7.9mmol/L，血清肌酐 83μmol/L，血清白蛋白 38.5g/L，肝酶及电解质等其余指标未见异常；血、尿免疫固定电泳均未见异常；免疫球蛋白 IgA 470mg/dl，轻链（417mg/dl，余免

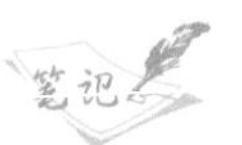

疫球蛋白及补体未见异常；血游离轻链未见异常，抗链球菌溶血素O检测未见异常；PLA2R抗体阴性；红细胞沉降率23mm/h；抗核抗体1：640；可提取性核抗原（extractable nuclear antigen，ENA）六项阴性；抗中性粒细胞胞浆抗体、凝血五项、甲状腺功能七项、肿瘤标志物、乙型病毒性肝炎、丙型病毒性肝炎、梅毒及人类免疫缺陷病毒等检查均未见异常。心电图提示：一度房室传导阻滞；超声心动图提示左室EF 54%，左室轻度扩大，左室整体舒张功能受损；腹部超声肝、胆、脾未见明显异常，胰腺尾部囊肿4.1cm×4.5cm，较前稍增大；泌尿系超声提示双肾大小正常，皮质回声增强，可见双肾多发囊肿，大者2.1cm×1.8cm；双肾动脉未见狭窄。

患者慢性肾脏病3期诊断明确，本次尿蛋白增加是否为IgAN复发？还是有新发疾病？患者近半年大便不成形，近期常觉腹部不适，查便潜血弱阳性，需排除是否有结肠炎的情况。故行胃肠镜检查：胃镜提示慢性浅表性胃炎伴糜烂，肠镜提示结肠多发息肉，结肠黑便病，未见溃疡性结肠炎表现。患者复查胰腺尾部囊肿较前增大，胰腺囊肿有癌变可能性，予以复查胰腺核磁，提示良性病变，未见癌变征象。患者复查ANA抗体滴度为1：640，但ENA六项及ANCA均未见异常，ANA特异度不高，在健康男性中可见3%阳性，健康女性中7%阳性，而80岁以上健康老年人中可见49%阳性，综合其临床表现及实验室检查，考虑风湿免疫疾病可能不大。其余检验检查均不支持膜性肾病、多发性骨髓瘤及其他肿瘤相关肾损害可能，考虑IgAN复发可能性大。予以厄贝沙坦片、舒洛地特软胶囊等药物治疗后，尿蛋白未见降低。复习患者2000年肾穿刺报告：PAS染色：2条皮质肾组织，1条皮髓交界肾组织，9个完整肾小球，肾小球体积正常。全片肾小球见节段、轻至中度系膜细胞增殖和系膜基质增宽，大部分毛细血管袢开放良好，见2处球囊粘连，

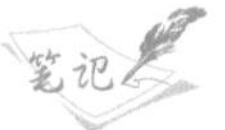

见3个小纤维细胞性新月体（33.3%），包曼囊壁节段增厚。有2处肾小球节段硬化（22.2%），未见全球硬化。间质无明显水肿、纤维化，个别肾小球周围见中量炎细胞浸润，炎细胞以淋巴/单核细胞为主。肾小管上皮细胞无明显病变，散在肾小管萎缩、坏死（5%），见少量蛋白管型。间质小动脉壁轻度增厚。PAM、MASSON染色：系膜区见少量嗜复红物质沉积，个别肾小球基底膜轻度增厚，偶见节段双轨，未见钉突。免疫荧光检查提示：IgA（+～++）沿系膜区颗粒状沉积，IgA（+）、IgM（+）、C3（+）、Fib（++）沿毛细血管袢颗粒样沉积，C3（+）沿间质血管壁沉积，IgG（-）、C4（-）、C1q（-）。综合患者每次劳累、感染后IgAN复发及治疗情况，予以患者泼尼松片20mg/d联合霉酚酸酯胶囊0.5g，2次/d口服治疗，连续3周复查患者24小时尿蛋白定量分别为1.6g、1.2g及1g，未见明显不良反应，患者出院。

病例分析

患者有CKD病史22年，IgAN确诊19年，期间多次因劳累、感染后复发，每次激素及免疫抑制剂治疗后均可达到完全缓解。目前IgAN的治疗方法尚无统一标准，其治疗方法主要有以下几方面：①是否应用激素治疗：目前争议较大，既往指南推荐尿蛋白≥2g/日推荐使用激素，但最近的日本指南推荐，尿蛋白≥1g/日推荐使用泼尼松龙片0.8～1.0mg/kg，口服2个月，后逐渐减量，维持6个月以上；或者甲泼尼龙1g静滴或静推3天，每月一次，联合口服泼尼松片0.5mg/(kg·d)，隔天一次，为期6个月。综合本例患者高龄、整体病情及既往复发诊治的情况，考虑予以小剂量泼尼松

片 20mg，1 次/日治疗。②是否应用免疫抑制剂：患者肾穿刺报告提示个别小球有中等量的炎细胞浸润，考虑予以霉酚酸酯胶囊抗感染治疗，其抗感染及免疫抑制机制如下：霉酚酸酯胶囊口服后可迅速吸收并水解为麦考酚酸（mycophenolic acid，MPA），MPA 是强效的、选择的、非竞争性和可逆性的次黄嘌呤单核苷酸脱氢酶抑制剂，因此可抑制鸟嘌呤核苷酸的从头合成途径使之不能形成 DNA。因为 T 淋巴细胞、B 淋巴细胞的增殖是严格依赖嘌呤的从头合成的，而其他细胞可以利用补救途径来合成 DNA，因此 MPA 可抑制淋巴细胞增殖。MPA 还可抑制有丝分裂原和同种特异性刺激物引起的 T 淋巴细胞、B 淋巴细胞增殖，以及 B 细胞产生抗体。MPA 还可以抑制淋巴细胞和单核细胞糖蛋白的糖基化，而糖蛋白的糖基化与细胞（内皮细胞）黏附密切相关，因此可抑制白细胞进入炎症反应部位。考虑患者 89 岁高龄，予以霉酚酸酯胶囊 0.5g，2 次/日口服治疗，虽然服用剂量不大，但患者高龄、基础疾病较多，所以仍要密切注意其感染、肿瘤、肠炎等不良反应发生。③是否应用 RAS 阻滞剂：推荐应用。本例患者伴有高血压，且一直在使用 ARB 类药物。④是否需要抗血小板治疗：目前指南认为不需要应用，因本例患者一直使用阿司匹林进行冠心病的防治，故没有停用。⑤是否切除扁桃体：日本指南推荐，美国指南不推荐，老年患者通常不推荐。⑥是否应用鱼油治疗：目前认为不需要。⑦是否推荐运动及减重：建议减重，适当运动。⑧是否限盐：推荐盐摄入量为 3 ~ 6g/d，不推荐低于 3g/d，因为低钠饮食与心血管疾病相关，但老年人一般自律性较强，加上饮食摄入较少，经常可能会出现低钠情况，因此不必过于强调限盐。⑨是否推荐限蛋白：不推荐，应根据肾功能情况调整。同前所述，我们在临床上即使对于肾功能不全的高龄老年人也不刻意强调低蛋白饮食。⑩是否推荐戒烟：推荐。本例患者无

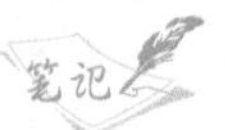

烟酒嗜好。综合以上情况，制定患者治疗方案，继续监测患者尿蛋白变化，定期激素及免疫抑制剂减量。

病例点评

本例患者 IgAN 诊断明确，初始治疗后尿蛋白已转阴，分别于 7 年后、15 年后及 19 年后复发，复发因素均为劳累、感染。影响 IgAN 复发的因素主要为发病时尿蛋白水平及尿蛋白完全缓解时间相关，发病时尿蛋白水平 >1g/d，完全缓解时间超过 6 个月为复发危险因素，且尿蛋白持续时间越长，复发率越高。本例患者发病时尿蛋白水平为 7.8g/d，初治完全缓解时间约 2 年，所以其复发风险较高，应更加注意日常肾脏保护。目前对于 IgAN 的治疗方案包括仅用支持治疗、仅用 RAS 阻滞剂治疗，单用激素治疗、单用免疫抑制剂治疗及激素联合免疫抑制剂治疗。不同方案下 IgAN 的尿蛋白完全缓解率及复发情况并无确切答案。2012 年 KDIGO 肾小球肾炎指南中发布了 IgAN 的治疗推荐，将 ACEI/ARB 等 RAS 阻滞剂作为 IgAN 治疗的核心药物，推荐在首诊为 IgAN 的患者中，使用耐受剂量的 RAS 阻滞剂充分治疗 3 ~6 个月，如仍不能达到蛋白尿完全或部分缓解，则推荐使用更强程度的免疫抑制治疗。在免疫抑制治疗方面，指南推荐在上述支持治疗后仍存在持续蛋白尿（ >1g/d），对于存在上述情况且 GFR >50ml/(min · 1.73m^2）的患者，建议加用 6 个月的糖皮质激素治疗。指南认为 RAS 阻滞剂在 IgAN 治疗中具有更高地位，但 IgAN 的发病机制与黏膜免疫反应密切相关，所以免疫抑制治疗可在一定程度上通过阻断或减弱免疫反应延缓疾病进展。

笔记

本例患者每次 IgAN 复发时，单用激素及单用免疫抑制剂治疗效果不佳，且延长尿蛋白缓解时间，增加 IgAN 复发或进展的风险。本次复发后，直接予以激素联合免疫抑制剂治疗，患者治疗 3 周后尿蛋白降至 1g/d，效果显著。高龄老年患者使用足量激素的风险较大，本例患者依据临床经验采用小剂量激素治疗，既取得了相应的疗效，也没有出现较明显的不良反应。对于老年患者而言，指南仅能作为为临床治疗中的参考，在临床实践中，必须综合既往经验，灵活应用各种指南，个体化治疗每一位患者，才能达到最佳的疗效。

019 尿蛋白、水肿、免疫抑制剂治疗后血清肌酐升高——MPGN

病历摘要

患者，男性，65 岁。主因“发现尿蛋白升高 19 年，双下肢水肿 7 天”于 2018 年 8 月 23 日入院。患者于 1999 年查体时发现尿蛋白（+），自行服用中药汤剂治疗，此后在北京某医院多次复查尿常规提示尿蛋白（+），但肾脏核磁、肾脏超声检查未见明显异常，故未重视。2015 年 12 月因发现血压升高到 170/80mmHg 来我院门诊检查，结果发现尿蛋白 2. 8g/d，收入我院行肾穿刺活检病理检查。病理诊断：膜增生性肾炎，肾小球弥漫性、中度至重度系膜细胞增殖及系膜基质增宽，内皮细胞节段增殖，部分毛细血管袢开放不良，壁层上皮细胞节段增殖，包曼囊壁节段增厚及分层。内皮下、上皮下少量颗粒状嗜复红物质沉积，基底膜增厚伴双轨形成，

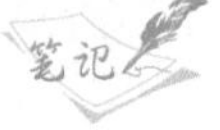

未见钉突。肾小管多灶性、中度萎缩，可见蛋白管型，上皮细胞颗粒变性，间质多灶性、中度纤维化，灶性、轻度炎细胞浸润。肾内动脉内膜增厚（＞中膜厚度），细动脉玻璃样变（图 19－1）。免疫荧光：IgG（＋）、C3（2＋）、C1q（＋），沿毛细血管袢颗粒样沉积，IgA（－）、IgM（－）、C4（－）、Fib（－）。由于患者一般情况尚可，加上入院休息后尿蛋白定量减少至 2.1g/d，故未加用免疫抑制治疗，仅给予厄贝沙坦片及非布司他片等药物对症治疗，出院后患者自行在我院中医科服用中药汤剂治疗。此后在我科门诊随访，定期监测血清肌酐及尿蛋白水平，血清肌酐波动于 69～92μmol/L，尿蛋白波动于 1～2g/d。2018 年 8 月在浙江等沿海地区旅游两周后，发现双下肢水肿，血压较前升高，但未予特殊治疗，此后水肿症状逐渐加重，遂于 2018 年 8 月 21 日来我院门诊就诊，检查发现 24 小时尿蛋白定量高达 17.45g，故以“肾病综合征、膜增生性肾炎”收治入院。

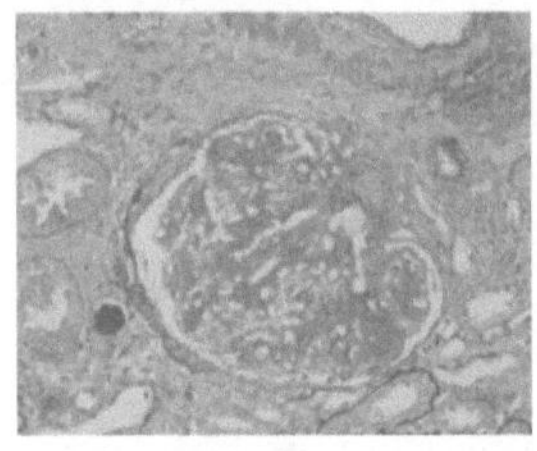
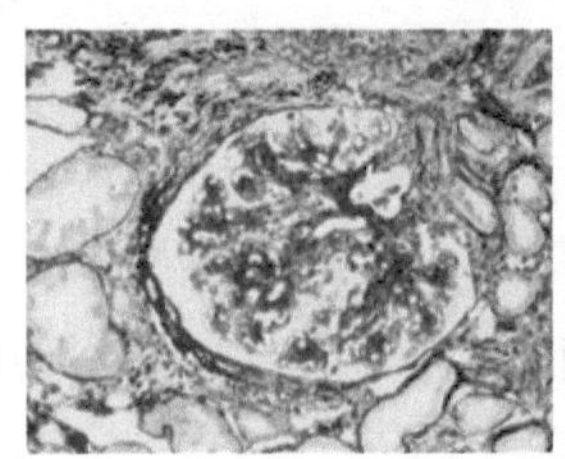
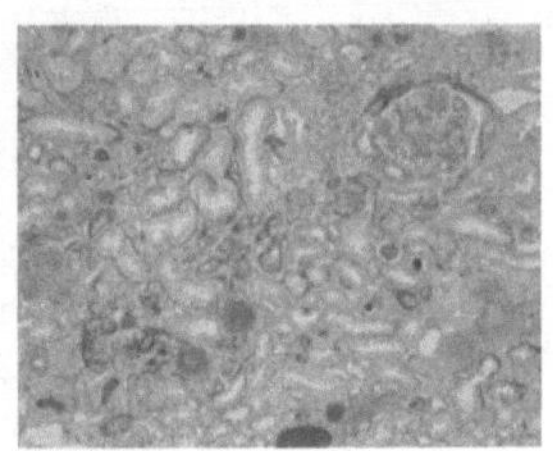

图 19－1　2015 年第一次肾脏穿刺病理结果（彩图见彩插 3）

患者于 2015 年诊断为高血压 2 级，极高危。患有高脂血症 10 余年，有神经性耳聋、过敏性鼻炎、银屑病等病史多年。2016 年行左枕及左肩皮下脂肪瘤切除术。自述无外伤史、无药物过敏史。少量饮酒、不吸烟。

入院查体：体温 36.7℃，脉搏 56 次/分，呼吸 18 次/分，血压 162/85mmHg。双肺呼吸音清，未闻及干湿性啰音。心率 56 次/分，

笔记

律齐，各瓣膜听诊区未闻及病理性杂音。腹平软，无肌紧张、压痛及反跳痛，肝脾肋下未触及，Murphy 征阴性。左枕部一长约 7cm 瘢痕，左肩部一长约 5cm 瘢痕。双足对称性中度凹陷性水肿。

入院检查：尿蛋白（3＋），尿白细胞 8～15/HP，尿红细胞 10～15/HP，亚硝酸盐试验阴性；血红蛋白 102g/L，白细胞 3×10^9/L，血小板 137×10^9/L；血尿素氮 9.1mmol/L，血清肌酐 74μmol/L，血清胱抑素 C 0.107mg/dl；总蛋白 48g/L，血清白蛋白 29.1g/L。C3 61.7mg/dl、C4 9.6mg/dl、β2 微球蛋白 0.25mg/dl、α2－巨球蛋白 177mg/dl；血 IgA 213mg/dl、IgE 16.1mg/dl、IgG 863mg/dl；血游离轻链水平稍高（κ 6.16mg/dl，λ 3.55mg/dl）；甲状腺功能正常；肿瘤标志物均为阴性。抗中性粒细胞胞浆抗体阴性［髓过氧化物酶（myeloperoxidase，MPO）、抗蛋白酶 3（anti－proteinase 3，PR3）均在正常范围）］；抗核抗体阴性、抗双链 DNA 抗体阴性；抗 ENA 抗体六项除抗 Ro－52 阳性外，其余五项均为阴性；HBV、HCV、HIV 和梅毒抗体均为阴性；抗肾小球基底膜抗体阴性；血冷球蛋白检查阴性。尿渗透压 555 mmol/L，尿 NAG 酶 21.46U/gCr。肝胆胰脾超声及泌尿系超声未见明显异常；颈动脉超声示双侧颈动脉各段内膜回声增强，不规则增厚，可见多发斑块，各段管径未见大于 50% 的狭窄，流速在正常范围；甲状腺超声示右叶可见不规则偏低回声 1.0cm×0.9cm，于右叶近峡部见大小约 0.4cm×0.3cm 偏强回声结节。

入院诊断：肾病综合征，膜增生性肾小球肾炎；高血压 2 级，极高危；高脂血症。

诊疗经过：入院后监测 24 小时动态血压发现血压波动在（133～194）/（70～108）mmHg，调整降压药物为卡维地洛片 6.25mg，

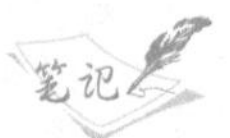

1 次/下午；厄贝沙坦氢氯噻嗪片 162.5mg，1 次/早；苯磺酸氨氯地平片 5mg，1 次/日，此后血压可以维持于 130 ~ 160mmHg/60 ~ 90mmHg，加用阿托伐他汀钙片 20mg，1 次/晚控制血脂水平。患者入院后尿蛋白水平仍较高，故决定于 2018 年8 月24 日加用他克莫司胶囊 2mg，2 次/日口服，2018 年 8 月 27 日检测 24 小时尿蛋白定量为 8.2g；2018 年 8 月 30 日检测他克莫司血液谷浓度为 15ng/ml，随即将他克莫司胶囊减量为 2.5mg/d（分两次口服），同时测血清肌酐为 97μmol/L，2018 年 9 月 4 日检测 24 小时尿蛋白定量为 5.51g；2018 年 9 月 12 日检测他克莫司血液谷浓度为 13ng/ml，再次将他克莫司胶囊减量为 1.5mg/日（分两次口服），此时测 24 小时尿蛋白定量为 4.5g，血清白蛋白上升至 30.4g/L，但血清肌酐上升为 111μmol/L；2018 年 9 月 25 日检测他克莫司血液谷浓度为 6.9ng/ml，此时测 24 小时尿蛋白定量为 8.85g，同时测血清肌酐为 124μmol/L；至 2018 年 10 月 8 日患者的血清肌酐升高至 143μmol/L，考虑他克莫司的肾毒性作用可能造成患者肾小管间质损伤，故停用他克莫司，于 2018 年 10 月 11 日给予泼尼松片 15mg，1 次/日，口服，此后血清肌酐开始降低，至 2018 年 11 月 2 日血清肌酐水平降至 113μmol/L，但 24 小时尿蛋白增加至 15g，血清白蛋白降低至 21.5g/L，加用达肝素钠注射液 5000U，皮下注射，1 次/日，2018 年 11 月 20 日患者双侧大腿内侧出现多处瘀斑，故调整达肝素钠为 5000U，皮下注射，3 次/周，此后瘀斑逐渐消退。为了进一步确定诊断，2018 年 10 月 24 日为患者进行了重复肾活检，病理诊断仍为膜增生性肾小球肾炎，与第一次肾穿刺活检的结果对比，毛细血管内增殖较前明显加重（图 19 –2）。免疫荧光改变，IgG（ + ）、IgM（ + ）、C3（2 + ）、C4（ + ）、C1q（2 + ），于毛细血管袢呈颗粒样沉积，IgA（ – ）、Fib

笔记

(-)、IgG1(-)、IgG4(-)、轻链κ(+)沿毛细血管袢颗粒样沉积（图19-3）。电镜下观察示肾小球系膜细胞和基质重度增生，广泛插入，内皮细胞弥漫性增生，内皮下大量、系膜区少量电子致密物沉积，其内可见粗颗粒状结构，基底膜双轨形成，上皮足突广泛融合，肾小管溶酶体增多，肾间质淋巴单核细胞浸润伴胶原纤维增生。由于尿蛋白水平高，于2018年11月8日将泼尼松片增加至30mg，1次/日，并加用吗替麦考酚酯胶囊750mg，2次/日，此时24小时尿蛋白定量为11.96g，血清白蛋白为19.8g/L，血清肌酐水平为124μmol/L。治疗1个月后，于2018年12月3日复查24小时尿蛋白定量为3.92g，血清白蛋白为21.6g/L，血清肌酐水平为95μmol/L（图19-4），患者出院。最后一次随访是2018年12月24日，24小时尿蛋白定量为2.75g，血清肌酐水平为96μmol/L，但血清白蛋白上升不显著，仅为23.4g/L。

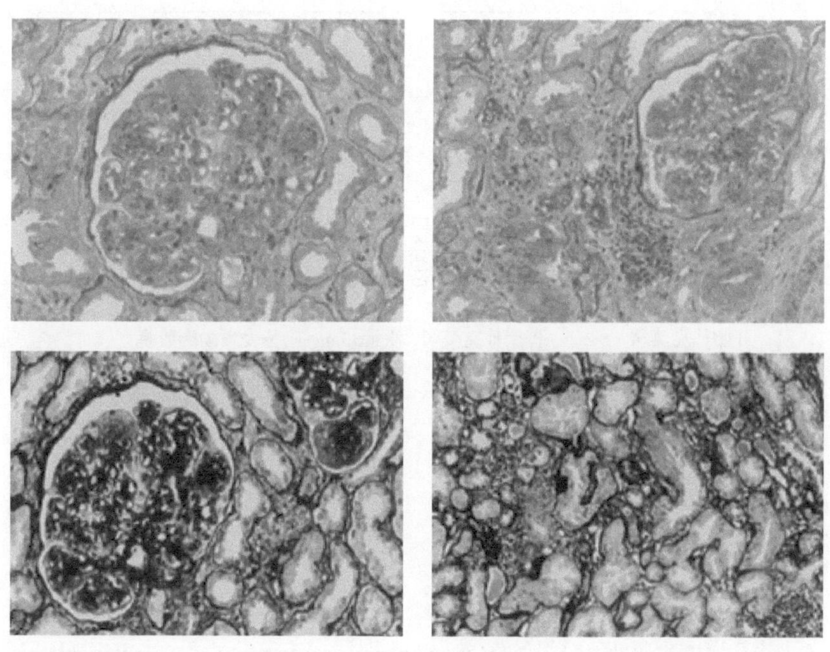

图19-2 2018年光镜检查：第二次肾脏穿刺病理结果（彩图见彩插4）

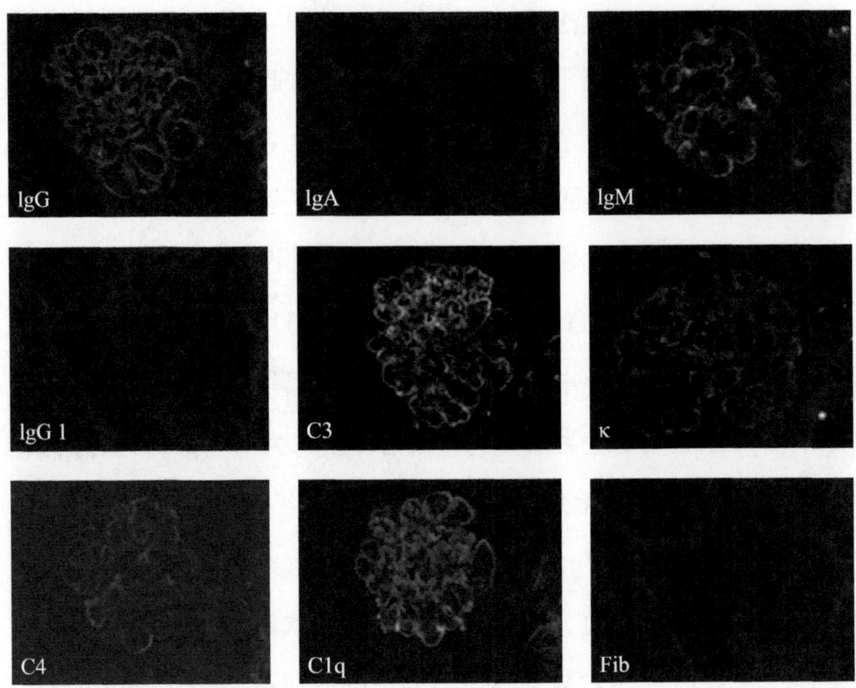

图 19－3　2018 年免疫荧光检查：第二次肾脏穿刺病理结果（彩图见彩插 5）

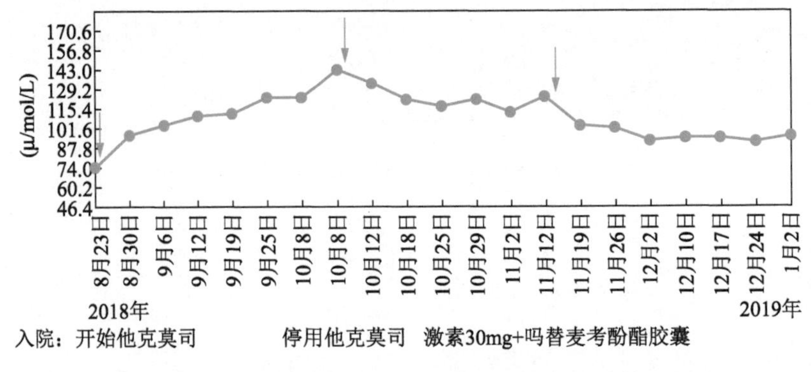

图 19－4　治疗过程中血清肌酐的变化趋势

病例分析

对于膜增生性肾小球肾炎（membrano-proliferative glomerulonephritis，MPGN），最近几年的研究进展主要在于免疫分型的进步使继发性

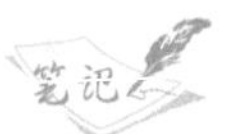

MPGN 的诊断明显增多，也使临床上有机会对不少 MPGN 的患者进行相应的治疗。KDIGO 指南推荐病理改变为 MPGN 的患者，在进行特殊治疗前，应评估是否存在继发性病因。继发性 MPGN 的常见病因包括：慢性感染（特别是丙型肝炎病毒）、自身免疫性疾病（特别是狼疮性肾炎）、单克隆免疫球蛋白病（特别是轻链沉积病和单克隆 IgG 病）、补体调节异常（特别是补体 H 因子缺乏）及慢性血栓性微血管病等。因此，当病理改变确定为 MPGN，且免疫荧光显示有免疫球蛋白沉积时，相关的检查应包括病毒、细菌与真菌感染的血清学检查；单克隆免疫球蛋白病的检查包括血清与尿液电泳、免疫固定电泳、游离轻链分析，阳性结果时须行骨髓检查；自身免疫性抗体筛查阳性者应行相关自身免疫性疾病的特殊检查。若免疫荧光仅显示有明亮的 C3 沉积时，应该行电子显微镜检查确定是致密物沉积病（dense deposit disease，DDD）还是 C3 肾小球病。本例患者经过各种检验检查，均未发现有明确的继发性因素，故考虑其诊断为特发性 MPGN。

特发性 MPGN 的治疗是临床上一大难题，多数治疗推荐方案来自于儿童 MPGN 的临床试验结果，而成人 MPGN 目前尚没有确切有效的临床治疗方案，一般情况下主要是根据患者 24 小时尿蛋白定量和肾功能的状况进行相应的治疗（图 19－5）。2010 年，中华医学会儿科学分会肾病学组颁布的《激素耐药型肾病综合征诊治循证指南》关于 MPGN 的治疗建议中，推荐选用大剂量甲强龙冲击序贯泼尼松和环磷酰胺冲击，也可以根据具体情况考虑选用其他免疫抑制剂，如环孢素 A、他克莫司或吗替麦考酚酯治疗。KDIGO 指南建议成人和儿童特发性 MPGN 患者，如临床表现为肾病综合征和进行性肾功能减退者，需接受口服环磷酰胺或吗替麦考酚酯联合隔日或每日小剂量激素进行初始治疗，但疗程不超过 6 个月（2D）。研究

表明，儿童特发性 MPGN 长期隔日应用糖皮质激素治疗患者 10 年时肾功能的稳定率显著高于非治疗组，但与激素相关的不良反应特别是高血压也较明显。尚无糖皮质激素用于成人特发性 MPGN 治疗的系统评价，有回顾性研究表明，糖皮质激素治疗对于成人特发性 MPGN 无明确获益。有限的非对照数据表明，吗替麦考酚酯、钙调磷酸酶抑制剂等可能会减少某些 MPGN 患者的蛋白尿。

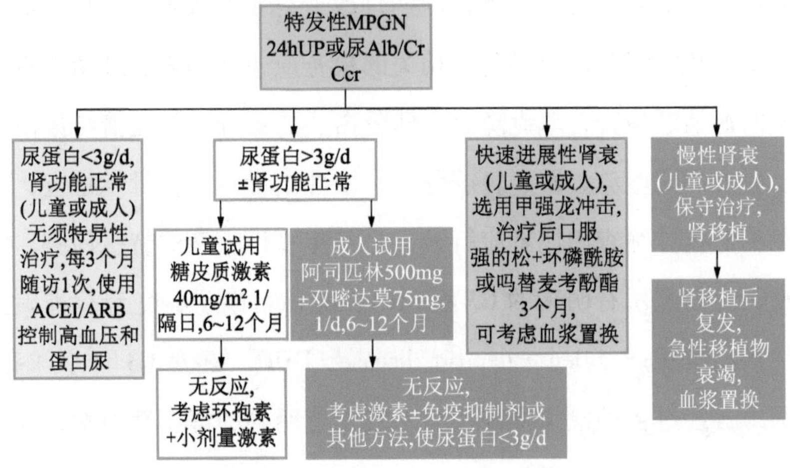

图 19－5　特发性 MPGN 的治疗策略

本例患者初始采用他克莫司胶囊治疗，似乎有一定的疗效，但非常不幸的是出现了血清肌酐水平的升高，考虑可能与他克莫司的肾毒性作用相关，停药并采用小剂量泼尼松治疗后，患者血清肌酐水平逐渐恢复，提示药物可能导致了肾小管间质性肾炎。此后患者继续试用小剂量激素加吗替麦考酚酯治疗，取得了一定的效果，但是血清白蛋白升高不明显，肾病综合征未能完全缓解。

病例点评

MPGN 为一慢性进展性疾病，约 40% 的患者在诊断后 10 年内进展为终末期肾病，但儿童肾功能下降较成人慢。本例患者为老年人，第一次病理诊断为 MPGN 前，虽然出现蛋白尿，但未发生肾病综合征范围的蛋白尿，而且肾功能稳定了近 20 年。研究发现，当 MPGN 出现下列指征提示预后不良：①持续性高血压；②起病时肾功能不全；③肾病综合征；④新月体（>20%）；⑤系膜区沉积物及毛细血管袢硬化；⑥肾间质慢性病变；⑦ Ⅱ型 MPGN；⑧其他，如大量镜下血尿、男性、年龄大。本例患者基本符合此规律，第二次发病以肾病综合征起病，发病前三年出现了高血压、镜下血尿，且进入老年阶段。

迄今仍无良好的成人特发性 MPGN 治疗方案可供临床使用，尽管有不少研究结果，但效果均不尽人意。使用各种方法治疗均有可能出现意想不到的不良反应，尤其是老年患者，发生药物不良反应的概率更大。如本例患者在使用他克莫司时出现的不良反应。他克莫司发生肾毒性的临床危险因素主要有：①药物的系统性过度暴露，即他克莫司血浓度或肾脏局部浓度过高；②老龄肾脏对药物肾毒性的敏感性增加；③同时使用非甾体类抗炎药或利尿剂等潜在肾毒性药物；④ TGF－β、ACE 等基因多态性的变化及具有 CYP3A4/5 基因型的患者。本例患者未检测相关基因，但其肾毒性考虑主要是老年肾脏的易感性及药物系统性过度暴露导致。此外，患者在应用达肝素钠时也出现了相关的不良反应，这些均提示在老年患者中用药应该从小剂量开始，逐渐增大剂量直至治疗效应发生，此过程中尤其需要监测相关的不良反应，一旦发生需要尽早调整剂量或停药，以免发生严重的不良反应。

笔记

020 水肿，大量尿蛋白，左肾占位——FSGS

病历摘要

患者，男性，67岁。主因“发现左肾占位3年，双下肢水肿，大量尿蛋白2个月”于2011年12月21日收入院。患者2008年12月在单位例行查体时腹部超声提示左肾占位，双肾多发囊性病灶，尿常规检查正常，考虑为良性病变未予治疗。2011年10月26日查体发现尿蛋白定量9～12g/日，血浆白蛋白18.7g/L，血清肌酐正常。腹部MRI显示左肾中极占位性病变较前增大，约4.5cm×4.0cm，考虑为肾脏肿瘤，2011年11月24日在腹腔镜及腔内超声引导下行左肾肿瘤射频消融术。术后病理示左肾透明细胞癌伴局部囊性变，Fuhrman分级Ⅰ～Ⅱ级，肿瘤与周围肾组织界限尚清楚。免疫组化：CD10(+)，CK(+)，Vimentin(+)，CK7(-)，Ki-67(+)，CD117(-)。2011年12年3日开始给予白介素-2(200WU，1次/日）肌肉注射治疗14天。术后1个月内多次复查24小时尿蛋白定量波动在16～19g，血浆白蛋白波动在22～25g/L。2011年12月21日诊断为“肾病综合征”收入肾脏病科。

既往高血压病史30年，口服硝苯地平、厄贝沙坦、贝尼地平、酒石酸美托洛尔，血压波动于（130～180)/(70～80)mmHg。诊断“2型糖尿病”3年余，给予甘精胰岛素、阿卡波糖治疗，血糖控制

可。另有高脂血症、慢性支气管炎，因肾结石多次在体外超声引导下行碎石治疗，并曾于1999年行左肾切开取石术。

查体：身高173cm，体重83.5kg。体温36.6℃，血压174/78mmHg。双肺呼吸音清，未闻及湿性啰音。心率61次/分，律齐。腹部平坦，左侧腰部可见一长约12cm斜形陈旧手术瘢痕。腹软、无压痛、反跳痛，移动性浊音阴性。双下肢轻度可凹性水肿。

入院检查：血尿素氮4.6mmol/L，血清肌酐99μmol/L，总蛋白56g/L，白蛋白25.3g/L，LDL 6.57mmol/L，甘油三酯4.31mmol/L。血、便常规未见异常。尿常规：尿蛋白500mg/dl，尿白细胞5～10/HPF，尿红细胞10～20/HPF。24小时尿蛋白定量17.1g。尿液NAG升高（62.8U/gCr）。糖化血红蛋白6.5%。抗链球菌溶血素O、CRP、C3、C4均正常。抗核抗体谱、类风湿因子、ANCA抗体均为阴性。免疫固定电泳正常。免疫球蛋白：IgA、IgM轻度升高（IgA=420mg/dl，IgM=249mg/dl）。肾血管超声未见肾动脉狭窄及肾静脉血栓。心脏超声：左房略大；室间隔略厚。于2012年1月11日检查PET-CT：左肾肿瘤术后病灶治疗彻底，局部及全身均未见肿瘤转移征象。

入院后给予控制血压、血糖、血脂，补充蛋白，预防感染，注射达肝素钠及口服氯吡格雷预防血栓形成等治疗，但患者仍为大量蛋白尿，血清白蛋白显著下降至14g/L，血清肌酐升高至122μmol/L。2012年2月15日行肾穿刺活检术，病理诊断：局灶节段性肾小球硬化症。免疫荧光：C3(+)沿间质血管壁沉积，IgG(-)，IgM(-)，IgA(-)，C4(-)，C1q(-)，Fib(-)。间质多灶性、中度纤维化，局部可见“寡细胞性”纤维化，灶性、轻度炎细胞浸润，炎细胞以淋巴/单核细胞为主。

2012年2月21日开始给予口服他克莫司胶囊1.5mg，2次/日加上醋酸泼尼松片15mg，1次/日，依据他克莫司血药浓度调整药

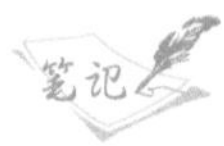

物剂量。2012 年4 月25 日他克莫司总量减至2.5mg/日，复查24 小时尿蛋白11.2g，血清白蛋白回升至22.7g/L。此后门诊复查尿蛋白波动于1～4g/日。2014 年10 月17 日门诊检查24 小时尿蛋白1.14g，血清肌酐125μmol/L。用药期间曾先后出现腹泻、感染、血糖升高、严重高脂血症等症，均给予相应对症治疗后好转。

病例分析

老年肾病综合征患者在临床诊断时需先排查常见的继发性原因。糖尿病肾病好发于中老年，患者有2 型糖尿病病史3 年余，血糖水平控制可，但缺乏微量尿蛋白病程，本次尿蛋白呈突然急剧性增加，且眼底检查基本正常，可基本排除糖尿病肾小球病。入院后各项免疫相关的检查基本均为阴性，可排除骨髓瘤性肾病和ANCA相关性肾炎等。患者肾脏大小正常，心脏超声未见心脏组织颗粒样改变，基本除外淀粉样肾病。HBV、HCV 相关检查均阴性，因此除外乙型肝炎病毒、丙型肝炎病毒相关性肾病。患者肾病综合征出现的同时发现肾脏占位病变，所以高度考虑肾病综合征是否与肾脏肿瘤相关。对于实体肿瘤来说，肿瘤相关肾病最常见的病理类型为膜性肾病。本例患者尿红细胞数目少，肾功能正常，亦考虑膜性肾病可能大，需肾脏穿刺活检以明确诊断。

肾活检后明确诊断为局灶节段性肾小球硬化（focal segmental glomerulosclerosis，FSGS），间质可见炎细胞浸润，局部有寡细胞性间质纤维化。寡细胞性间质纤维化为马兜铃酸肾病的特异性损害病灶，询问病史，患者曾因肾结石服用过大量排石汤剂，排石汤中常含有马兜铃酸类药物，因此考虑寡细胞性间质纤维化与应用该类药物有关。

FSGS 在肿瘤相关性肾病中非常少见，但其在肾癌相关肾病中却是一种并不少见的病理类型，大约占到 20%。近 15 年内，尚无肾透明细胞癌相关 FSGS 的个案报道，仅有 1 例肾脏肉瘤样癌和 1 例乳头状肾细胞癌相关的 FSGS 报道。其中，肾脏肉瘤样癌病例在肾癌根治术及小剂量糖皮质激素的应用后，蛋白尿明显减少。本例患者的左肾透明细胞癌未采用经典的肾脏手术切除方法，而是采用射频消融的方法，射频消融治疗后肿瘤是否有残留，或肿瘤相关的分泌功能是否完全消失，不得而知，但本例患者在术后随访的 3 年期间没有肾癌复发的迹象。本例患者在肿瘤病灶去除后大量蛋白尿并未获得显著缓解，故不考虑其为肿瘤相关性肾病，而以原发性 FSGS 的可能性为大。

FSGS 治疗方案常为糖皮质激素联合免疫抑制剂，但考虑患者为肾癌射频消融术后，需慎重使用激素及免疫抑制剂。经多学科联合会诊，考虑患者肾癌暂无复发可能，可行激素、免疫抑制剂治疗，最终选择小剂量激素联合免疫抑制剂他克莫司的治疗方案。每周根据他克莫司的血药浓度调整剂量。自联合治疗起，患者蛋白尿水平不断波动，未见明显缓解，且伴严重低蛋白血症。因血浆白蛋白低于 20g/L，发生血栓形成的风险极高，遂加强低分子肝素的抗凝治疗。经联合治疗近 2 个月时，患者蛋白尿开始显著减少，血清白蛋白水平回升，肾病综合征明显缓解。在出院后的 2 年随访中，患者维持该治疗方案，肾病得到明显控制。

他克莫司的常见不良反应包括升高血糖、肾小管间质损伤（肾功能恶化）、高血压、神经毒性、高钾血症、感染、恶性肿瘤风险等。因此在服药后需要重点监测血肌酐、血压、血糖、血脂、电解质水平、血常规指标等，并定时排查肾癌复发及全身肿瘤的出现。本例患者在开始他克莫司治疗后先后出现血糖、血脂水平明显增高和感染等并发症，给予相应治疗后均明显好转。

病例点评

肿瘤相关肾小球肾病主要指由肿瘤细胞分泌物（如激素、生长因子、细胞因子和肿瘤抗原等）所引发的肾脏损伤，但不包括肿瘤直接浸润、转移所造成的损伤，其主要发病机制为免疫紊乱。老年肾病综合征患者中伴发恶性肿瘤者可高达10%，因此老年肾病综合征的诊断需要首先排除肿瘤相关的肾小球肾病。肿瘤相关性肾病的病理类型多样，几乎可覆盖肾小球肾炎的一切病理类型。其中实体肿瘤最常见的病理类型为膜性肾病，血液肿瘤最常见的类型为微小病变。实体肿瘤中，肺部和胃肠肿瘤的肾损害发生率最高，其余肿瘤仅为个案报道。肿瘤相关的肾小球肾病最重要的诊断依据是恶性肿瘤与肾脏损害同时期发生，当然肾损伤可在发现肿瘤之后发生，亦可在发现肿瘤之前发生，有专家认为肿瘤和肾病的发生间隔多在半年之内。此外，肿瘤相关性肾病的特点为肾损害多在肿瘤切除术后显著性缓解。本病例的肾肿瘤恶化增大与大量蛋白尿基本上是同时出现的，但其蛋白尿在肾癌射频消融术后并未得到缓解，而且病理类型是在肿瘤相关性肾病中非常少见的FSGS，因此考虑两者之间的关系并不明确。

继发性FSGS的主要病理机制为肾小球肥大或肾小球高滤过等适应性改变，其主要由感染、炎症引起的足细胞损伤，肾病、手术引起的肾单位丢失及肥胖、糖尿病引起的肾小球内高压、高灌注所造成，其最佳治疗方式应旨在降低肾小球内压（如采用血管紧张素抑制剂），50%～60%的原发性FSGS患者对免疫抑制剂治疗有反应，因此明确区分原发性与继发性FSGS在治疗决策中具有重要的意义。从临床表现来看，原发性FSGS患者常表现为急性或亚急性

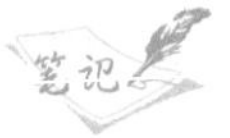

起病的肾病综合征；继发性 FSGS 的蛋白尿则常是非肾病性的，即使出现大量蛋白尿时，低蛋白血症和水肿也不常见，常表现为随时间推移缓慢增加的蛋白尿和肾功能不全。原发性和继发性 FSGS 的组织学特点常存在一些重叠，但仍有不同。原发性 FSGS 常表现为弥漫性足突融合，相比之下，这种异常在继发性疾病中往往是局灶性的，在较大程度上局限于硬化区域。本例患者虽然有糖尿病病史，肾脏曾经经历手术治疗，但其临床表现和肾脏病理改变似乎更符合原发性 FSGS 特点。本例患者在明确诊断后，考虑到其为老年、有糖尿病、高脂血症病史，发生糖皮质激素相关毒性的风险高，选择钙调磷酸酶抑制剂联合小剂量激素作为治疗方案，肾病综合征获得部分缓解及良好的远期疗效也佐证了原发性 FSGS 的诊断。

021　乏力、纳差、腹痛、痰中带血，血清肌酐升高——ANCA 相关性肾炎

病历摘要

患者，男性，75 岁，主因“乏力、纳差、间断腹痛 2 个月，咯血 1 天”于 2016 年 4 月 12 日急诊入院。患者 2 个月前无明显诱因出现乏力、不思饮食，并间断出现腹部疼痛，咳痰时偶有血丝，但未在意，也未到医院诊治。1 周前上述症状明显加重，尤其是咳血痰次数增多，故于 2016 年 4 月 12 日来我院急诊，急诊化验检查发现血红蛋白 55g/L，血清肌酐 608μmol/L，尿素氮 39.7mmol/L；超

声检查示双肾萎缩伴弥漫性病变，故以“慢性肾功能衰竭，尿毒症，肾性贫血”急诊收治入院。

患者在年轻时曾患“肺结核”，已治愈，但用药情况不详。既往患有双膝关节炎伴疼痛20年，常年间断服用各种“解热镇痛药”以缓解疼痛。2016年2月曾因腹痛在外院怀疑“消化道肿瘤”行消化道内窥镜检查，病理报告诊断为“十二指肠窦后壁轻度急性炎症、直肠轻度急性炎症伴渗出”，在北京某医院给予中药治疗，具体使用的药物不详。

入院查体：体温37.1℃，血压136/80mmHg，心率86次/分。一般情况尚可，全身皮肤未见出血点或瘀斑，浅表淋巴结未扪及肿大，心肺听诊无明显异常，腹部平软，脐下有轻压痛，未扪及肿块，腹部听诊未闻及血管杂音，双下肢轻度指凹性水肿，足背动脉搏动尚正常。

入院检查：血红蛋白53g/L，白细胞4.1×10^9/L，血小板155×10^9/L；血尿素氮20mmol/L，血清肌酐659μmol/L，白蛋白32.5g/L，血沉80mm/h；大便潜血阳性。胸部X线片示两中下肺弥漫性网格样阴影、右肺上部陈旧性肺结核。

诊疗经过：入院后检查尿常规发现尿蛋白（2+），尿红细胞10~15/HP，为非均一形红细胞，尿比重1.025；24小时尿蛋白定量为1.7g。检查血浆ANCA：p-ANCA阳性，抗MPO抗体阳性（159%）。抗GBM抗体（-）、ANA（-）。皮肤活检示“小血管炎伴脂膜炎”。考虑患者多系统损害的特点，故进一步于2016年4月26日行肾穿刺活组织病理检查，结果发现光镜下共有25个肾小球，6个球性硬化，1个肾小球细胞纤维性新月体形成，3个节段性硬化伴球囊粘连，其余肾小球系膜细胞和基质轻度弥漫性增生，肾小管上皮细胞空泡变性，伴少量蛋白管型，肾间质中量淋巴和单核细胞浸润，部分小动脉内皮细胞增生，管腔闭塞，免疫荧光染色均为阴

笔记

性。确定诊断为：①ANCA 相关性小血管炎；②慢性肾脏病 5 期，慢性间质性肾炎；③陈旧性肺结核。考虑患者的肾功能状况及肺结核的病史，于 2016 年 5 月 6 日给予泼尼松片 50mg，每日 1 次口服治疗。2016 年 5 月 12 日，患者开始出现明显咯血，腹痛加剧且大便潜血阳性。急诊胸部 CT 检查示双肺纹理增多粗乱，右上肺不规则结节病灶，右肺中叶及双下肺见大量斑片状阴影。2016 年 5 月 12 日下午立即给予静脉点滴甲基泼尼松龙 0.5g，1 次/日，连续 3 天为一个疗程，2016 年 5 月 19 日进行第二疗程甲基泼尼松龙静脉点滴治疗，冲击治疗结束后即加用泼尼松片 40mg，每日 1 次口服；2016 年 5 月 25 日开始每两周静脉点滴一次环磷酰胺 0.6g；同时请结核病专科医师指导给予预防性抗结核治疗。2016 年 5 月 30 日开始患者病情明显改善，肺部咯血及消化道出血停止，实验室检查发现：血红蛋白 79g/L，白细胞 4.9×10^9/L，血小板 141×10^9/L；血尿素氮 11.5mmol/L，血清肌酐 312μmol/L，血清白蛋白 34.8g/L，血沉 26mm/h；p－ANCA 阳性，抗 MPO 抗体阳性（58%）。患者于 2016 年 6 月 22 日出院，出院后继续口服泼尼松、间断静滴环磷酰胺维持治疗。

病例分析

本例患者以慢性肾衰竭入院，入院后考虑患者的病程发展较快，故全力筛查相关原因，结果发现患者符合原发性小血管炎肾损害的特点：①p－ANCA（+），抗 MPO 抗体（+）、抗 GBM 抗体（－）、ANA（－）；②皮肤活检病理为小血管炎伴间隔性脂膜炎；③肾脏表现为血尿、蛋白尿、肾脏病理：免疫荧光阴性，局灶增生硬化性肾小球肾炎伴有细胞纤维性新月体形成。ANCA 相关性血管炎的治疗原则首选糖皮质激素加环磷酰胺联合治疗。一般而言，泼

尼松初期治疗剂量为 1mg/(kg·d)，顿服或分次服，一般在足量 4～8 周后，改为 1mg/(kg·d) 隔日顿服，维持 2 个月，其后每 1～2 周减量 5mg，直至全部撤完，整个疗程不应少于 6 个月。但也有部分学者认为，低剂量的泼尼松（10～20mg/d）应维持 2 年甚至更长时间。因考虑到患者为老年人，加上曾患有肺结核，加上初始症状不严重，故采用了一般剂量的泼尼松片口服，但临床效果不明显，患者病情继续加重，最后采用甲基泼尼松龙冲击治疗并使用环磷酰胺才能控制住患者的病情变化。一般而言，环磷酰胺治疗可以在泼尼松治疗后 10～14 天开始，依据肾功能和血白细胞水平，初期治疗口服剂量为 1～3mg/(kg·d)，一般选用 2mg/(kg·d)，持续 12 周。本例患者采用 1mg/(kg·d)，总量直至 8g 后停药。因考虑年龄原因，故环磷酰胺的使用剂量也相对偏小，此后患者在门诊随访未发现有环磷酰胺导致的白细胞减少及肝功能受损等不良反应。2018 年 12 月患者在门诊的随访资料显示，血红蛋白 109g/L，血白细胞 5.7×10^9/L，血小板 215×10^9/L；血尿素氮 7.5mmol/L，血清肌酐 137μmol/L，血清白蛋白 38.1g/L，血沉 10mm/h；血清中抗 MPO 抗体转阴。

病例点评

ANCA 相关性血管炎是临床上老年肾功能不全较为常见的原因之一，近年来该病有逐渐增多的趋势，可能与临床医师对此病的普遍重视和 ANCA 抗体筛查的普及相关。对于原因不明的老年肾功能不全患者，临床上常规筛查 ANCA 是非常必要的，本例患者即是常规筛查后确诊。因为本例患者年龄较大、病情比较复杂、ANCA 相关血管炎损伤所涉及的系统比较多，故临床上在确诊后因为考虑患者有慢性肾衰竭、慢性间质性肾炎、陈旧性肺结核等情况，故治疗

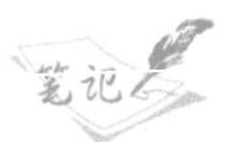

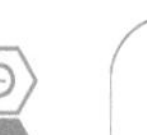

上过于保守，以致病情进一步进展。但是，从患者痰中带血症状、严重贫血、血沉快及肾功能损害严重的情况来看，血管炎病变应处于活动状况，尤其是本例患者胸部X线片示两中下肺弥漫性网格样阴影改变、肾脏病理显示伴有细胞纤维性新月体形成等均提示活动性病变严重且肺脏、皮肤均有累及，故应先予甲基泼尼松龙静脉冲击治疗，必要时联用细胞毒类免疫抑制剂，这样可尽快缓解患者的症状并提高患者生存率。此时，陈旧性肺结核可以给予预防性药物抗结核治疗。ANCA相关性血管炎患者的预后取决于肾脏、肺脏受累程度。文献报道一般患者的5年生存率为38%~80%，引起患者死亡的主要原因为肺出血、严重感染及肾衰竭。本例患者虽然肾脏、肺脏均受累，但经过积极治疗后，患者的血清肌酐水平逐渐降低，肺出血和胃肠出血停止，提示患者治疗的效果明显，但本例患者肾脏受累较为广泛，部分肾小球已经硬化，故肾功能难以完全恢复，整体肾脏的预后不良。

022 蛋白尿、低血压、乏力、水肿——CKD淀粉样变性

病历摘要

患者，女性，77岁。因“尿检异常2年余，血压低5个月、双下肢水肿2个月”于2017年10月17日收入院。患者2015年在单位查体时发现尿蛋白(+)，但未进一步明确诊断和治疗。2017年

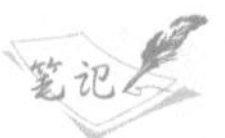

5 月自觉头晕、乏力，无发热、关节痛。于当地医院门诊检查发现血压 85/50mmHg，血红蛋白 139g/L，血白蛋白 33.2g/L，血清肌酐 58μmol/L、钙 2.04mmol/L，总胆固醇 6.51mmol/L，甲状腺功能正常，考虑头晕、乏力原因可能是低血压和营养不良所致，故嘱患者加强营养，并加用瑞舒伐他汀片降胆固醇治疗。入院前 2 个月患者无明显诱因出现面部及双下肢水肿伴乏力、活动后气促，纳差、肝区不适、腹泻与便秘交替等症状，于 2017 年 9 月来我院门诊检查发现尿蛋白 3+，24 小时尿蛋白定量为 6.6g，血清白蛋白 24.5g/L，故以“肾病综合征”收入院。

既往史：2013 年诊断为“高血压，3 级，极高危”，血压最高达 165/70mmHg，长期口服各种降压药物，血压可以控制在 120/60mmHg 左右。自 2016 年夏天始，血压逐渐下降，停用各种降压药物后，血压仍较低，近 2 个月最低血压为 70/40mmHg，尤其是在体位变动时，血压波动明显。曾加用盐酸米多君及中药“生脉饮”等药物治疗，平时血压一般可维持在 80～90/50～60mmHg。患者否认有糖尿病病史和肾脏病史，否认药物及食物等过敏史，否认肝炎、结核等传染病史。无烟酒嗜好。

入院查体：颜面部明显水肿，血压 90/50mmHg，体温正常，两肺呼吸音粗，双肺底可闻中等量的湿性啰音。心界丰满，心率 60 次/分、律齐，心音低钝，未闻及杂音。腹软，无压痛、反跳痛、未触及包块，肝脏于肋下可及边、脾肋下未及，移动性浊音阳性，双下肢明显凹陷性水肿。其他无明显异常。

入院检查：血常规：血红蛋白 130g/L，白细胞 6.5×10^9/L，中性粒细胞 86%；血小板计数 164×10^9/L。尿常规：尿比重 1.02，pH 5，尿蛋白 3+，未见细胞成分。24 小时尿蛋白定量 4.4g。血生化：GPT 18U/L、GOT 20U/L、总蛋白 41.7g/L、白蛋白 20.6g/L；

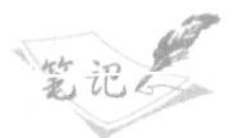

总胆固醇4.19mmol/L、三酰甘油2.43mmo/L、低密度脂蛋白胆固醇（low density lipoprotein chesterol，LDL－C）2.8mmol/L、高密度脂蛋白胆固醇（high density liptein cholesterol，HDL－C）1.04mmol/L；尿素20.93mmol/L；血清肌酐60.9μmol/L，尿酸376.6μmol/L，CO_2 26mmol/L，电解质均在正常范围；肌钙蛋白T 0.143ng/ml，NT－proBNP 2450pg/ml。胸片：心影增大，双侧胸腔积液、右侧为著。腹部超声：左肾10.3cm×5.5cm×4.3cm，皮质厚1.8cm；右肾9.8cm×4.8cm×4.2cm，皮质厚1.6cm；肾盂无积水，输尿管无扩张。双肾实质回声稍增强，腹腔大量积液。

入院诊断：①肾病综合征；②低血压；③心功能不全。

诊治过程：入院后患者血压偏低，尤其是在体位活动后明显，血压波动于（40～110）/（30～70）mmHg，血压偏低时曾间断交替给予多巴胺、去甲肾上腺素及参附注射液静脉泵入以维持血压，经过积极补充人血白蛋白、血浆及营养支持等治疗后患者病情略有好转。入院后进一步化验检查结果：免疫球蛋白IgA 59.9mg/dl，IgG 227mg/dl，补体C3和C4正常；血清免疫固定电泳阴性；血清中ANA、抗ds－DNA抗体、ANCA、MPO－ANCA、PR3－ANCA、ENA系列抗体谱均为阴性结果。血清轻链κ 61mg/dl（正常参考值：170～370mg/dl），血清轻链λ 51.2mg/dl（参考值：90～210mg/dl）；尿IgG 3.2mg/dl，尿轻链κ 2.97mg/dl，尿轻链λ 1.61mg/dl；血PLA2R抗体阴性；血沉、HBsAg、抗HCV、抗HIV均为阴性；凝血功能正常。骨髓活检病理报告：造血生成活跃，三系均增生，浆细胞易见；涂片以中性分叶核粒细胞和淋巴细胞为主，偶见浆细胞。随后进行腹壁脂肪活检，结果示腹壁鳞状上皮黏膜慢性炎，上皮下纤维组织增生伴胶原变形，局灶呈均一粉染无结构区，刚果红染色呈弱阳性，轻链λ、轻链κ染色阴性，考虑“淀粉样变性”。但患者拒

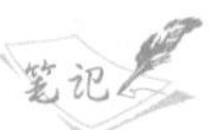

绝行肾穿刺病理检查和淀粉样变性其他分型检查。请血液病科会诊后考虑系统性淀粉样变性可能性大，建议给予 VRD（硼替佐米、地塞米松及来那度胺）方案化疗，而后因出现明显腹泻，遂停用硼替佐米，改用 RD 方案化疗继续治疗，治疗2个月后，患者肾病综合征部分缓解，全身水肿症状改善，尿蛋白2+，24小时尿蛋白定量2.1g，血清白蛋白33.2g/L；心脏相关指标也明显下降，TnT 0.013ng/ml，NT-proBNP 1230pg/ml。此后在血液病专科继续观察、治疗。

病例分析

老年女性患者出现“肾病综合征”在临床上多考虑为膜性肾病、微小病变、狼疮性肾炎及 ANCA 相关血管炎等疾病，因此患者入院后在对症治疗、病情稳定的情况下积极寻找原发病，经过相关临床和化验检查，基本可以除外狼疮性肾炎、ANCA 相关血管炎等病变，由于患者惧怕肾穿刺活检，不同意进行肾穿刺病理检查，故其他肾小球疾病的确定诊断难以建立。通常情况下，老年肾病综合征常伴有高血压，但本病例在临床表现上一个非常显著的特点则是体位性低血压。患者既往有高血压病史，近1~2年来血压逐渐下降，停用降压药物后血压仍较低，故需要考虑系统性病变或血管病变的问题，尤其是全身淀粉样变性病。淀粉样变性一般分为轻链型淀粉样变性（light chain amyloidosis，AL）、淀粉样A蛋白型淀粉样变性、遗传型淀粉样变性等主要类型，国内的报道以 AL 型淀粉样变性最为多见。由中国系统性淀粉样变性协作组，国家肾脏疾病临床医学研究中心（南京）发布的《系统性轻链型淀粉样变性诊断和治疗指南》指出，当临床上出现下述情况时应注意轻链型淀粉样变性的可能：①中老年患者；②出现大量蛋白尿或表现为肾病综合

征，蛋白尿以白蛋白尿为其特点；③多不伴血尿；④易出现低血压尤其是体位性低血压，或既往高血压而近期血压正常或偏低；⑤严重肾功能衰竭时仍存在肾病综合征；⑥肾体积增大，即使慢性肾功能衰竭终末期，肾体积也无明显缩小；⑦左心室肥厚，不伴高血压或左心室高电压；⑧不明原因 NT－proBNP 升高。此外，非缺血性心肌病变伴或不伴充血性心力衰竭、肝增大伴碱性磷酸酶的显著升高、膀胱或肠道功能不全的自主神经病变、假性肠梗阻和腹泻与便秘交替、眶周紫癜、舌体和腺体增大等表现也需要高度怀疑淀粉样变性。本例患者临床上出现了前 4 条，NT－proBNP 也明显增高，出现了肝大、腹泻与便秘交替等表现，故应高度怀疑有轻链型淀粉样病变，后经过腹壁脂肪活检证实了诊断。

轻链型淀粉样变性组织病理诊断主要表现为：①刚果红染色阳性，高锰酸钾预处理后仍为阳性，在偏振光下呈苹果绿色双折光；②免疫球蛋白游离轻链（κ、λ）抗体免疫组化或免疫荧光检查结果为单一轻链阳性；③电镜下可见细纤维状结构，无分支，僵硬，排列紊乱。轻链型淀粉样变性需与两类疾病鉴别：一类是其他类型的淀粉样变性，另一类是其他可出现 M 蛋白的疾病。需鉴别的其他类型淀粉样变性主要有淀粉样 A 蛋白型淀粉样变性、遗传型淀粉样变性和局部轻链型淀粉样变性。本例患者以肾病综合征为主要表现，尿中无红、白细胞，伴有血压低，胸、腹腔积液、肝大、消化道症状等症状，但血、尿中未发现轻链明显增高，脂肪活检也没有发现有轻链沉积，加上患者拒绝行进一步的分型检查，故只能依据临床上的发病概率推测其诊断最大可能为轻链型淀粉样变性病。

轻链型淀粉样变性病的治疗目标是清除前体淀粉样蛋白，减少淀粉样蛋白在重要组织中的沉积，改善重要器官的功能，从而提高患者的生命质量和延长生存期。既往的治疗通常是采用美法仑联合

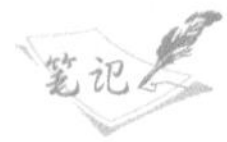

泼尼松方案，但临床缓解率和生存期均有限。目前临床上常采用外周血自体干细胞移植治疗，美国梅奥医学中心的研究表明自体干细胞移植治疗后中位生存期为6.3年，1年器官功能改善为50%，2年器官功能改善为80%，这对于符合入选标准的患者是非常重要的选择。美国梅奥医学中心的自体干细胞移植入选标准（2015年）是患者的肌钙蛋白I（troponin I，TnI）<0.06ng/ml，收缩期血压>100mmHg。本例患者显然不适合进行自体干细胞移植治疗。对于不符合自体干细胞移植治疗的患者目前多采用以硼替佐米为基础的治疗方案，可明显提高轻链型淀粉样变性病的治疗缓解率和预期生存率。硼替佐米是一种硼酸二肽，为蛋白酶体抑制剂，可阻止参与细胞周期调控和细胞凋亡的许多蛋白质的降解，最终导致包括骨髓瘤细胞在内的多种肿瘤细胞的生长减缓和凋亡增加。硼替佐米为基础的治疗目前是轻链型淀粉样变性病患者非移植治疗的主要治疗方法，硼替佐米联合地塞米松的治疗方案可明显降低轻链型淀粉样变性病患者的早期死亡率，改善患者预后。但是，硼替佐米治疗过程中的常见感染并发症、外周神经毒性、血液学毒性等不良反应也影响了其广泛的应用。另外一种有效治疗轻链型淀粉样变性病患者的免疫调节剂为沙利度胺和来那度胺，研究显示来那度胺联合地塞米松治疗轻链型淀粉样变性病合并复发/难治患者血液病学缓解率和患者的器官反应均明显改善，但来那度胺有可能引起肾损伤甚至肾衰竭，因此在伴有肾脏病变的患者中需要谨慎应用。

对于轻链型淀粉样变性病肾脏预后的判断，欧洲的研究显示，当患者蛋白尿 <5g/d 且 eGFR >50ml/(min · 1.73m^2) 患者3年内进展到透析的风险为4%；如果患者 eGFR <50ml/(min · 1.73m^2) 且蛋白尿 >5g/d，则透析风险上升到85%。通过 eGFR 降低25%或蛋白尿降低30%可以预测治疗后肾脏的反应。

病例点评

淀粉样变性在老年患者中并不罕见，但因缺乏特征性临床表现而导致诊断检出率较低。本例患者表现为肾病综合征，但伴有明显的低血压，这一临床特征与通常肾病综合征伴有高血压的情况不太一致，由此进一步追查而最后诊断为淀粉样变性病。病理诊断中刚果红染色阳性的无定形物沉积是目前诊断淀粉样变的“金标准”。由于部分致病轻链存在缺陷，抗原决定簇缺失，轻链染色可能呈阴性结果，另外约30%患者血和尿中检测不出轻链或单克隆免疫球蛋白。本例患者病理检查中未发现有轻链沉积及血液中轻链检查无明显增高，均不能否认淀粉样病变的诊断。研究表明，我国淀粉样变性主要以轻链型为主，我国《系统性轻链型淀粉样变性诊断和治疗指南》指出，轻链型淀粉样变性在临床上主要需要鉴别的是：①其他类型的淀粉样变性；②其他可出现M蛋白的疾病。其他类型淀粉样变性主要有淀粉样A蛋白型淀粉样变性、遗传型淀粉样变性和局部轻链型淀粉样变性。遗传型淀粉样变性种类较多，需要借助基因分析来进一步确诊，常见基因有 *TTR*、*FGA*、*LYZ*、*APOA1*、*APOA2*、*GSN*、*CST3* 和 *B2M* 等。如果使用常规方法对淀粉样变性进行分型有困难，可采用激光微切割及蛋白质谱（LDM/MS）检查确定淀粉样变物质的成分进行分型，非常可惜的是该例患者在皮下脂肪活检后拒绝采用其他诊断方法，故临床上难以进一步确定分型。

此外，本例患者血中TnT和NT－proBNP均明显升高，不能除外心脏淀粉样变性。目前对于原发性系统性淀粉样变病的临床分期通常采用“梅奥2012分期标准”，根据患者以下3个危险因素［NT－proBNP≥1800ng/L、TnI≥0.025ng/ml、血清游离轻链（free light chain，FLC）的

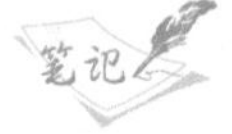

差值（dFLC，异常 FLC 值减去正常 FLC 值）≥18mg/dl］的数量将其分为1～4 期，Ⅰ期：三个指标均正常；Ⅱ期：三个指标之一升高；Ⅲ期：三个指标之二升高；Ⅳ期：三个指标均升高。本例患者已经有两个心脏相关指标升高，故属于Ⅱ期。由于轻链型淀粉样变性病容易与其他老年患者常见症状混淆，常可导致诊断困难及延误，轻链型淀粉样变性病特异性较强的心脏相关症状体征或检查结果包括 EF 正常的心力衰竭、心电图示肢体导联低电压、超声心动图及磁共振成像发现室间隔增厚等，本例患者尚缺乏这些临床资料。此外，研究发现，轻链型淀粉样变性病患者中腹壁脂肪活检阳性率为 68.5%，唇腺活检阳性率为62.8%，腹壁脂肪联合唇腺活检阳性率可达 85.4%，而唇腺活检对于心脏淀粉样变性的阳性率要明显高于腹壁脂肪活检。

系统性淀粉样病变的治疗进展较快，目前治疗药物的更新速度也很快，各种治疗方案需要血液病专科医师根据患者的具体情况进行具体分析确定，因此，老年患者确定诊断后最好转至血液病专科接受相应的治疗。

023 高血压、血清肌酐升高、左肾积水——IgG4 相关肾病

病历摘要

患者，男性，85 岁。主因“发现血压升高 1 周，血清肌酐升高 1 天”于 2015 年 5 月 12 日入院。2015 年 5 月 5 日患者因发现血压

明显升高至180/90mmHg，当时无头晕、头痛，无恶心、呕吐，无视物旋转，无耳鸣，无黑蒙等不适，于单位门诊部调整药物，开始口服氯沙坦钾片50mg，1次/日，监测血压，效果不佳，血压波动于（160～180）/（50～60）mmHg。2015年5月12日于我院就诊，测血压200/100mmHg，遂至急诊就诊，予口服硝苯地平缓释片20mg对症处理（1小时后复测血压145/64mmHg），同时急诊检查发现血清肌酐较前明显升高，血清肌酐186μmol/L（1个月之前我院门诊检测血清肌酐为94.8μmol/L）。腹部超声提示左肾积水、左侧输尿管扩张，不除外输尿管中下段梗阻，右肾萎缩，左肾动脉起始部流速增高，为进一步诊治，急诊以“急性肾损伤2期，高血压3级”收入院治疗。患者自发病以来神志清，精神可，饮食可，睡眠可，大便正常，无尿量减少（1700～2500ml/日），体重无明显改变。

既往史：一般健康状况良好，否认高血压、糖尿病、冠心病病史。2005年胃镜诊断慢性胃炎和Barrett食管。2012年因查体发现肝内外胆管扩张就诊于我院消化科，当时同时有双侧颌下腺肿大，经颌下结节穿刺活检，病理回报：间质纤维增生显著伴大量淋巴细胞、浆细胞浸润，淋巴滤泡形成，免疫组化：IgG（+），IgG4（+50/HPF），诊断为“IgG4相关硬化性疾病，硬化性胆管炎，颌下腺炎，腹膜后纤维化”，但患者当时拒绝使用糖皮质激素，未予治疗。1946年曾患肺结核，近期复查胸部CT为陈旧性结核灶。否认肝炎病史。1996年患者因“慢性胆囊炎，胆囊结石”行胆囊切除术。2007年因右肾输尿管狭窄、右肾积水行右输尿管探查松解，双J管置入术，术后病理：腹膜后纤维组织增生，伴灶性炎细胞浸润，符合腹膜后纤维化。1年后拔除J管，当时复查超声提示右肾萎缩（7.8cm×3.3cm，实质厚0.6cm）。

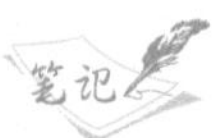

入院查体：体温36.2℃，脉搏78次/分，呼吸17次/分，血压176/75mmHg。全身皮肤、黏膜无黄染，双侧颌下各触及一结节，约1.5cm，质韧。双肺呼吸音清，未闻及干湿性啰音，心率78次/分，律齐，心前区闻及2/6级收缩期吹风样杂音。腹平软，无压痛、反跳痛及肌紧张，肝脾肋下未触及，肝区无叩痛，右上腹和脐下有两条长约20cm陈旧瘢痕，肠鸣音4次/分，左侧脐周可闻及吹风样血管杂音，移动性浊音阴性。右足轻度水肿，双侧足背动脉搏动减弱。余无明显异常。

化验检查（2015年5月12日）：血清肌酐186μmol/L，尿素11.8mmol/L；超声：左肾积水、左侧输尿管扩张，不除外输尿管中下段梗阻，左肾动脉起始部流速增高（206cm/s）。

入院诊断：①急性肾损伤2期，左肾积水、左侧输尿管扩张，左肾动脉狭窄？②右肾输尿管狭窄，右输尿管探查松解术后，右肾萎缩；③IgG4相关性疾病，硬化性胆管炎，颌下腺炎，腹膜后纤维化；④高血压病；⑤慢性非萎缩性胃炎；⑥Barrett食管伴食管裂孔疝；⑦胆囊切除术后。

诊疗经过：入院后复查血清肌酐仍进行性升高，最高升至230μmol/L（2015年5月20日），血红蛋白101g/L，余肝功能、胆红素、胰酶指标均未见异常，尿常规蛋白、红细胞均阴性，尿NAG 17.85U/gCr，IgG 1560mg/dl，IgG4 615mg/dl，结合患者既往病史及入院后化验检查，考虑此次急性肾损伤可能与IgG4相关性疾病引起腹膜后纤维化压迫输尿管，导致肾后性梗阻有关。全面评估其他系统受累及病变进展情况发现：双侧颌下均可见一低回声结节，左侧大小约2.4cm×1.2cm，右侧大小约2.3cm×1.0cm，边界清楚，其内均可见点状强回声，未见淋巴门结构，彩色多普勒血流显像（color doppler flow imaging，CDFI）可见血流信号。胰胆管

笔记

MRI造影：肝内外胆管、胰管扩张，肝外胆管扩张较2012年加重。腹主动脉全程钙化斑弥漫性分布，管腔不规则狭窄，中下段局部直径狭窄率64%，考虑腹主动脉粥样硬化性狭窄，腹主动脉周围改变与腹膜后纤维化有关。评估后结果显示目前主要受累器官已经涉及胆道系统、颌下腺、腹膜后组织、腹主动脉、睾丸及肾脏等，经与患者和家属反复沟通，于2015年5月22日开始口服甲泼尼龙片32mg，1次/日，用药后患者肾功能逐渐恢复正常，2015年6月23日血清肌酐降至101μmol/L。2015年7月2日复查泌尿系核磁水成像提示左侧肾盂、肾盏及输尿管上、中段积水扩张程度较2015年5月20日均有所减轻。此后甲泼尼龙片逐渐减量，至2015年9月减量至8mg，1次/日，继续维持治疗半年后逐渐停药。最近一次随访为2018年10月，患者肾功能情况稳定，复查血清肌酐83μmol/L，腹膜后超声：腹膜后大血管周围区域未见明确异常。

病例分析

本例患者为高龄老年男性，本次发病主要临床表现为血压升高，伴血清肌酐快速进展。从临床诊断上来讲，患者在可预期的1周内血清肌酐由94.8μmol/L最高升至203μmol/L（2.14倍），符合急性肾损伤2期的诊断，并发症方面主要有肾性贫血、肾性高血压。从病因诊断上来讲，急性肾损伤按照病因可分为肾前性、肾性和肾后性三大原因，入院后根据排查结果很快发现患者主要阳性病变为左肾积水、左侧输尿管扩张，提示存在肾后梗阻性因素，其他可疑因素还包括肾血管性因素，左肾动脉起始部流速增高－左肾动脉狭窄可能。要逆转患者肾功能首先要解决的问题是尿路梗阻这一

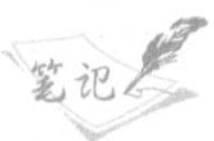

肾后性因素，然而又是什么因素导致患者的尿路梗阻呢？回顾患者既往病史，很快就找到了两个关键性的线索，首先患者在 2012 年经颌下腺结节活检明确诊断为 IgG4 相关性疾病，其次 2007 年曾因腹膜后纤维化导致右肾输尿管狭窄引起右肾积水。

IgG4 相关性疾病是一组多系统受累的自身免疫性疾病，是一种由免疫介导的慢性系统性自身炎症性疾病，临床表现为受累器官肿胀、纤维化和硬化，最常见的表现包括：泪腺、腮腺和颌下腺腺体肿胀、自身免疫性胰腺炎（胰腺的弥漫肿大）、自身免疫性胆管炎、腹膜后纤维化、间质性肾炎等等，受累组织和器官中有大量的淋巴细胞浸润，特别是 IgG4 阳性浆细胞浸润突出，血清 IgG4 水平显著增高。IgG4 相关性疾病诊断标准：①一个或多个器官出现弥漫性/局限性肿胀或肿块的临床表现；②血清 IgG4 升高，浓度 >135mg/dl；③组织病理学检查：显著的淋巴细胞、浆细胞浸润和纤维化；$IgG4^+$ 浆细胞浸润：$IgG4^+/IgG^+ > 40\%$，且 $IgG4^+$ 浆细胞 >10 个/HPF（其中①+②+③可以确定诊断，①+③为很可能诊断，①+②为可能诊断）。本例患者主要受累器官的病变包括硬化性胆管炎，颌下腺炎（病理证实），睾丸炎，腹膜后纤维化，血清 IgG4 亚型水平显著增高，符合①+②+③，可以确定诊断为“IgG4 相关性疾病”。回顾病史，患者在 2007 年的病变与 2012 年的诊断显然是有必然联系的，2007 年的腹膜后纤维化即是 IgG4 相关性疾病的一部分，由此推测本次急性肾损伤病因可能仍然是 IgG4 相关性疾病导致腹膜后纤维化，压迫了左侧输尿管，引起肾后性急性肾损伤，由于患者既往右侧肾脏已经萎缩，肾功能代偿能力较差，导致血清肌酐水平迅速上升。

IgG4 相关性疾病肾脏受累常见，其主要的表现形式包括：①间质性肾炎，为肾脏受累的最常见类型，间质大量 $IgG4^+$ 浆细胞浸润

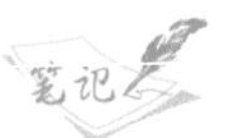

为主要特征；②肾小球病变，以膜性肾病最普遍；③腹膜后纤维化或输尿管炎性假瘤引起肾后性梗阻。腹膜后纤维化以腹膜后纤维组织增生、高密度淋巴细胞浸润为特征，除了压迫输尿管引起肾盂积水外还可压迫肠管，导致不完全或完全肠梗阻；压迫下腔静脉，导致下肢水肿。本例患者此次入院以高血压伴急性肾损伤为主要临床表现，庆幸的是患者既往病例资料完整，顺着以前病史线索，经过一系列排查，临床上很容易想到是 IgG4 相关性疾病导致腹膜后纤维化、输尿管受压，肾后性因素引起急性肾损伤，明确诊断后立即给予口服糖皮质激素治疗，2 个月后患者血清肌酐水平即回落至基线水平，全身多系统症状均有改善（腹膜后纤维化、睾丸肿大、胆管扩张）。该疾病预后良好，经过 3 年余随访，患者目前肾功能水平稳定。

病例点评

本例患者由于一直在同一所医院就诊，既往病例资料完整，本次因急性肾损伤入院后，顺着以前病史线索，经过一系列排查即明确了诊断，此后立即采用糖皮质激素治疗，梗阻因素解除，肾功能恢复至原有水平，但遗憾的是患者整个病史跨越 8 年的时间，追溯病史，2007 年的右肾盂积水是由 IgG4 相关性疾病 – 腹膜后纤维化引起，当时对疾病没有认识，患者经历了手术治疗，效果不佳，最终右侧肾脏萎缩。2012 年虽然明确了疾病的诊断，但由于患者对糖皮质激素治疗的抵触情绪致使疾病也没有得到充分的治疗，随着疾病进一步发展，导致了第二次的肾脏损伤。

2015 年 IgG4 相关性疾病管理和治疗的国际指南共识推荐，凡是有症状且病情活动的患者都需要治疗，早期干预可防止进展

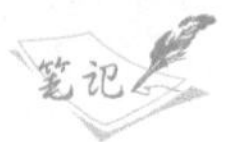

为慢性和不可逆的纤维化阶段。合并以下器官受累需要积极治疗：主动脉炎、腹膜后纤维化、近端胆管狭窄、小管间质性肾炎、硬脑膜炎、胰腺增大、心包炎等；部分无症状，经检查发现重要脏器受累，可能造成重度、不可逆的后果者也需治疗。除非存在禁忌证，否则对所有活动性、未治疗的 IgG4 相关性疾病患者而言，糖皮质激素均是首选药物，起始治疗剂量为泼尼松龙片 0.6mg/(kg · d)(30 ~ 40mg/d)，持续 2 ~ 4 周，后逐渐减量，3 ~ 6 个月后减量至 5mg/d，继以 2.5 ~ 5.0mg/d 维持 3 年。大部分患者对治疗均有反应。对激素反应不佳、撤药失败或激素不耐受者，可应用硫唑嘌呤、吗替麦考酚酯、氨甲蝶呤、他克莫司、环磷酰胺等。多器官受累，病情较重的患者在起始治疗时也可加用免疫抑制剂联合治疗。本病容易复发，研究显示有 33% 的患者激素停药后会复发，对反复发作、难治者可应用生物靶向治疗药物抗 CD20 抗体（利妥昔单抗），近些年来，研究报道利妥昔单抗无论是单用还是与激素合用，对 IgG4 相关性疾病都是有效的（缓解率 95% 以上）。因此对于拒绝应用激素的患者，医师可以考虑选用免疫抑制剂或抗 CD20 抗体，但对于老年患者还需关注药物不良反应（如感染、骨髓抑制等）。血清 IgG4 水平的变化能反应疗效并能监测是否复发。一些临床症状轻、进展缓慢，非重要脏器受累者可暂不治疗，进行密切临床观察。已经出现组织或器官高度纤维化的病变疗效不佳，一旦出现硬化或纤维化，疾病将非常难治且不可逆。

本病例用事实证明了 IgG4 相关性疾病为多脏器受累性疾病，虽为缓慢进展的良性病变，但若不积极干预，其受累器官并发症的严重性也是不容忽视的，临床医师需对该疾病提高认识，尽量减少误诊和延误治疗对患者带来的伤害，此外，临床医师还必须学习与患者沟通的技巧，提高患者治疗的依从性。

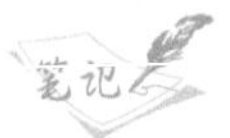

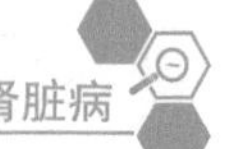

024 纳差、精神萎靡、恶心、肾功能减退——CKD 代谢性酸中毒

病历摘要

患者，男性，96 岁。主因发现“蛋白尿、血清肌酐升高 3 年，胸闷不适 1 月余，精神萎靡 2 周”于 2013 年 5 月 10 日请肾脏病科会诊。患者于 2013 年 4 月 2 日因胸闷不适在门诊行胸部 CT 扫描诊断为“肺炎”而收住我院呼吸内科。患者 2010 年 2 月在查体时发现尿蛋白 75mg/dl，尿中未发现红细胞，患者无尿频、尿急、尿痛等任何症状，故未予重视。2010 年 8 月检查尿微量白蛋白肌酐比为 349.12mg/g，血清肌酐 115.5μmol/L，门诊医师处方给予舒洛地特软胶囊、肾衰宁胶囊及百令胶囊等药物治疗，但患者未规律服药，血清肌酐水平逐渐升高，最高升至 251μmol/L。2013 年 4 月 2 日患者因“肺炎”入院后给予阿奇霉素片等治疗，2013 年 4 月 25 日无明显诱因出现乏力、纳差、恶心、精神萎靡，检查发现血清肌酐较入院时明显升高，故请肾脏病科会诊。

既往史：患者于 1972 年诊断为“高血压”，血压最高达 180/100mmHg，目前口服厄贝沙坦片联合苯磺酸氨氯地平片降压，血压波动于（130～160）/（70～80）mmHg。1994 年 6 月于情绪激动后自觉胸闷、心悸，无明确胸痛、出汗及晕厥，查心电图示心房纤

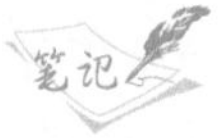

颤，休息后自行转复为窦律，此后多次发作房颤，均可自行转复或经胺碘酮、普罗帕酮等药物治疗后好转，目前应用胺碘酮片 0.2g，口服，1 次/日治疗，最近一周无心房纤颤发作。另有“高三酰甘油血症、高尿酸血症、多发性脑梗死（陈旧性）、椎基底动脉供血不足、慢性支气管炎、阻塞性肺气肿、脂肪肝（轻度）、肝囊肿、胆囊结石、左肾囊肿、右肾结石、双眼老年性白内障、颈椎病”等病史多年，病情均相对稳定。1988 年因“膀胱结石”行手术治疗；20 世纪 90 年代因“前列腺肥大”行前列腺部分切除术。患者自述对氨茶碱、普罗帕酮、莫雷西嗪、波立维、华法林等药物过敏，对鱼、虾等海鲜过敏，静脉输注莫西沙星曾出现两次“癫痫发作”，口服地高辛后曾有心慌表现。

查体：体温 36.5℃，脉搏 65 次/分，呼吸 17 次/分，血压 120/60mmHg。体重 45kg，营养较差，神志清楚，应答欠切题，查体欠合作。全身皮肤黏膜无黄染，浅表淋巴结不肿大。巩膜无黄染，口唇无紫绀，双侧扁桃体不肿大，双肺呼吸音低，双肺未闻及干湿性啰音。心前区无隆起，未触及细震颤，心界叩诊不大，心音低钝，心率 65 次/分，律齐，各瓣膜听诊区未闻及杂音，腹平软，脐下腹正中可见一长约 8cm 的陈旧手术瘢痕，全腹无压痛及反跳痛，肝脾肋下未触及，移动性浊音阴性，肠鸣音正常。双下肢不肿，左侧足背动脉搏动减弱。双下肢未见皮疹。

化验检查：白细胞计数 $5.15\times10^9/L$、红细胞计数 $3.62\times10^9/L$、血小板 $131\times10^9/L$；血尿素氮 14.7mmol/L、血清肌酐 150μmol/L、葡萄糖 4.58mmol/L、血钠 139mmol/L、血钾 4.33mmol/L、血氯 108.8mmol/L、血钙 2.07mmol/L、总蛋白 62g/L、白蛋白 32.6g/L、GPT 14U/L、GOT 20U/L、乳酸 1.5mmol/L、淀粉酶 49U/L、总胆红素 4μmol/L，胱抑素 C 3.45mg/L。

病史调查发现，患者入院后除给予抗生素治疗外，因营养不良、食欲较差于2013 年4 月2 日开始给予大静脉营养治疗，大静脉营养液中包括维生素 C 注射液，2g，1 次/日。2013 年4 月3 日查动脉血气检测显示轻度代谢性酸中毒（pH 7.37，BE －2.5），2013 年4 月25 日家属发现患者食欲减退、精神萎靡，自述恶心、无力、但无呕吐、胸闷、胸痛，复查动脉血气分析提示重度高阴离子间隙代谢性酸中毒（pH 7.25，BE －14.3，AG 31.4），此后8 天内给予6 次5% 的 $NaHCO_3$ 注射液静脉滴注纠正酸中毒，但患者酸中毒无法有效纠正。肾内科会诊医师仔细回顾分析了患者的病史，初步判断患者的代谢性酸中毒应与维生素 C 的应用有关，建议停止使用维生素 C，3 天后患者的酸碱平衡逐渐恢复正常。整个治疗期间，患者血清肌酐水平无明显变化（图 24 －1）。

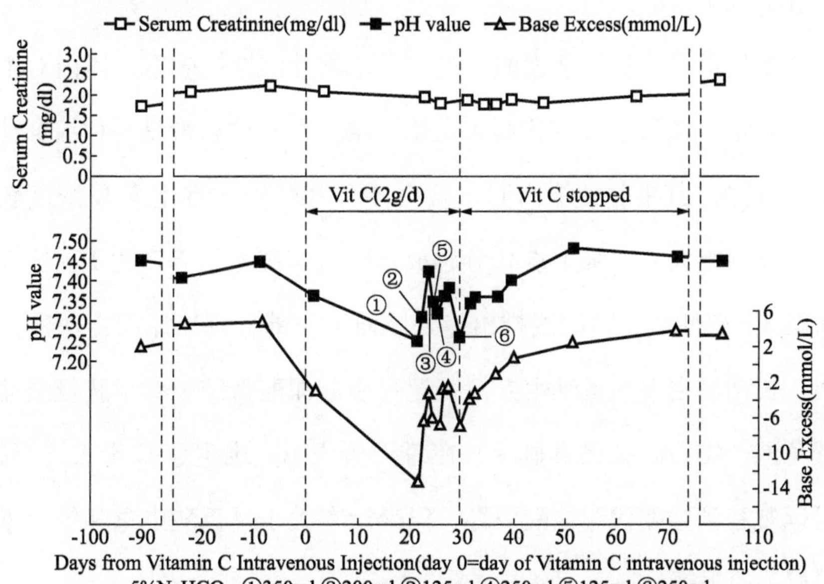

图中显示了 pH 的趋势（黑方块，数值显示在左轴上），从基线 7.45 开始，维生素 C 注射后 1 天迅速下降到 7.35，第 29 天停止维生素 C，10 天后，pH 逐渐上升到正常范围。碱剩余（BE，三角形，右轴上显示的值）和血清肌酐（方框，左轴上显示的值）。

图 24 －1　血清肌酐、动脉血气与时间的关系

病例分析

代谢性酸中毒可分为高阴离子间隙代谢性酸中毒和高氯血症或正常阴离子间隙代谢性酸中毒。高阴离子间隙代谢性酸中毒的原因通常与尿毒症酸中毒［GFR＜15～20ml/（min·1.73m^2）］、乳酸性酸中毒、酮酸中毒或过量使用酸性药物有关。本例患者无糖尿病病史，无尿毒症的情况（血清肌酐为150μmol/L），故糖尿病和尿毒症导致的代谢性酸中毒证据不足。代谢性酸中毒还可能与使用甲醇、乙醇、乙二醇、水杨酸和双胍等药物的代谢有关，但根据患者病史及用药数据，也可基本排除此诊断。患者血乳酸值正常，也没有乳酸酸中毒的证据。

维生素C又称抗坏血酸，是一种水溶性酸性维生素，体内对维生素C的代谢过程和转化尚无定论。维生素C注射液是一种综合性治疗方法，当注射到体内时，脑垂体和肾脏中的维生素C浓度较高，体内绝大多数维生素C分解成草酸或与硫酸结合产生L-抗坏血酸2-硫酸盐，随尿液排出体外。而另一部分则以原型由尿液排出。长期使用大剂量维生素C甚至可引起尿酸盐结石、半胱氨酸盐或草酸盐结石。有报道显示，在每天摄入10g维生素C十天之后，可以观察到轻度代谢性酸中毒，但尚没有关于严重酸中毒和维生素C相关的报道。

代谢性酸中毒发生与身体产生过多的酸或肾脏没有从身体中清除足够的酸有关，肾脏对维持酸碱平衡起到关键作用。一般情况下，轻度肾功能不全很少引起高AG代谢性酸中毒，只有当肾功能

下降到一定程度时，才会出现严重的酸中毒，严重的代谢性酸中毒甚至可以导致休克或死亡。高龄老人由于肾脏的自然衰老，肾脏的结构和功能都会发生一定的变化，对水电解质和酸碱平衡均有一定的影响，在严重的肾功能衰竭情况下可能出现酸碱失衡。

本例患者血清肌酐水平为150μmol/L，如果按照MDRD公式计算其eGFR为28ml/(min·1.73m²)，处于慢性肾脏病4期水平，按照基于血清肌酐的CKD－EPI公式（CKD－EPIcr）计算其eGFR为33ml/(min·1.73m²)，处于慢性肾脏病3b期水平，但是由于患者体重仅有45kg，具有较明显的营养不良表现，以上公式计算可能会高估患者的肾功能，此时需要采用基于血清肌酐和血清胱抑素C的CKD－EPI公式（CKD－EPIcr－cyst）来计算患者的eGFR，仅为17ml/(min·1.73m²)，接近CKD 5期水平，患者的肾功能严重受损，故在使用较大剂量的维生素C时可以出现代谢性酸中毒的表现。

病例点评

本例患者的代谢性酸中毒是由于使用高剂量维生素C治疗加上老年慢性肾功能不全综合作用所导致的。此病例提醒我们在临床上应该注重高龄老人的肾功能评估，尤其是低体重和营养不良患者的肾功能要更全面地使用多参数公式进行评估。由于目前不少APP中的eGFR计算公式并不含有体重等参数，故对低体重的老年患者可能会明显高估其肾功能，如本例患者如果使用含体重的Cockcroft－Gault公式计算其肌酐清除率仅为16ml/min。美国糖尿病协会曾建

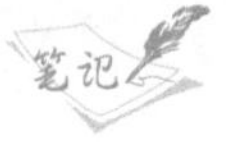

议在临床上使用 Cockcroft - Gault 公式评估糖尿病患者的肾功能作为药物使用的依据，因为其在估计肾小球功能时考虑了患者的年龄、体重和血清肌酐水平，但值得注意的是，Cockcroft - Gault 公式的推算基础主要建立于肾功能正常的成年人中，在对慢性肾脏病患者的肾功能评价时可能出现错估的现象。

由中华医学会老年医学分会肾病学组和国家老年疾病临床医学研究中心（解放军总医院）发布的《老年慢性肾脏病诊治的中国专家共识（2018）》明确表明血清肌酐的测定易受肾外因素（如年龄、性别、种族、饮食、体型大小等）的影响，老年人容易合并食欲减退、肌肉萎缩、蛋白质代谢率降低等，即使血清肌酐值尚在正常范围，肾功能可能已经明显减退，故不能单独根据血清肌酐水平来评价老年慢性肾脏病患者的肾功能。推荐应用基于血清肌酐水平的 CKD - EPI 公式估算老年慢性肾脏病患者的 eGFR。因为对老年慢性肾脏病人群的研究显示，与 Cockcroft - Gault 公式、MDRD 公式相比，CKD - EPI 公式表现出更好的准确性。与血清肌酐相比，血清胱抑素 C 水平受肾外因素的影响相对较少，基于血清肌酐和胱抑素 C 的联合公式（CKD - EPIcr - cyst）较单纯基于 Scr 的公式（CKD - EPIcr）估算的 eGFR 更加准确。国内外针对老年慢性肾脏病患者的数项研究也发现 CKD - EPIcr - cyst 联合公式的准确性优于其他 eGFR 估测公式。

此外，在正确评估患者的肾功能发现患者的肾功能明显减退后，对于经肾排泄的各种药物均需要慎重使用或减量使用，本例患者使用的维生素 C 不仅没有减量，反而加大了使用剂量，因此导致了不良的临床后果。

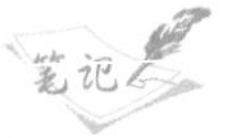

025 血清肌酐升高，乏力，衰弱，胸闷、腰背部疼痛——CKD 感染

病历摘要

患者，男性，91 岁。主因“发现血清肌酐升高 6 年余，胸闷、腰背部刺痛 1 天”于2018 年3 月29 日急诊入院。患者于2012 年1 月门诊查体时发现血清肌酐 167μmol/L，尿素氮 13.7mmol/L，诊断为“慢性肾脏病 3 期”，开始口服复方 α－酮酸片、尿毒清颗粒等药物治疗，此后监测血清肌酐波动于97～108μmol/L。2015 年5 月因“阵发性心房纤颤”在心内科住院治疗，当时查血清肌酐 166μmol/L，肾科会诊考虑因容量不足导致急性肾损伤，给予补液等治疗后，血清肌酐下降至 110μmol/L。此后多次因“阵发性心房纤颤、冠心病”心内科住院，均发现有急性肾损伤发生，给予补液等对症治疗后，血清肌酐均能下降但不能完全恢复至基线水平。患者血清肌酐逐年升高，长期服用复方 α－酮酸片、肾衰宁胶囊等药物，可维持血清肌酐水平在 115μmol/L 左右。2018 年3 月29 日，因“胸闷、腰背部刺痛”来我院急诊，就诊时查血钾 5.9mmol/L、血清肌酐 159μmol/L，心电图正常范围，以“慢性肾脏病 3b 期、高钾血症”收入院。患者近期食欲差，乏力明显，行走不便，夜尿多，但无恶心、呕吐，体重无明显变化。

患者既往多年高血压、冠心病史，有陈旧性下壁、正后壁、右室心肌梗死，为冠状动脉支架置入术后。2007 年出现阵发性心房纤

颤，2015 年为持续性心房纤颤，长期口服胺碘酮片、华法林片治疗。1973 年诊断银屑病，自述曾在外院长期应用“芥子气”治疗。1982 年诊断“类风湿性关节炎”，四肢关节严重变形，长期关节疼痛，入院时口服雷公藤多苷片（20mg，3 次/日，已经使用 8 个月）及泼尼松片（已使用 1 年，入院时减至 2.5mg，1 次/日），长期间断服用非甾体类抗炎药（入院时为双氯芬酸钠胶囊 75mg，1 次/日）。

入院查体：体温正常，全身皮肤无红斑、无鳞屑。心率 86 次/分，血压 140/90mmHg，心、肺、腹查体无显著异常，双下肢胫前皮肤色素沉着明显，左胫前皮肤 2 处破溃，面积约 4cm × 5cm，1.0cm × 0.5cm。四肢小关节严重变形，双下肢轻度水肿。血常规：血红蛋白计数 142g/L，白细胞计数 7.17×10^9/L；血生化：尿素氮 16mmol/L，血清肌酐 159μmol/L，尿酸 458μmol/L，血钾 5.9mmol/L，白蛋白 25.1g/L，总胆固醇 2.59mmol/L，LDL－C 1.63mmol/L，总胆红素 22.6μmol/L，直接胆红素 9.11μmol/L，γ－GT 52U/L，NT－proBNP 3648.9pg/ml。

入院诊断：①慢性肾脏病 3b 期，高钾血症；②心律失常，持续性心房纤颤；③高血压 3 级，极高危；④冠心病，稳定性心绞痛，陈旧性下壁、正后壁、右室心肌梗死，冠状动脉支架置入术后，心功能不全Ⅱ级；⑤类风湿性关节炎。

诊治经过：患者入院后给予降血钾树脂口服治疗高钾血症，血钾水平很快降低至正常水平。下肢皮肤破溃处给予碘伏消毒，涂表皮生长因子及泡沫敷料保护。考虑到患者长期应用雷公藤多苷，且高龄，易出现不良反应，入院后将雷公藤多苷片减量至 10mg，3 次/日。入院后第三天，患者自述腰背痛加重，查体发现腰背部及腹部出现带状疱疹样改变，立即给予维生素 B_1、腺苷钴胺肌注，外用伐昔洛韦乳膏，增加激素剂量为醋酸泼尼松龙片 5mg，3 次/日。但

患者带状疱疹发展迅速，第五天后出现大面积破溃，并累及至会阴部，同时下肢皮肤破损一直未能愈合，开始给予头孢哌酮他唑巴坦钠静脉点滴抗感染治疗，但治疗效果不佳，患者衰弱表现日益明显。2018 年 4 月 25 日患者进食中发生严重呛咳和误吸，次日出现体温升高，最高至 38.5℃，CRP 最高达 31.2mg/dl（正常值：0 ~ 0.8mg/dl），胸片提示双肺肺炎、双侧胸腔积液，同时出现脉氧下降，给予吸氧、静脉使用注射用美罗培南 0.5g，3 次/日；奥硝唑注射液 0.25g，2 次/日；左氧氟沙星注射液 0.5g，1 次/日，但效果不佳。2018 年 4 月 27 日下午患者出现呼吸衰竭，行经鼻气管插管，呼吸机辅助呼吸。因皮肤分泌物培养提示为人葡萄球菌，加用利奈唑胺注射液抗感染治疗。2018 年 4 月 28 日下午患者出现血压下降，对去甲肾上腺素等血管活性药物反应差，心率逐渐减慢，经抢救无效死亡。死亡原因：重症肺部感染、重症皮肤感染，感染性休克。

病例分析

患者因血清肌酐升高、高钾血症入院，入院时血脂水平低，血清白蛋白低，双下肢轻度水肿，下肢皮肤破溃，考虑存在有明显的营养不良。同时肝脏功能轻度异常，食欲差，考虑与长期应用雷公藤多苷有关，所以入院后即将雷公藤多苷的剂量减半。给予对症处理后患者高钾血症纠正，电解质及酸碱水平正常，肾功能稳定。患者为慢性肾脏病 3b 期［eGFR ≈ 32ml/(min · 1.73m^2)］，考虑与高龄、长期高血压及应用非甾体类抗炎药物有关，病程中多次因心功能不全加重或入量不足而出现急性肾损伤，经过改善心功能或补足容量后肾功能均可有所缓解，但患者慢性肾功能不全仍在不断进展。

本次入院患者最重要的问题是出现严重的带状疱疹，伴腰背部、腹部及会阴部大面积破溃并感染，患者 91 岁高龄，合并营养

不良，皮肤明显水肿，愈合能力差，尽管经过积极的抗病毒、抗感染、加强营养支持、营养神经、镇痛及创口换药、促进表皮生长等综合治疗，患者仍严重疼痛、进食差、不能行走、全卧床，后因进食后误吸，发生重症的肺部感染，患者高热，炎症指标显著升高，最终因重症感染、感染性休克死亡。

感染是老年多器官功能衰竭及死亡的主要病因。老年人因免疫功能下降而发生各种感染的概率显著升高，同时感染的临床症状常不典型，合并衰弱者体温能达到高温诊断标准的不足50%。本例患者为超高龄，又因类风湿性关节炎长期应用雷公藤类的免疫抑制剂，发生感染的概率更是显著增高。表25－1是本例患者在疾病进展过程中血液中白细胞变化情况，显示患者虽91岁高龄，长期应用雷公藤多苷及泼尼松，血中白细胞及淋巴细胞数量均正常，但患者还是先后出现带状疱疹病毒感染，大面积皮肤破溃感染，以及致命的肺部感染，期间一直进行积极的抗感染治疗，但未能有效控制感染，最后患者出现感染性休克导致死亡。

表25－1　本例患者血常规的变化

时间	血红蛋白（g/L）	白细胞（$\times10^9$/L）	中性粒细胞（$\times10^9$/L）	淋巴细胞（$\times10^9$/L）	CD4
2018年3月29日（入院）	142	7.17	0.692	0.230（1650）	—
2018年4月7日	132	7.51	0.644	0.278（2087）	0.38（793）
2018年4月7日	腰背部严重带状疱疹				
2018年4月16日	135	7.7	0.697	0.206（1586）	0.49（777）
2018年4月26日	肺部感染，发热38.5℃				
2018年4月26日	133	10.44	0.83	0.05（522）	—

笔记

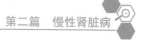

病例点评

本例为91岁高龄慢性肾脏病患者，因类风湿性关节炎长期应用免疫抑制剂，最后导致重症感染，终因感染性休克死亡。近年来，老年各种免疫性疾病、肾病综合征等疾病的患病率逐年增加，老年患者在不得已的情况下必须要应用免疫抑制剂类的药物，该如何正确使用药物、如何监测免疫功能至今尚无统一的共识。

老年人最常见的免疫缺陷是适应性的免疫反应下降，表现为初始T、B淋巴细胞数明显减少，细胞因子产物（尤其是IL-2）和重要的细胞表面受体（IL-2受体、CD28）显著下降，以及由抑制T细胞免疫的炎症因子（如IL-1、前列腺素E2等）明显增多而引起的T细胞反应受抑，即所谓“免疫衰老”现象。若在此基础上应用免疫抑制剂，T淋巴细胞、B淋巴细胞将受到进一步的抑制，发生感染的概率可显著升高。临床上常用免疫抑制剂包括：环磷酰胺、环孢素A、他克莫司、霉酚酸酯、来氟米特、硫唑嘌呤、雷帕霉素、甲氨蝶呤、雷公藤等。每一种免疫抑制剂均有增加感染等不良反应的可能。所以选择合适的对象应用免疫抑制剂尤为重要。老年患者既要避免滥用、盲目应用免疫抑制剂，又要避免延误治疗，因此在应用激素及免疫抑制剂之前应该细致地检查，全面地权衡利弊。一旦决定应用，应该依据老年患者每个个体的并发症、全身情况及药物的不良反应来选择合适的免疫抑制剂，并选择合适的剂量及疗程。在为老年患者应用激素时，要尽可能减少剂量、缩短疗程，定期评估可能的不良反应，同时建议合用胃黏膜保护剂及补充钙剂。近年来，钙调磷酸酶抑制剂（环孢素A、他克莫司）的应用逐渐增多，在老年患者中应用的疗效有待于循证医学的证据，其不

良反应主要是感染和肾脏毒性。应动态监测其血中药物浓度，相应地调整药物剂量。目前建议维持他克莫司的谷浓度为 5～8ng/ml，环孢素 A 的谷浓度为 150～200ng/ml，但老年患者应用免疫抑制剂一般低于常规使用剂量，药物浓度的标准也往往稍低于上述标准。多数专家认为霉酚酸酯导致感染的发生率高，且霉酚酸酯的不良反应与年龄也存在一定关系，老年患者中胃肠道症状、机会性感染（特别是巨细胞病毒感染）、白细胞减少症更常见。建议老年患者霉酚酸酯的使用剂量应不超过 1.5g/d。雷公藤多苷的常规剂量为 1mg/(kg·d)，常见的不良反应为肝功能受损。其次为生殖系统损害及易感染等。为避免严重感染等并发症的出现，临床上常通过联合、小剂量免疫抑制剂的方法。此外，老年患者应尽量避免使用单克隆或多克隆抗体进行诱导治疗，否则更加容易导致严重感染发生。目前多数专家建议在应用免疫抑制剂的过程中，应密切监测白细胞、淋巴细胞的变化，如果血中白细胞低于 $3\times10^9/L$，淋巴细胞计数 $<600\times10^6/L$，CD4 淋巴细胞 $<200\times10^6/L$，应及时减少药物剂量甚至停药。如果淋巴细胞计数 $<300\times10^6/L$，应预防性应用抗生素预防感染。

总之，老年患者本身随增龄，免疫功能下降，应尽量避免应用免疫抑制类药物，如果必须使用，应依据患者的合并症、病史、肝肾功能等个体化选择不良反应少的药物，小剂量联合、短疗程应用。同时密切监测药物浓度、血中白细胞、淋巴细胞，包括 CD4 淋巴细胞，及肝肾功能等指标，及时调整药物剂量甚至停药，避免发生危及生命的重症感染等并发症。另外超高龄的老年患者的感染症状往往不显著，更加应该密切观察临床感染证据，早期治疗。

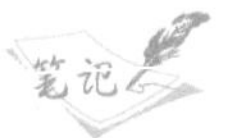

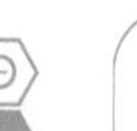

026 反复感染、血尿、蛋白尿、血清肌酐升高——CKD 进展防治

病历摘要

患者，男性，60 岁。主因“发现尿检异常 3 年，血清肌酐升高 1 年余，发热 11 小时”于 2013 年 3 月 24 日急诊入院。患者于 2010 年 3 月无明显诱因自觉尿中泡沫增多，来我院查尿红细胞镜检 15 ~ 20/HP，无肉眼血尿，尿红细胞形态为多形，尿蛋白定性为(+)，24 小时尿蛋白定量为 0.63g，诊断为“慢性肾小球肾炎”，给予口服氯沙坦钾片 50mg，1 次/日及舒洛地特软胶囊 250IU，2 次/日治疗，但患者未重视病情变化，经常忘记服用药物，工作较忙，饮食也未严格控制，24 小时尿蛋白定量波动于 1.0 ~ 1.3g。2011 年 7 月患者受凉后出现急性上呼吸道感染，咽干、咽痛为主要症状，体温最高 38℃，无肉眼血尿，尿红细胞镜检满视野/HP，24 小时尿蛋白定量 1.3g，血清肌酐 124μmol/L，经抗感染治疗后，血清肌酐下降至 101μmol/L；2012 年 5 月患者再次出现上呼吸道感染，血清肌酐上升至 130μmol/L，感染控制后，血清肌酐下降至 102μmol/L。2013 年 3 月 23 日晚间外出后受凉后出现畏寒、咽干症状，体温最高 38.6℃，自服“金花清感颗粒”效果不佳，来我院就诊，查血常规及 CRP 升高，咽部发红，右侧扁桃体Ⅱ度肿大，左侧扁桃体Ⅰ度肿大，胸部 CT 检查未见明显异常，门诊以“慢性肾脏病 3 期；

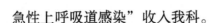

急性上呼吸道感染”收入我科。

患者既往有慢性浅表性胃炎、高脂血症、前列腺增生等病史，均未予治疗，否认高血压、糖尿病、冠心病等病史，否认传染病史，无手术史及输血史，无药物过敏史。30 年吸烟史，35 支/日。发病以来精神差，饮食、睡眠差，尿量无改变，大便正常，体重无明显变化。

查体：体温 38.3℃，脉搏 80 次/分，呼吸 20 次/分，血压 102/67mmHg，指氧饱和度 96%，神清，精神差，全身浅表淋巴结未扪及肿大，咽部充血，右侧扁桃体Ⅱ度肿大，左侧扁桃体Ⅰ度肿大。双肺呼吸略低，未闻及干湿性啰音。心率 80 次/分，律齐，各瓣膜听诊区未闻及病理性杂音。腹平软，全腹无压痛及反跳痛，肝脾肋下未及。双下肢轻度凹陷性水肿，双侧足背动脉搏动可。

化验检查：血红蛋白 140g/L，白细胞计数 6.65×10^9/L，中性粒细胞计数 0.846，淋巴细胞计数 0.099，血小板计数 136×10^9/L；CRP 3.39mg/dl，降钙素原 2.82ng/ml；尿蛋白定性 75mg/dl，尿红细胞镜检为满视野/HP，24 小时尿蛋白定量 1.67g；尿 NAG、便常规及凝血五项未见异常；血清肌酐 119μmol/L，尿素氮 6.5mmol/L，CKD－EPI 公式估算 eGFR 为 57ml/(min · $1.73m^2$)，肝酶及电解质等其余指标未见异常；抗链球菌溶血素 O 测定 46.9IU/ml，血 β2－微球蛋白 0.554mg/dl，C3 88.6mg/dl，C4 16.2mg/dl，免疫球蛋白、ANA 谱、ANCA、肿瘤标志物等指标均未见异常。心电图未见异常；胸部 CT 未见新发渗出影；甲状腺超声未见异常；腹部超声肝胆胰脾未见明显异常；泌尿系超声提示右肾大小为 9.5cm×5.0cm×5.4cm，皮质厚 1.3cm，左肾大小为 10.8cm×5.0cm×5.4cm，皮质厚 1.6cm，双肾皮质回声均匀，前列腺增生；双肾动脉未见狭窄。

综合患者的临床表现及实验室检查结果，考虑患者“慢性肾脏病 3 期”诊断明确，发热考虑为急性上呼吸道感染所致。入院后予

以盐酸莫西沙星氯化钠注射液 0.4g，1 次/日抗感染，低盐低脂低蛋白饮食，应用复方α-酮酸片、氯沙坦钾片、舒洛地特软胶囊、海昆肾喜胶囊等药物进行治疗。2013 年 3 月 27 日复查血常规：白细胞计数 6.34×10⁹/L，中性粒细胞 0.443，C 反应蛋白测定 0.54mg/dl；肾功能：血清肌酐 140μmol/L，尿素氮 9.7mmol/L；患者感染指标已恢复正常，予以改用口服莫西沙星片 0.4g，1 次/日继续巩固治疗（3 日后停用），但患者肾功能较前恶化，考虑感染、发热引起的肾功能受损，2013 年 3 月 28 日予以静滴肾康注射液 100ml，1 次/日进行治疗，2013 年 4 月 9 日复查患者血清肌酐 115μmol/L，尿素氮 6.1mmol/L，24 小时尿蛋白定量 1.43g，患者于 2013 年 4 月 10 日出院。2013 年 7 月门诊随访，患者血清肌酐 112μmol/L，尿素氮 5.6mmol/L，尿红细胞镜检 20～30/HP，尿蛋白定性（±），24 小时尿蛋白定量 0.024g。患者血清肌酐水平变化情况见图 26-1。

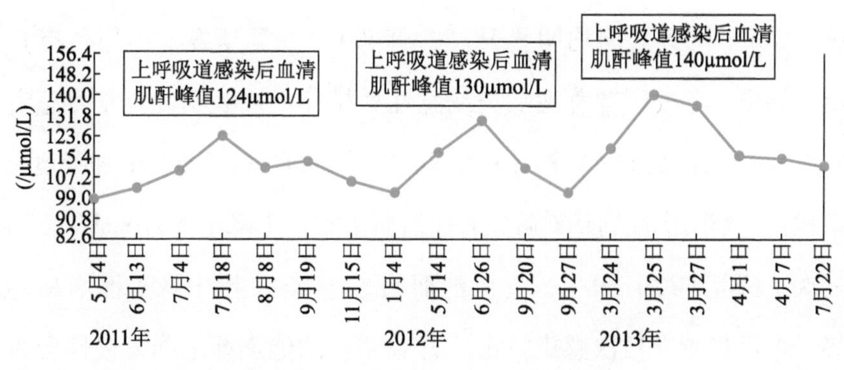

图 26-1　血肌酐水平变化趋势

病例分析

慢性肾脏病定义为出现肾脏结构或功能时间大于 3 个月，主要

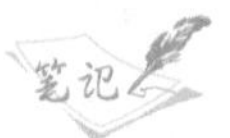

包括蛋白尿、尿沉渣异常、肾小管相关疾病、肾脏组织学异常、肾脏影像学异常、肾移植病史或 eGFR < 60ml/(min · 1.73m²)。本例患者近 3 年来表现为尿检异常，24 小时尿蛋白波动于 0.63 ~ 1.67g，血清肌酐波动于 99 ~ 140μmol/L，符合慢性肾脏病的诊断标准。依据 2012 年 KDIGO 发布的慢性肾脏病定义及分期标准，本例患者属于慢性肾脏病 3a 期，危险分层为极高危。急性上呼吸道感染主要是由病原微生物引起的鼻腔、咽或喉部急性炎症的总称，包括普通感冒、急性鼻窦炎、急性咽炎、急性扁桃体炎、急性喉炎、急性会厌炎和急性中耳炎等疾病，主要由受凉、淋雨疲劳等因素引起的全身或呼吸道局部防御功能降低导致，主要表现为鼻咽部卡他症状、咽干、咽痛、咳嗽、咳痰、发热、吞咽困难等。可见鼻腔黏膜、咽喉、扁桃体、会厌部充血水肿或颌下淋巴结肿大触痛，实验室检查可根据细菌或病毒感染有相应的变化。患者本次入院主要表现为晚间受凉后出现发热、咽部充血、扁桃体肿大，血常规提示中性粒细胞、CRP、降钙素原均明显升高，胸部 CT 未见新发渗出影，有长期吸烟史，考虑患者急性咽炎或急性扁桃体炎诊断明确。复习患者病史发现，患者近三年来三次血清肌酐升高均与患者急性上呼吸道感染相关，前两次控制感染后患者血清肌酐水平下降至 101μmol/L，第三次下降至 112μmol/L，且血清肌酐在感染后上升幅度程增加趋势，考虑患者在数次感染打击后肾脏储备功能逐渐下降，慢性肾脏病逐渐进展。

肾功能储备（Renal functional reserve，RFR）这一概念是在 1983 年由 Bosch 提出，指在最大应激状态下的 GFR 测定值与基线 GFR 之间的差值。RFR 主要反映肾脏在某些应激需求或病理状态下增加 GFR 的能力，当生理需求增加（如妊娠或孤立肾等）或病

理状态下（如糖尿病、高血压、急性肾损伤等）时，RFR 允许剩余肾单位的 GFR 增加，以响应机体的应激需要或代替丧失的肾单位功能以维持 GFR 在基本正常的范围内。如在双肾的肾单位完整的情况下，GFR 的峰值可达 180ml/(min · 1.73m^2)，而在孤立肾时，GFR 的峰值也可达 120ml/(min · 1.73m^2)，这两种情况的基线 GFR 均为正常，但前者的 RFR 是完整的，而后者的 RFR 几乎为零，只有当残余肾单位不能再补偿功能丧失时，才会发生基线 GFR 的降低和血清肌酐水平的增高。当发生急性上呼吸道感染时，发热、食欲减退等因素可引起肾血浆流量的减少，炎症因子的增加可直接损害肾脏，免疫复合也可能沉积于肾脏造成肾损害，RFR 降低。患者经历三次感染引起的血清肌酐升高，在感染控制后，血清肌酐均明显恢复，每次感染引起的肾脏功能损害看似不大，且及时的治疗均可有效控制患者血清肌酐的增长，但是如以血清肌酐 99μmol/L 为基线计算 GFR，经过三次感染打击后，患者目前的血清肌酐为 112μmol/L，以 CKD - EPI 公式计算，患者基线 GFR 已降低了 13ml/(min · 1.73m^2)，血清肌酐水平已超过正常值，明显快于一般慢性肾脏病患者的肾功能发展速度，提示目前患者已丧失了大部分 RFR，再次经历感染后可能会导致血清肌酐快速升高，且恢复困难。基于以上分析，患者本次出院时对其进行了 RFR 相关知识的讲解，嘱患者戒烟，加强自身日常护理，注意预防受凉感染，按时服药，定期复查，重视慢性肾脏病病情及进展。

病例点评

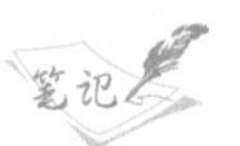

患者本次入院为急性上呼吸道感染后引起的 CKD 进展，诊断

明确。血清肌酐变化趋势明确提示近两年来，患者三次血清肌酐的升高与患者急性上呼吸道感染明确相关。本例患者的诊疗过程在以下几个方面值得注意：①应重视肾脏病的病理诊断，明确肾病病理类型对疾病治疗和预后的判断非常重要。本例患者在急性咽炎、扁桃体炎后出现血尿、蛋白尿，血清肌酐升高，临床过程以 IgA 肾病的可能性大，但是由于患者坚决不同意肾穿刺活检和使用免疫抑制剂，仅应用中成药控制蛋白尿的进展，患者 24 小时尿蛋白定量长期维持在 1g 左右，这可能是肾功能逐渐损害，RFR 降低的病理基础。如果能明确患者肾脏病病理类型和病变程度，积极应用糖皮质激素或免疫抑制剂治疗，将患者的尿蛋白控制在 0.5g/d 以下或正常范围，有可能使血清肌酐升高的速度减慢。②应重视 RFR 评估，对老年人、急性肾损伤及 CKD 患者进行 RFR 评估可提前了解肾脏承受打击的能力，了解患者疾病的进展及预后，以及早期发现患者的潜在肾损伤。40 岁后，随着年龄的增长，肾脏血浆流量逐年减少，RFR 也同样降低，肾脏承受打击的能力逐渐变弱，这时日常自身护理尤为重要，避免受凉、感染等情况发生，保护肾功能、保护 RFR。③慢性肾脏病的治疗是一场持久战，需要患者和医师积极配合，保持健康生活方式，按时服药，定期复查。本例患者初期对慢性肾脏病不够重视，经常忘记服药，这同样也是慢性肾脏病进展与 RFR 下降的一项重要因素。后期加强监管与教育后，患者逐渐重视，目前慢性肾脏病控制尚可。总之，如有患者出现上呼吸道感染时应及时监测患者是否有 RFR 的下降和肾功能损害，早期检查、早期干预是延缓慢性肾脏病进展的关键。

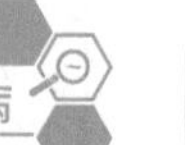

027 尿毒症，皮下出血、动静脉内瘘血栓形成——尿毒症凝血障碍

病历摘要

患者，男性，92 岁。主因“发现血肌酐升高 17 年，动静脉内瘘术后，乏力、厌食 1 个月”于 2012 年 7 月 16 日入院。患者于 1995 年查体时发现血清肌酐升高，此后一直采用中成药尿毒清颗粒等治疗，但血尿素氮和血清肌酐均缓慢升高，于 2012 年 5 月 11 日门诊检查发现血清肌酐上升至 709μmol/L，尿素氮 28mmol/L，故予以动静脉内瘘成形术，拟行血液净化治疗。患者于 2012 年 6 月后自觉乏力，食欲不振、体重下降，为进一步检查收治入院。患者既往有冠心病病史 45 年，目前口服硫酸氢氯吡格雷片（75mg，1 次/日）等药物，病情平稳；同时伴有高血压、2 型糖尿病、陈旧性脑梗死等病史，目前血压、血糖控制尚可。查体：血压 145/68mmHg，桶状胸，双肺呼吸音清，未闻及干湿性啰音。心界不大，心率 73 次/分，律齐，心尖部可闻及 2/6 级收缩期杂音。双下肢无水肿，双侧足背动脉搏动减弱。右侧腕部动静脉内瘘可触及震颤，听诊血管杂音响亮。入院后检查：血红蛋白 95g/L，血小板 146×10^9/L；尿常规：尿蛋白定性 0.5g/L，红细胞（-），尿比重 1.009；血生化：血清肌酐 995μmol/L，尿素氮 30mmol/L，白蛋白 29.3g/L，血钾 4.5mmol/L，血钙 2.46mmol/L，二氧化碳 21mmol/L；肝功能正

常；凝血功能：凝血酶原时间（prothrombin time，PT）11.6s，凝血酶原活动度（prothrombin activity，PTA）129%，凝血酶原国际标准化比率（international nor－malized ratio，INR）0.86，凝血酶时间（thrombin time，TT）18.4s，活化部分凝血激酶时间（activated partial thromboplastin time，APTT）37.9s；血浆凝血因子活性：Ⅺ 121.4%，Ⅴ 160.4%，Ⅶ 191.8%，Ⅹ 70.7%，Ⅱ 75.1%，Ⅸ 120.3%，Ⅷ 194.6%。

诊治经过：入院后继续维持原降压、降脂和抗血小板治疗，同时置胃管给予胃肠道营养支持治疗。2012 年 7 月 21 日医师在查房时发现患者双侧胫前皮肤出现多发瘀斑，血常规检查：血红蛋白 81g/L，血小板 142 × 10^9/L；凝血功能：PT 12.8s，PTA 104%，INR 0.98，TT 18.7s，APTT 44.2s，尿便潜血阴性，血清肌酐 981μmol/L，血尿素氮 26.6mmol/L。考虑患者尿毒症进展，故增加促红细胞生成素（erythropoietin，EPO）用量，监测血红蛋白的变化，并立即行颈内静脉置管开始进行无肝素床旁血液滤过治疗。2012 年 7 月 26 日患者开始出现口腔黏膜反复出血，复查血红蛋白 73g/L，血小板 182 × 10^9/L；凝血功能正常，外用明胶海绵、云南白药止血，停用硫酸氢氯吡格雷片。2012 年 8 月 8 日，胃管回抽胃液呈暗红色，胃液及便潜血均阳性，血红蛋白 57g/L，血小板 209 × 10^9/L，给予禁食以及质子泵抑制剂静脉滴注、凝血酶胃管注入，间断输注红细胞、新鲜冰冻血浆，2012 年 8 月 12 日便潜血转阴，8 月 16 日逐步开放饮食，血红蛋白升至 100g/L，血小板 176 × 10^9/L，但未恢复口服硫酸氢氯吡格雷片的治疗。2012 年 9 月 1 日患者的左下肢出现皮下包块，超声提示皮下血肿，约 3.5cm × 1.7cm × 3.1cm。复查血红蛋白 95g/L，血小板 161 × 10^9/L。此后患者多次出现皮下、黏膜、消化道出血，但经对症止血治疗后血红蛋白均维持

笔记

稳定。2012 年 9 月 14 日患者右手动静脉内瘘处杂音减弱，超声提示内瘘血栓形成，范围 1.1cm × 0.4cm。给予达肝素钠注射液 5000IU，1 次/日皮下注射。2012 年 9 月 17 日，右下肢皮下多处新发血肿，血红蛋白 76g/L，血小板 207×10^9/L，停用达肝素钠。2012 年 9 月 20 日，出现背部皮下肿块，范围不断扩大，次日 17：00最大时约 30cm × 31cm × 4.5cm（图 27 - 1），伴有血压下降，血压最低 80/40mmHg，心电监护示窦性心动过速，心率 109 次/分，四肢皮肤湿冷，查血红蛋白 70g/L，血小板 221×10^9/L，TT > 240s，APTT > 180s，TEG 提示 ADP 通路的血小板抑制率为 95.6%；给予维生素 K、注射用血凝酶，输注红细胞 8U、新鲜冰冻血浆 6U，2012 年 9 月 22 日患者血压逐渐平稳，2012 年 9 月 24 日局部出血停止，血红蛋白上升至 107g/L。此间曾检查自身抗体、抗中性粒细胞胞浆抗体均为阴性。

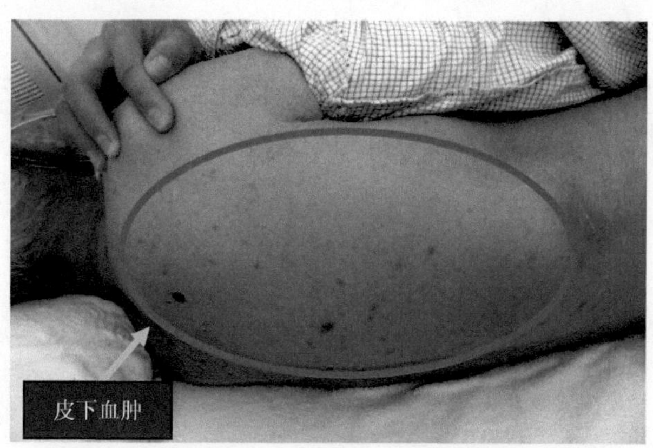

图 27 - 1　2012 年 9 月 20 日患者背部皮下血肿（彩图见彩插 6）

2012 年 10 月 19 日患者无新发出血、血栓，复查 TEG，透析前 ADP 通路血小板抑制率 75.9%，透析后降为 50.6%。2012 年 10 月 23 日患者的鼻腔、口腔、消化道、皮下少量出血交替出现，但没有不适症状。2012 年 10 月 29 日复查血生化检查时发现患者的心肌酶

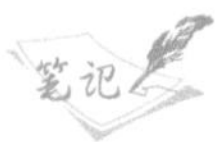

和 TnI 升高，肌酸激酶同工酶 2. 42mg/L，肌红蛋白 282mg/L，心电图 V_4、V_5 导联出现可疑 Q 波，$V_3 \sim V_6$ 导联 ST 段压低，T 波倒立。患者无明显不适，超声心动图可见新发室壁运动障碍，波及左室前壁、前间壁、心尖部，室间隔中段 - 心尖段，左室 EF 由原来的 60% 下降至 45%。考虑急性心肌梗死，因伴发出血，未给予抗凝、抗血小板聚集治疗，加强扩张冠状动脉、改善心肌营养，补充红细胞纠正贫血等治疗。2012 年 10 月 30 日复查 TnI 达峰值 9. 25μg/L，之后逐渐下降，2012 年 11 月 12 日恢复正常（图 27 - 2）。

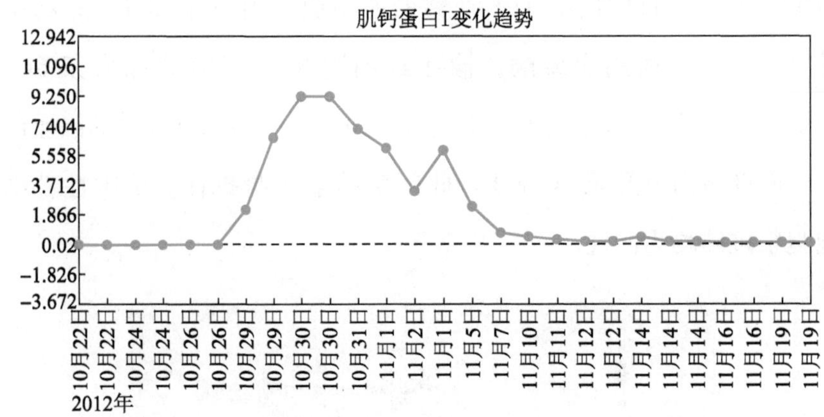

图 27 - 2　2012 年 10 月至 11 月患者肌钙蛋白 Ⅰ 趋势

病例分析

尿毒症患者常有明显的出血倾向，多表现为口鼻黏膜出血、皮下瘀斑、消化道出血、血管穿刺部位出血等，一般损伤后出血多见，很少有自发出血。消化道大出血常为非透析患者死亡的主要原因。本例高龄尿毒症患者反复皮下出血均为自发性，无损伤因素的参与，而且当皮下出血发生在背部疏松部位范围难以局限时，可导致失血性休克而危及生命。尿毒症患者血小板数量及凝血因子水平

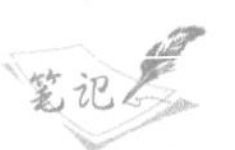

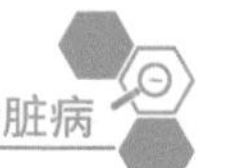

一般均正常或升高，出血的主要原因为血小板功能异常。本例患者多次复查血小板计数及凝血功能、凝血因子活性，均未发现有明显异常，只有2012年9月20日因大出血导致凝血因子损耗出现TT、APTT延长，出血停止后很快恢复正常，其余指标均在正常范围，病程中也检查了自身抗体、免疫系列指标，排除了自身免疫性疾病导致的出血。

尿毒症患者血小板功能异常，在光镜和电镜观察下可见血小板体积减小，血小板颗粒含量减少。通过流式细胞仪测定血小板表面P－选择素的荧光强度来反映血小板的活性，发现尿毒症患者血小板对ADP（激活P2Y受体介导的相邻血小板的黏附）、凝血酶受体相关肽（激活血小板上的凝血酶受体PAR－1）和交联胶原相关肽（激活糖蛋白Ⅵ介导的血小板和胶原黏附）的反应均下降。尿毒症患者血小板功能异常的原因还不完全明确，除了血小板自身的改变外，尿毒症毒素在其中也发挥着重要的致病作用，多种毒素如胍基琥珀酸、苯酚、中分子物质、一氧化氮等的聚集均能导致血小板功能异常。一般认为透析治疗可以改善尿毒症血小板功能和出血风险，但也只能部分缓解，无法完全纠正，而且透析治疗还有可能短暂地减少血小板计数和恶化血小板功能。

血小板功能的检测方法包括出血时间、光学比浊法集合度测定（曾作为金标准）、阻抗法集合度测定等，但因具有损伤性、重复性差、耗时、样本量大等原因，临床应用受到一定限制。目前临床上采用TEG检测血小板图，能及时地反映血小板功能状态。TEG利用全血直接检测，主要工作原理是血标本中央的金属针受到血块切应力作用，随之一起旋转，因而切割磁力线产生电流，经电脑处理后，便形成TEG曲线。采用TEG血小板图可以计算出血小板抑制率，目前临床上主要用于评价抗血小板药物疗效。在此患者诊治的

临床实践中，我们发现 TEG 血小板图能很好地反映尿毒症患者血小板的功能异常。患者一年前血清肌酐在 389μmol/L 左右时无明显出血倾向，因为其他原因停用硫酸氢氯吡格雷片，TEG 检测 ADP 通路血小板抑制率为 25.6%，也就是说血小板功能保存了 74.4%。而在本次入院存在出血倾向，且停用硫酸氢氯吡格雷片 2 个月后其 ADP 通路血小板抑制率为 95.6%，提示血小板功能几乎完全被抑制。经治疗患者的出血基本缓解后复查 TEG，血液滤过前 ADP 通路抑制率为 75.9%，血小板功能部分恢复，血液滤过后为 50.6%，说明血液滤过治疗清除毒素后血小板功能进一步得到改善。

病例点评

本病例为 92 岁高龄尿毒症患者，既往有稳定型心绞痛病史，长期口服硫酸氢氯吡格雷片治疗，入院后行无肝素血液滤过治疗，反复出现皮下、黏膜、消化道出血，停用硫酸氢氯吡格雷片治疗 5 周后，出现动静脉内瘘血栓形成，针对血栓给予小剂量低分子肝素皮下注射治疗，但皮下出血量又明显增加，停用低分子肝素治疗 6 周后又发生大面积心肌梗死。患者病程中出血和血栓的风险均非常突出，采用抗栓、抗血小板聚集治疗即出血，甚至导致失血性休克，停用抗栓治疗又发生血栓事件，包括大面积心肌梗死，给临床治疗决策带来很大挑战。

尿毒症是 CKD 的终末阶段，随着肾功能进一步减退，并发症显著增多，其中，出血事件作为其严重并发症之一，直接影响预后。我科曾对住院高龄 CKD 5 期患者进行回顾性研究，结果发现出血并发症在高龄 CKD 5 期患者中的发生率可高达 50% 以上，并且出血部位多样，复发率高，严重程度不等，受冠心病、感染等多种

并发疾病影响，治疗矛盾多，难度大，显著增加了患者住院率和死亡率。本例患者是典型的尿毒症合并出凝血功能异常，病程中发生多次，多部位，严重程度不等的出血。尿毒症患者发生出血并发症的原因有血小板减少、血小板功能异常、红细胞压积降低、尿毒症毒素引起的出凝血异常、合并出血风险高的疾病及使用抗凝、抗血小板药物等，但目前认为血小板功能异常是发生出血并发症最应关注的原因。尿毒症患者血小板数目一般正常或轻微降低，血小板功能异常不能使用常规的方法检测。在临床高度怀疑血小板功能异常时，建议使用 TEG 或血小板聚集率检测来做出判断。从本例患者可以看到高龄尿毒症患者存在明显血小板功能异常，服用硫酸氢氯吡格雷或使用肝素治疗易发生出血事件，出血改善后不及时恢复抗栓治疗，又会发生血栓性事件。总结经验，我们认为对于尿毒症患者使用抗血小板、抗凝药物时应按个体化动态调整，可以采用 TEG 检测血小板抑制率作为参考指导用药，避免过度用药或用药不及时导致出血或血栓事件的发生。

028 移植肾衰竭、血液透析、血小板减少——尿毒症合并症

病历摘要

患者，男性，79 岁。主因“血液透析 9 年余，发现血小板减少 2 月余”于 2018 年 11 月 26 日收治入院。患者因尿毒症后移植肾功

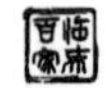

能衰竭于2010年6月开始血液透析治疗。2018年9月8日在我院门诊检查血常规时发现血小板计数为$56 \times 10^9/L$，但不伴发热、皮肤瘀斑、瘀点、牙龈出血，无头痛、头晕、恶心、呕吐、视物模糊、腹胀、腹痛等不适，在门诊给予促血小板生成素（thrombopoietin，TPO）1.5WU，皮下注射，1次/日，此后患者血小板逐渐升高，2018年11月6日复查时血小板计数恢复至$98 \times 10^9/L$。此后患者将TPO自行减量至1.5WU，皮下注射，3次/周，2018年11月26日复查血小板计数再次下降至$30 \times 10^9/L$，考虑血液透析患者出血风险较高，遂急诊以"血小板减少原因待查"收入我科。患者近2个月来，精神、饮食、睡眠欠佳，大便正常。自述此次入院前曾患"感冒"，经对症治疗后治愈。近期未服用磺胺类及其他药物。

患者因慢性肾脏病、尿毒症于2002年4月行同种异体肾移植，术后长期服用他克莫司胶囊及吗替麦考酚酯胶囊等药物抗排异反应。2006年3月患者因惧怕发生肿瘤而自行减少免疫抑制药物剂量后，血清肌酐水平开始进行性升高，至2010年6月移植肾功能完全丧失，故动静脉内瘘后开始规律血液透析治疗，3次/周。2018年7月自行停用所有的免疫抑制剂。患者有寻常型银屑病史24年，间断出现全身皮疹并间断使用糖皮质激素治疗。高血压史20年，血液透析治疗后血压逐渐降低，目前已经停用降压药物，此外有胰腺囊肿、肝脏多发囊肿、前列腺增生、慢性萎缩性胃炎伴糜烂、脾脏铁沉积等病史。除异体肾移植外无手术史。

入院查体：体温37.6℃，脉搏78次/分，呼吸18次/分，血压120/68mmHg，一般情况尚可，全身皮肤可见多处皮疹，呈深红色、多皮屑。全身皮肤未发现明显的瘀斑、瘀点。双肺呼吸音清，未闻及明显干湿性啰音；心率76次/分，律齐，主动脉瓣第二听诊区可闻及2/6级收缩期吹风样杂音；腹部平坦，无压痛反跳痛，肝脏、脾脏肋下未触及肿大，右下腹股沟区域可见10cm手术疤痕，皮下可触及质

地较硬的移植肾及血管搏动。双肾区无叩击痛；双下肢无明显水肿。左前臂可见迂曲明显的静脉，动静脉内瘘处震颤明显，杂音响亮。

化验检查： 血常规除血小板明显降低外余无明显异常，凝血功能检查示纤维蛋白原、血浆 D－二聚体、凝血因子均在正常范围；甲状腺功能正常；血清抗核抗体、抗 ds－DNA 抗体等自身抗体均为阴性；HBV、HCV、HIV 及梅毒检测为阴性。

入院初步诊断： 血小板减少原因待查；慢性肾脏病，尿毒症，肾性贫血；同种异体肾移植术后，移植肾功能衰竭；寻常型银屑病。

诊治经过： 入院后恢复 TPO 每日治疗，但治疗效果不理想，血小板计数水平进一步下降，为预防 TPO 引起的血小板抗体增加，于 2018 年 11 月 30 日停用 TPO 后，给予注射用甲强龙 80mg，静脉注射，每日 1 次治疗并加用丙种球蛋白 20g，静脉注射，每日 1 次，连续治疗 3 天后，效果不明显，2018 年 12 月 3 日复查血小板计数为 $10\times10^9/L$，为排除血液系统疾病，于 2018 年 12 月 4 日进行了骨髓穿刺及血液系统疾病检查，骨髓穿刺检查发现造血细胞生成活跃，三系均增生，未见明显异常细胞灶；血液系统疾病基因及染色体检查、白血病免疫细胞分型及巨细胞病毒 DNA 定量检测均无明显异常。故拟输入血小板对症治疗，2018 年 12 月 6 日进行输注血小板前配型时发现患者血清中血小板抗体阳性，考虑患者血小板抗体的生成可能与既往自身免疫疾病（如银屑病）、废用的移植肾及停用吗替麦考酚酯胶囊有关，2018 年 12 月 7 日恢复了吗替麦考酚酯胶囊 500mg，每日 2 次的治疗。由于吗替麦考酚酯胶囊起效较慢，在此期间，患者的血小板抗体滴度仍在进一步上升，血小板计数下降到 $0.6\times10^9/L$，同时患者出现四肢皮下出血性瘀斑、刷牙时出现牙龈出血，血液透析穿刺后穿刺点出血不易停止等明显的出血倾向，而且由于血小板抗体滴度高，无法匹配获得可以用于治疗患者的血小板悬液，故于 2018 年 12 月 21 日至 2018 年 12 月 29 日分别

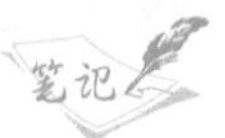

进行了 4 次床旁血浆置换治疗，每次置换血浆量为 3000ml，2018 年 12 月 26 日开始加用血小板生成素受体激动剂（TPO－RA）艾曲泊帕片 25mg，每天一次口服，2019 年 1 月又进行了两次双重血浆置换。经过以上治疗患者的血小板抗体滴度明显下降，患者的血小板计数也逐渐开始回升（图 28－1）。最后一次随访为 2019 年 2 月 15 日，患者的血小板计数已经上升至 $100 \times 10^9/L$。

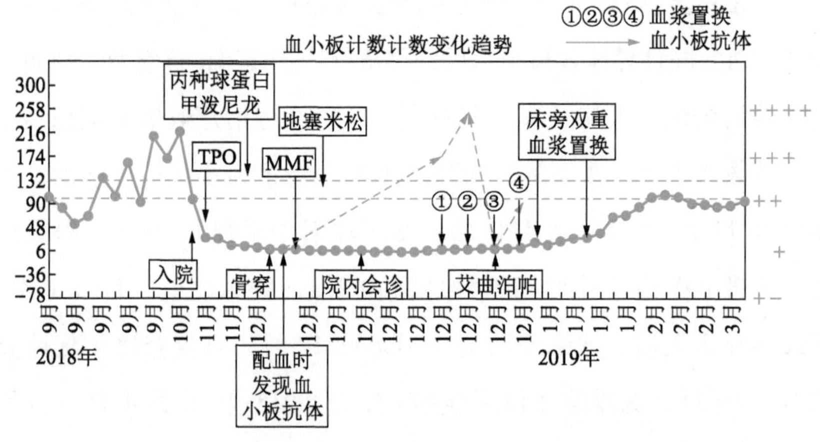

TPO，促血小板生成素；MMF，吗替麦考酚酯。

图 28－1　患者的治疗情况及血小板计数的变化

病例分析

血小板计数减少在血液透析患者中并不少见，尤其是 HCV 阳性的血液透析患者，其主要原因有：①透析膜对血小板的黏附和破坏；②肾实质减少而预期的 TPO 缺乏可导致血小板生成的减少；③骨髓中巨核细胞减少是血小板减少的基础，并可能伴随自身免疫基础上血小板的破坏；④其他因素，如肝素使用、败血症、失血、相关药物的治疗和骨髓抑制等。本例患者从病史调查、各种化验检查及病程发展来看，基本可以除外肝素、其他药物或感染等诱导血

小板减少症，考虑免疫性血小板减少症（immune thrombocytopenia，ITP）的可能性最大。ITP 的诊断为临床排除性诊断，其诊断要点如下：①至少 2 次检查血小板计数减少，血细胞形态无异常；②脾脏一般不大；③骨髓中巨核细胞数正常或增多，伴有成熟障碍；④需排除其他继发性血小板减少症。需注意与脾功能亢进、血栓性微血管病、白血病、淋巴瘤、骨髓增生异常综合征等疾病相鉴别。部分药物引起的血小板减少为免疫性，与 ITP 较难鉴别，应仔细询问服药史；先天性血小板减少性紫癜与本病相似，应调查家族史；结缔组织病早期的表现可能仅有血小板减少，应进行相关实验室检查；伴有血栓形成者注意是否存在抗磷脂综合征，应检测抗磷脂抗体等进行鉴别。

目前临床实践指南推荐治疗 ITP 的一线药物为糖皮质激素、静脉注射人免疫球蛋白；二线药物包括促血小板生成药物、利妥昔单抗和免疫抑制剂等。对于免疫功能正常的患者，开始可以使用吗替麦考酚酯，对吗替麦考酚酯没有反应且没有血栓形成风险的患者，推荐使用 TPO－RA；对于患有感染性疾病或有潜在的免疫功能紊乱（原发性免疫缺陷症，如慢性淋巴细胞白血病或移植后）的 ITP 患者推荐使用 TPO－RA；如果患者同时需要使用其他免疫抑制剂，或有血栓形成风险时，可使用利妥昔单抗。当病变完全缓解后，可以缓慢减药，使用尽可能低的治疗剂量继续维持治疗。一般而言，老年患者更容易出现严重的出血，故在较高的血小板计数时即可以开始接受治疗，多数患者常先接受较低剂量的糖皮质激素治疗或使用免疫抑制疗法/血小板生成素受体激动剂治疗；而对于年轻的患者，目前在临床上更多地采用利妥昔单抗和脾切除术治疗，以期获得更高的完全缓解率。本例老年患者按照指南推荐的方案进行药物治疗，只是在治疗过程中因为用药时间偏晚、血小板计数下降速度过快、抗血小板抗体滴度较高，加上患者有出血的高危因素，故加用了 4 次单重血浆置换和 2 次双重血浆置换治疗。

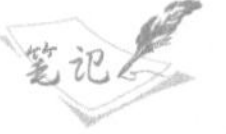

艾曲泊帕（Eltrombopag）是TPO非肽类拟似物，是血小板生成素受体激动剂，其主要的适应证是治疗6岁以上儿童及成人的慢性ITP，尤其是可以用于对糖皮质激素、静脉注射免疫球蛋白治疗及脾脏切除术疗效差的患者，其治疗有效率为57%～88%。不良反应较轻微，常见有鼻咽炎、血液中丙氨酸转氨酶含量升高等。从本例患者的临床使用经验来看，其疗效比较明显而且不良反应十分轻微。截止到本病历完成时，患者已经使用该药物半年余，尚未见到明显的不良反应。

病例点评

据文献报道，尿毒症患者血小板减少症的发生率从16%到55%不等，但透析患者中血小板减少症的发生率尚不清楚，但从临床实践中来看并不少见，透析患者的血小板减少常与失血、感染和药物相关（如肝素使用）。本例患者经过相关排除，确定为“ITP”（ITP的鉴别诊断见图28－2）。ITP是由体液免疫和细胞免疫异常导致血小板破坏增多的临床出血性疾病，约占出血性疾病的1/3，在临床上也较为常见。ITP发病机制主要包括以下两个方面：①血小板膜糖蛋白（glycoproteins，GP）特异性自身抗体介导的体液免疫和T细胞亚群失调介导的细胞免疫共同导致的血小板破坏增多；②巨核细胞增殖和成熟障碍导致的血小板生成不足。本例患者发生ITP的危险因素比较多，如结缔组织病（银屑病）病史、废用的移植肾、本次入院前曾患“感冒”、自行减量和停用免疫抑制剂和TPO等，均可能引起ITP的发生。尤其是患者在第一次出现血小板减少后采用TPO治疗有效，但患者自行减量后发生第二次血小板减少，不能完全除外TPO所致的继发性血小板减少症。人成熟的血小板生成素分子由332个氨基酸组成，相对分子质量约为90×10^3，重组人TPO（rHuTPO）在结构上与天然血小板生成素完全一致，

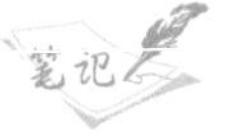

rHuTPO 可以呈剂量依赖性地增加血小板计数，使血小板值升高61%～213%，一般从用药后第四天开始升高，平均第十二天达到峰值。但是，TPO 是树突状细胞的潜在激活剂，反复皮下注射可能会增强其免疫源性，产生的抗体能中和内源性 TPO，从而导致或加重血小板的减少。当然，本例老年患者多病共患、多重用药及患者长期的免疫异常反应，加上患者免疫抑制治疗的不依从性使 ITP 的病因复杂化和难以预测。总之，从本病例的诊治过程中，我们可以获得以下知识：透析患者的血小板减少症在临床上并不少见；透析患者出现血小板减少首先要注意查找与透析相关的因素；在原发肾脏疾病与自身免疫性疾病相关的透析患者中不能忽视 ITP 的可能；输注血小板悬液前应注意检测体内是否有血小板自身抗体；TPO 的使用需要注意适应证和可能发生的不良反应；免疫抑制治疗对 ITP 有效，TPO 的非肽类拟似物目前在临床上对 ITP 具有较好的治疗效果，但其长期安全数据的采集尚待时日。

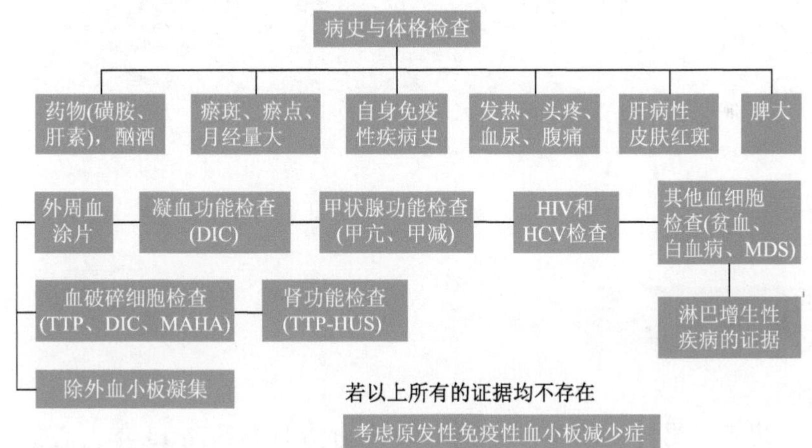

DIC，弥散性血管内凝血；MDS，骨髓异常增生综合征；TTP，血栓性血小板减少性紫癜；MAHA，微血管病性溶血性贫血，TTP－HUS，血栓性血小板减少性紫癜－溶血性尿毒症综合征。

图 28－2　免疫性血小板减少症的诊断与鉴别诊断

第三篇 心肾综合征

029 慢性肾脏病、胸痛、呼吸困难、心脏手术后少尿——心肾综合征1型

病历摘要

患者，男性，76岁。主因“发现血清肌酐升高13年，心前区压榨性疼痛2小时”于2018年6月4日入院。患者于2005年12月因“髂动脉狭窄”在双侧髂动脉放置支架术后3个月左右发现血清肌酐由术前75μmol/L升高至120μmol/L，快速微量尿白蛋白/肌酐比值为17.9mg/g（正常值<37mg/g），诊断为CKD 3期，间断给予

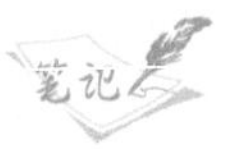

慢性肾衰竭一体化治疗。2016 年 9 月查血清肌酐 155μmol/L，BUN 9.2mmol/L，尿蛋白定量 3.05g/d，快速微量尿白蛋白/肌酐 1167.2mg/g。2018 年 5 月患者因尿路感染在我院门诊检查血清肌酐 211μmol/L，BUN 14mmol/L，但患者均未予重视亦未接受治疗。患者于 2018 年 6 月 4 日早餐后无明显诱因下自觉心前区压榨性疼痛，给予硝酸甘油口含后症状不缓解，心电图提示 V_3、V_4 导联 ST 段压低，查心肌酶谱升高，血清肌酐 167μmol/L，BUN 14.5mmol/L。诊断为“急性前壁心肌梗死，CKD 3 期”急诊收治入院。

既往史：1990 年诊断为 2 型糖尿病。1995 年始出现左下肢运动后疼痛，2000 年诊断为“下肢动脉闭塞症”，并行球囊扩张术。2001 年诊断为冠心病，陈旧性下壁心肌梗死。2004 年患高血压病，血压最高 160/85mmHg。2005 年行髂动脉造影发现髂动脉狭窄予支架置入术治疗。

入院查体：体温 36.7℃，呼吸 18 次/分，血压 130/70mmHg，脉搏 56 次/分，双肺呼吸音清，未闻及干湿性啰音，心率 45 次/分，律不齐，各瓣膜听诊区无病理性杂音，腹软，无压痛及反跳痛，肠鸣音正常，双下肢无水肿，双侧足背动脉搏动较差。

入院诊断：①冠心病 急性心肌梗死；②慢性肾脏病 3 期；③高血压 3 级，极高危；④ 2 型糖尿病；⑤双下肢动脉硬化性闭塞，球囊扩张及髂动脉支架置入术后。

诊疗经过：患者入院后给予抗血小板凝集及扩冠等综合治疗，胸痛症状有所缓解，但 2018 年 6 月 5 日检查发现血清肌酐由入院前的 167μmol/L 升至 261μmol/L，BUN 由 14.5mmol/L 升至 27.4mmol/L。超声心动图提示患者左室 EF 由入院前的 61% 降至 42% 。2018 年 6 月 5 日晚上患者出现心慌、气短、不能平卧、呼吸困难等症状，考虑急性左心衰发作、呼吸衰竭，立即给予气管插管，呼吸机辅助呼

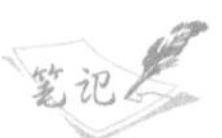

吸，主动脉内球囊反搏（intra－aortic balloon counterpulsation，IABP）辅助等抢救治疗，2018 年 6 月 7 日复查 BUN 34.1mmol/L、血清肌酐 328μmol/L。2018 年 6 月中旬患者生命体征平稳后拔除 IABP 及气管插管，2018 年 6 月 26 日复查 BUN 25.1mmol/L、血清肌酐 219μmol/L。2018 年 7 月 3 日行冠脉造影提示左主干加三支病变，造影后复查 BUN 15.6mmol/L、血清肌酐 257μmol/L，考虑患者肾功能不全严重，内科介入处理风险高，未行支架置入治疗。2018 年 7 月 17 日行非体外循环下冠状动脉旁路移植术，患者术后无尿，2018 年 7 月 18 日查 BUN 11.71mmol/L、血清肌酐 342.9μmol/L。予以股静脉置管，开始间断行床旁血液滤过治疗，此后尿量逐步恢复，2018 年 7 月 22 日尿量可达 900ml/d。但患者血压控制不佳，持续升高，在降压药物加量后血压波动于（140～165）/(70～80) mmHg。治疗过程中，患者反复出现房扑心律，未能转复，心室率波动于 42～75 次/分，给予口服阿司匹林片、硫酸氢氯吡格雷片及华法林片治疗。2018 年 8 月 1 日血液检验：BUN 23.7mmol/L，血清肌酐 407μmol/L，血浆 D－二聚体测定 2.79μg/ml，国际标准化比值 3.23。考虑患者国际标准化比值大于 3，且床旁血滤治疗需要肝素抗凝，出血风险高，故停用华法林片，密切监测凝血情况。

病例分析

本例患者 CKD 的病史较为复杂，多次因手术因素或心源性因素发生肾功能不全急性加重，患者是在 2005 年 12 月于双侧髂动脉支架术后首次发现血清肌酐升高。尽管当时患者已有糖尿病病史 15 年，但快速微量尿白蛋白/肌酐及尿蛋白定量均在正常范围内，故

不考虑为糖尿病肾病或慢性肾炎。患者有动脉闭塞病史，不能排除缺血性肾病可能，但肾动脉超声检查已除外肾动脉狭窄。患者在行双侧髂动脉介入治疗前血清肌酐一直在正常范围内，行介入治疗后3个月复查血生化提示血清肌酐已经增高，后血清肌酐缓慢增高，故本例患者发生CKD的首要原因应考虑为对比剂肾病。目前临床上在行冠脉CT、介入等治疗时需要使用较大剂量的含碘对比剂，部分患者在使用对比剂后就可能出现急性肾损伤，老年人由于肾脏储备功能不良，在发生急性肾损伤后难以恢复，部分患者可进展为CKD。2016年9月患者出现大量蛋白尿，因本例患者糖尿病病史较长，血清肌酐、尿蛋白均升高，考虑当时可能已合并糖尿病肾病。患者本次发生急性心肌梗死后同时伴有急性左心衰竭发作，血清肌酐在一日内上涨了94μmol/L，考虑为急性心力衰竭引起的急性肾损伤，后经1个月的心力衰竭治疗后血清肌酐水平逐渐降低。但是在行冠脉造影后，血清肌酐水平再次逐渐升高，不排除对比剂在患者CKD基础上诱发了急性肾损伤（A on C）。冠脉搭桥外科手术后，出现无尿，血清肌酐明显升高，则可能为手术过程中低灌注造成的慢性肾功能不全急性加重，此时遭受多重打击的肾功能难以恢复，遂只能开始规律行血液净化治疗。

临床上，急性肾损伤按照病因可分为肾前性（肾灌注压降低）、肾性（血管、肾小球或肾小管-间质病变）及肾后性（尿流梗阻）三大原因。患者心肌梗死后心力衰竭及搭桥手术后发生的急性肾损伤均可考虑为肾前性因素，但行冠脉造影后，血清肌酐水平持续升高，可能与含碘对比剂所致急性肾小管坏死（acute tubular necrosis，ATN，此为肾性因素）有关，而心肌梗死后的心力衰竭又进一步加重了对比剂造成的肾损害。医院内发生急性肾损伤的两个最主要病因是肾前性因素和ATN（多为肾性因素所致），两者共占急性肾损

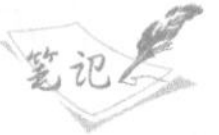

伤病例的 65%~75%。有三种主要的诊断性方法可用于鉴别肾前性因素与 ATN 等其他病因，即尿液分析、滤过钠排泄分数（fractional excretion of filtrated sodium，FENa）及补液治疗。对具有容量不足证据的患者给予液体补充治疗有效，这是诊断肾前性急性肾损伤的金标准，但该方法不适用于因心力衰竭（心肾综合征）或肝硬化（肝肾综合征）引起的肾前性急性肾损伤。在肾前性急性肾损伤中，除非合并其他肾病原因，否则尿液分析及尿显微镜检查尿沉渣的检查结果应是正常或者接近正常的，急性 ATN 时典型的尿液分析结果表现为上皮细胞管型。发生肾前性急性肾损伤时因机体的保钠代偿作用，尿钠浓度往往较低（<20mmol/L），而 ATN 时，肾小管损伤导致肾小管功能障碍，故尿钠浓度往往较高（高于 40~50mmol/L）。滤过钠排泄分数检测不受尿量改变的影响，优于单纯的尿钠浓度检测。此外，BUN/Scr 比值也可辅助进行急性肾损伤病因判断。ATN 患者的 BUN/Scr 比值正常为10∶1~15∶1（单位均为 mg/dl），但肾前性急性肾损伤患者的比值常 >20∶1（单位均为mg/dl）。若将 BUN 单位换算为临床上常用的 mmol/L，血清肌酐单位换算为 μmol/L 时，肾前性急性肾损伤患者的该比值相当于 >1∶12.5。因为随着水和钠在近端小管的重吸收增加，BUN 的被动重吸收也会增加。因此，只要没有促进 BUN/Scr 比值增高的其他原因（如消化道出血会导致 BUN 不成比例地升高；或慢性疾病患者的肌肉质量消耗，其会降低血清肌酐水平），该值升高通常提示为肾前性急性肾损伤，但该比值受干扰性较大，常不能可靠地用于鉴别肾前性急性肾损伤与 ATN。本例患者尿常规未见特殊管型，且患者伴有心功能不全，补液治疗和 FENa 检测均无法用于鉴别急性肾损伤的病因。可利用 BUN/Scr 比值辅助判断，患者心肌梗死后 BUN/Scr >1∶10（单位为 mmol/L 比 μmol/L）提示肾前性损伤，符合临床上心源性

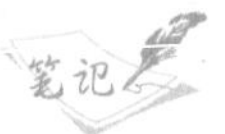

肾损害的推断。经介入治疗后，复查 BUN/Scr 约为 1∶20（单位为 mmol/L 比μmol/L），提示 ATN 可能。由于此时患者的心衰尚未完全缓解，BUN/Scr 受到的干扰因素较多，对比剂肾病的诊断主要依据病史和肾功能的变化进行判断，不过在使用对比剂前后测定尿 NAG 的变化可以作为诊断的证据补充。

在无危险因素的患者中，对比剂肾病的风险微乎其微（即≤1%）。对比剂肾病危险因素包括：CKD、糖尿病肾病伴肾功能不全及进展期心力衰竭或其他可导致肾脏灌注下降的原因。在高危患者中（尤其是糖尿病和 CKD 患者），经皮血管造影（伴或不伴介入）术后报道的风险是 10%～20%。肾损伤可能发生于含碘对比剂暴露的几分钟内，而血清肌酐的升高通常见于含碘对比剂暴露后 24～48 小时。大多数患者是非少尿型的，无蛋白尿或蛋白尿轻微。目前关于含碘对比剂所致 ATN 的机制理论主要有两个，其一认为是肾血管收缩所致，其二认为 ATN 是对比剂细胞毒性效应的直接结果。诊断含碘对比剂诱导性肾病的诊断基于临床表现（包括含碘对比剂暴露后 24～48 小时内开始出现的特征性血清肌酐浓度升高）和排除导致急性肾损伤的其他原因。在多数情况下，含碘对比剂导致的急性肾损伤可逆转，eGFR 可在 5～10 日内恢复。然而，对于肾功能严重降低的患者，血清肌酐可能无法恢复至基线值。本案例中，患者同时具有糖尿病、CKD 及心力衰竭，对比剂肾病的风险大大提高，这些基础疾病的存在同样也不利于肾功能的恢复。

病例点评

本例患者为老年男性，基础疾病多。既往有慢性肾功能不全

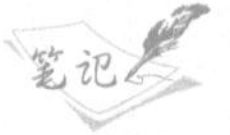

病史，本次急性心肌梗死及心脏外科手术后反复出现血清肌酐水平的升高和少尿，符合 A on C 的诊断。患者既往有心脏病史，本次发生心肌梗死后血清肌酐水平明显升高，冠脉搭桥手术术后出现无尿，故考虑为心源性因素所致急性肾损伤，而此过程中含碘对比剂的使用使急性肾损伤进一步加重。心脏病和肾脏疾病之间存在许多重要的交互作用，这种交互作用是双向的，心脏和肾脏这两者中一个器官的急性或慢性功能障碍可诱发另一个器官的急性或慢性功能障碍，这种临床状态称为心肾综合征（cardio – renal syndrome，CRS）。目前根据可能发生的不同交互作用可将心肾综合征分为 5 类，其中 1 型心肾综合征指急性心力衰竭引起急性肾损伤。本例患者是在心肌梗死发生急性左心衰竭后血清肌酐水平明显升高，故考虑为 1 型心肾综合征。

eGFR 下降可增加心力衰竭患者的死亡风险，对于 1 型心肾综合征患者，单纯改善肾功能不一定能改善患者预后，在 1 型心肾综合征中心功能的改善才是最重要的。为了改善心脏功能本例患者进行了冠脉搭桥手术，但是，外科手术存在着高风险，手术过程中的低灌注可造成慢性肾功能不全急性加重，本例患者既往已经存在陈旧性心肌梗死，心脏基础较差，患者的心功能在外科手术后并未获得恢复，因此术前对心肾功能的评估及与患者家属间的交流十分重要，否则可能会因为对预后期望的不同而造成医患矛盾或加重医疗负担。对于失代偿性心力衰竭患者，通过积极的体液清除（即使伴随轻至中度的肾功能恶化）可改善预后，当利尿剂抵抗和/或肾功能损伤的患者通常会考虑进行血液透析治疗。本例患者在外科手术后出现无尿，遂开始血滤治疗，此后尿量逐渐恢复。当然，对于心肾功能损害均非常严重的患者，适时开始血液净化治疗对稳定病情、改善患者的生活质量均非常重要。

笔记

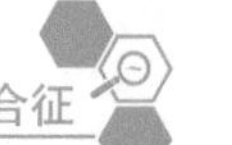

030 心前区疼痛、冠状动脉旁路移植术后血清肌酐升高——心肾综合征1型

病历摘要

患者，男性，92岁。主因“发作性心前区不适23年余，心前区疼痛2小时”于2018年3月14日入院。患者于1995年曾因胸痛诊断为“下壁心肌梗死”，2004年再次出现胸痛在我院诊断为“急性心肌梗死”给予右冠支架置入术，目前口服拜阿司匹林肠溶片0.1g，1次/日等药物，病情控制相对平稳，偶有劳累后心前区憋闷。2018年3月14日下午患者无明显原因出现心前区疼痛，家属立即送往我院急诊并收治入院。

既往史：患者有高血压、高脂血症、2型糖尿病、阵发性房颤、慢性心功能不全，心功能Ⅱ级等病史数十年，目前血压、血糖和血脂采用口服药物均控制良好。

入院查体：血压140/90mmHg，呼吸平稳，双肺呼吸音清，未闻及干湿性啰音。心界不大，心率67次/分，律齐，心尖部可闻及2/6级收缩期杂音。腹平软，无压痛、反跳痛及肌紧张。双下肢无水肿，双侧足背动脉搏动减弱。

入院后检查：血红蛋白118g/L，血小板138×10^9/L；尿蛋白（－），红细胞（－），尿比重1.018；血生化：血清肌酐93μmol/L，尿素8mmol/L，血钾4.84mmol/L，血钙2.26mmol/L；肝功能正常；凝血功能正常；心肌酶：TnI 6.988μg/L，TnT 0.789ng/ml，肌酸激

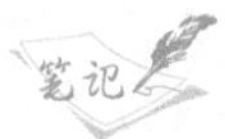

酶同工酶 15.73ng/ml。心电图提示窦性心律 67 次/分，陈旧性下壁心肌梗死，ST-T 改变，室性早搏。超声心动图提示节段性室壁运动障碍（左室前壁、室间隔中-心尖段、左室下壁、左室后壁），左室整体收缩功能减低，EF 44%。入院诊断：急性 ST 段抬高型心肌梗死。

诊疗经过：患者入院后给予阿司匹林肠溶片 0.1g，1 次/日；硫酸氢氯吡格雷片 75mg，1 次/日；达肝素钠注射液 5000U，皮下注射，1 次/日抗栓治疗。硝酸异山梨酯注射液（2~5mg/h）扩张冠状动脉治疗，维持原降压、降脂等治疗。入院后第二天胸痛症状消失，临床症状逐步改善，复查心电图抬高的 ST 段已回落，考虑血栓自溶，继续维持上述治疗方案。2018 年 3 月 21 日复查心电图 ST-T 改变较前好转；TnI 0.203μg/L，TnT 0.126ng/ml，肌酸激酶同工酶 0.96ng/ml。血生化：血清肌酐 81μmol/L（图 30-1），尿素 3.7mmol/L。入院后复查颈动脉超声提示双侧颈动脉钙化斑弥漫性分布，未见大于 75% 狭窄。2018 年 4 月 3 日在局麻下行选择性冠状动脉造影术，提示左主干局限性狭窄 50%、前降支局限性狭窄 70%、第一对角支局限性狭窄 80%、回旋支开口局限性狭窄 85%、右冠支架内再狭窄 80%、右冠远段弥漫性狭窄 50%~70%。患者左主干+三支病变，血管病变重，心血管外科会诊后建议择期行冠状动脉旁路移植术（coronary artery bypass grafting，CABG）。2018 年 5 月 21 日复查血生化：血清肌酐 85μmol/L（图 30-1），尿素 11.1mmol/L。

2018 年 5 月 23 日在全麻下行体外循环冠状动脉旁路移植术。体外循环时间 57 分钟，主动脉阻断时间 42 分钟，麻醉平稳。术中失血 400ml，转机中红细胞压积低至 21%，予以输注红细胞 4 个单位，输血后体外循环停机时患者红细胞压积 30%，血压稳定。

2018 年 5 月 24 日复查血清肌酐 99μmol/L，尿素 8.4mmol/L；

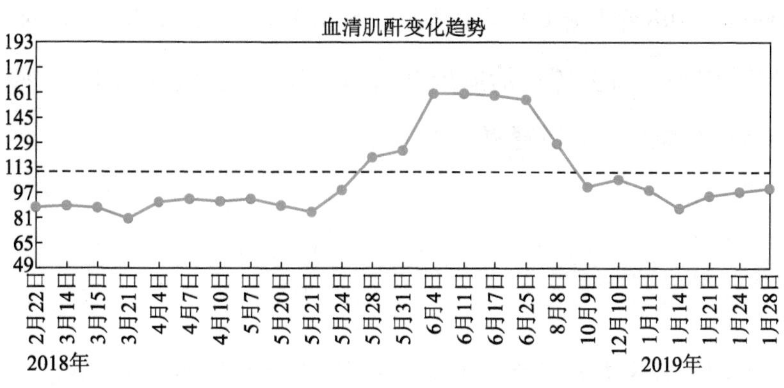

图 30－1　血清肌酐变化趋势（单位：μmol/L）

给予扩容治疗，每日入量控制在 3500ml/d，尿量 1500～2100ml/d，全天监测血压波动在（116～152）/（68～90）mmHg。2018 年 5 月 28 日复查血清肌酐 120μmol/L，尿素 8.7mmol/L，给予静脉注射丹参多酚酸盐 200mg/d 治疗。2018 年 5 月 31 日复查血清肌酐 124μmol/L，尿素 8.9mmol/L。

2018 年 6 月 1 日患者发生心房纤颤，心室率 124 次/分，血压降至 98/54mmHg，给予静脉推注盐酸胺碘酮注射液 75mg 后以 1mg/min 速度持续静脉泵入，1 小时后转复为窦性心律后，血压可恢复至 132/76mmHg。心房纤颤终止后查超声心动图符合陈旧性左室下壁、后壁心肌梗死后改变，左室整体收缩功能正常，左室 EF 54%。此后患者仍间断发生阵发性心房纤颤，每次持续 30～60 分钟，应用盐酸胺碘酮注射液可转复为窦性心律，每次发作均可见血压一过性降低，心律转复后心率恢复正常水平。2018 年 6 月 3 日开始口服胺碘酮片 0.2g，3 次/日抗心律失常治疗，此后未再发生心房纤颤。

2018 年 6 月 4 日查血清肌酐 160μmol/L，尿素 11.6mmol/L。肾内科会诊后指导患者注意饮食和进行容量控制，监测血压的变化，尽量维持血压在正常范围，同时精简药物，并给予复方 α－酮酸片、海昆肾喜胶囊等药物治疗。2018 年 6 月 25 日复查血清肌酐 157μmol/L，尿素

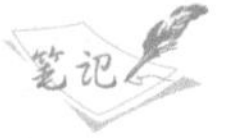

8mmol/L。2018 年 8 月 8 日复查血清肌酐 129μmol/L，尿素 7.1mmol/L。2018 年 10 月 9 日复查血清肌酐 101μmol/L，尿素 5.4mmol/L，停用复方 α－酮酸片、海昆肾喜胶囊治疗。

病例分析

本例患者为老年男性，基础疾病较多，合并冠心病、陈旧性心肌梗死、经皮冠状动脉介入治疗（percutaneous coronary intervention，PCI）术后、高血压、高脂血症、2 型糖尿病、阵发性心房纤颤、慢性心功能不全、心功能Ⅱ级、颈动脉粥样硬化等多种疾病。本次再发心肌梗死后冠状动脉造影检查提示冠状动脉多处狭窄。对于冠状动脉三支病变，冠状动脉旁路移植术是目前公认最佳治疗方式。然而，同其他外科手术一样，急性肾损伤是冠状动脉旁路移植术后常见的严重并发症。既往研究发现，17%～41% 的冠状动脉旁路移植术后患者发生了急性肾损伤，即使未达到急性肾损伤的诊断标准，术后血清肌酐水平的轻微升高也会引起患者的预后不良。

由于心脏或肾脏的急性或慢性功能障碍导致的另一器官的急性或慢性功能障碍又称为心肾综合征。按照 2019 年 3 月美国心脏协会（American Heart Association，AHA）发布的关于心肾综合征定义和分类，冠状动脉旁路移植术后引起的急性肾损伤可归类到Ⅰ型心肾综合征。Ⅰ型心肾综合征心肾交互作用涉及心脏衰竭状态时心脏和肾脏在血流动力学的相互作用、动脉粥样硬化性疾病对两个器官系统的影响、神经激素激活、细胞因子等多种病理生理变化。

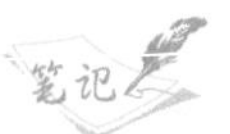

本例患者在本次冠状动脉旁路移植术术前，无肾脏疾病病史，

但存在高血压、高脂血症、2 型糖尿病、阵发性心房纤颤、陈旧性心肌梗死和慢性心功能不全等多种危险因素。老年患者在多病共存状态时，更容易发生心肾综合征。患者在冠状动脉旁路移植术后 24 小时内复查肾功能已经发生血清肌酐轻度升高，在给予扩容和维持循环稳定等对症处理后，血清肌酐仍出现了轻度的上升，直至在给予输注丹参多酚后血清肌酐上升趋势得以减缓。冠状动脉旁路移植术术后发生心肾综合征的机制尚未完全明确，既往研究发现，冠状动脉旁路移植术术后发生心肾综合征与多种危险因素相关，包括：体重、高血压病史、脑血管意外病史、术前 GFR、体外循环时间、主动脉阻断时间、术后 GFR、术后辅助通气时间、术后监护室停留时间等。老年患者肾脏储备功能减低，同时存在全身血管不同程度的动脉粥样硬化，包括肾动脉，导致肾脏代偿能力减弱。如果术前即存在心力衰竭、循环血量不足、缩血管药物的使用等，将进一步降低肾脏代偿能力甚至失代偿。同时，手术本身是导致心肾综合征最为重要的诱因之一，肾组织的缺血再灌注损伤、内毒素血症、手术创伤、非搏动性血流都是术中炎症反应的触发因素，炎症介质、黏附分子及促炎因子的产生，又进一步导致肾脏损伤。术后，利尿剂和缩血管药物的使用、输血及术后低血压等都可能成为肾损伤的加重因素。

本例患者在本次心肌梗死后左室整体收缩功能减低，EF 44%，在冠状动脉旁路移植术术前即存在心力衰竭状态，术中手术创伤、非搏动性血流、失血等均增加了术后发生心肾综合征的风险。术后发现肾功能损伤后，经积极扩容及维持循环稳定等处理，患者肾脏损伤进程得以减缓。然而，自 2018 年 6 月 1 日患者开始反复发生阵发性心房纤颤，出现循环不稳定，一过性低血压状态，再次影响肾脏灌注，导致肾功能在原有损伤基础上的进一步恶化。在肾脏内科

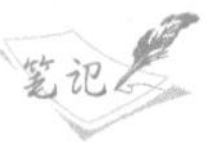

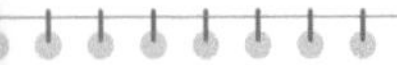
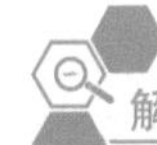

完善肾衰竭一体化治疗后，患者的肾功能逐步才得以恢复。心房纤颤是老年患者常见疾病，75 岁以上人群患病率可达到 10%，高血压、冠心病、心力衰竭、心脏外科手术都是心房纤颤常见病因。心房纤颤发作时由于心房失去有效的收缩功能，可能影响患者循环功能，引起低血压状态。既往研究发现，心房纤颤是慢性肾脏病和/或急性肾损伤发生进展的重要危险因素。本例患者心房纤颤发作时心室率增快，同时伴血压降低，循环不稳定加重了肾脏的缺血、缺氧状态，导致肾功能进一步受损。在控制心房纤颤发作后，才得以遏制患者肾功能的进一步损害。本例患者肾功能最终得以恢复的另一个重要因素，是肾内科早期的干预。在老年患者围手术期肾脏管理中，除了维持循环稳定，保证肾脏有效灌注，避免肾毒性药物的使用，维持足够的尿量外，必要时早期使用复方 α－酮酸片及大黄类药物，对患者的肾功能保护也有一定的作用。

病例点评

心肾综合征是老年科常见综合征之一，包括涉及心脏和肾脏的一系列疾病，是心肾相互作用导致的一系列复杂的疾病状态。老年人群由于多病共患，心脏和肾脏疾病的患病率高，发生心肾综合征的风险明显增加。基于急性透析质量倡议共识会议的心肾综合征分为 5 型，其中由于心力衰竭导致的急性肾损伤定义为 I 型心肾综合征，又称为急性心肾综合征。高血压、冠心病、慢性心功能不全、心房纤颤和各种手术都可能直接影响老年人心功能水平，在发生心力衰竭急性恶化时就出现急性肾损伤。另外，神经激素激活、细胞因子和炎症因子会加重这一病变过程。随着人口老龄化水平的不断提高，冠状动脉旁路移植术患者的年龄越来越高，老年患者冠状动

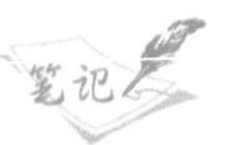

脉旁路移植术后发生肾功能损害的比例也不断增加，对于老年患者，即使采用非体外循环冠状动脉旁路移植术，也不能显著减少老年冠状动脉旁路移植术患者术后急性肾损伤的发生率及严重程度。术前评估，术后肾损伤早期诊断、干预和治疗，避免发生和阻止肾功能恶化对于患者预后至关重要。另一个需要注意的是，临床工作中，对于符合急性肾损伤诊断的患者往往能够得到充分重视，但由于急性肾损伤分期自身的弊端，容易遗漏血清肌酐呈缓慢上升（上升速度小于0.3mg/ml/48h）的患者，此外老年患者由于肌肉容积的减少，血清肌酐的变化也明显低于年轻人。因此，目前亟需探索除血清肌酐外，一些新型肾小球、肾小管损伤生物学标志物（如胱抑素C、蛋白尿、NGAL、KIM－1等）可用于评估心力衰竭患者尤其是老年心力衰竭患者肾功能受损的情况。

031　心前区疼痛、喘憋、鼻衄、血压下降、尿量减少——心肾综合征1型

病历摘要

患者，男性，96岁。“发作性心前区疼痛43年，喘憋、烦躁2天”，于2018年12月6日入院。患者1975年因发作性心前区疼痛诊断为“冠心病，稳定型心绞痛”，给予扩冠等药物治疗，但此后仍反复出现发作性心前区疼痛，2004年5月13日冠脉造影提示三支病变（前降支中段80%狭窄，回旋支起始段90%狭窄，中远

端弥漫性狭窄，右冠中段弥漫性狭窄，最重处达90%狭窄）。2004年6月3日行冠状动脉旁路移植术，左乳内动脉与前降支吻合，大隐静脉与后降支吻合，术后患者症状明显缓解。2006年12月7日复查冠脉CT提示乳内动脉－前降支血管桥通畅，静脉桥闭塞，再次出现心前区疼痛等不适症状，2007年4月2日于右冠放置支架3枚，前降支远段放置支架1枚，术后心绞痛症状明显改善。2018年患者在我院呼吸科住院期间因持续便潜血阳性而停用抗血小板药物，2018年12月5日凌晨1点时患者出现喘憋、烦躁，心电监护示心率增快至110～120次/分，伴出汗，急行床旁心电图可见Ⅰ、AVL、Ⅱ、AVF、V_3～V_6 ST段下斜行压低，AVR ST段弓背向上抬高，抽血化验未见心肌酶明显升高，给予硝酸异山梨酯、达肝素钠、呋塞米等药物治疗，但患者症状无明显缓解，2018年12月6日复查心肌酶（图31－1）：TnI 16.147μg/L，NT－proBNP 57421.9pg/ml，TnT 1.46ng/ml，较前明显升高。床旁心脏超声可见急性左室下壁心肌梗死后改变及慢性左室前壁心肌缺血性改变，节段性室壁运动减弱。以“急性心肌梗死”转入我院心内科。患者发病以来精神差，胃管及静脉营养支持，睡眠可，大小便正常，体重无明显下降。

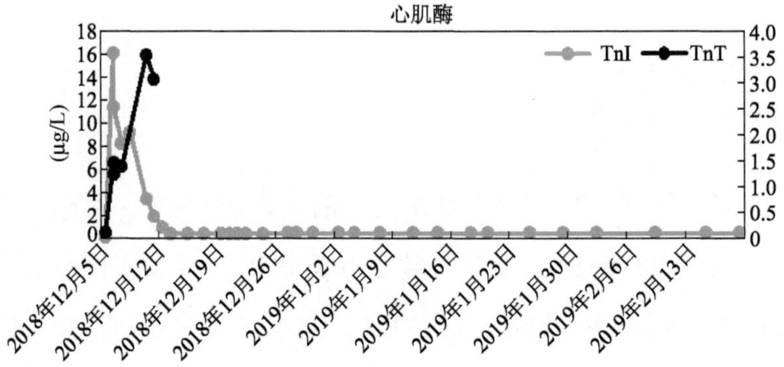

图31－1　患者血心肌酶的变化趋势

既往史： 高血压病史 39 年余，血压最高达 200/120mmHg，2002 年起规律服用降压药物，目前口服厄贝沙坦片治疗，血压可控制在（110～160）/（60～80）mmHg 左右。2014 年 4 月因血清肌酐升高诊断为“慢性肾脏病 3a 期”，此后监测血清肌酐水平波动在 110～190μmol/L。间断口服肾衰宁胶囊、复方 α－酮酸片等治疗。另有椎基底动脉供血不足、肝脏多发性囊肿、双肾多发性囊肿、前列腺增生等病史。1997 年确诊为胃黏膜相关淋巴瘤，并行胃大部切除术，从 1997 年 9 月到 1998 年 2 月行“环磷酰胺＋多柔比星＋长春新碱＋泼尼松”方案（CHOP）化疗 4 疗程，多次住院复查，病情稳定。另曾有急性阑尾炎行阑尾切除术。有 10 年吸烟史，20 支/日，已戒烟 30 余年。

入院查体： 体温 37.3℃，脉搏 85 次/分，呼吸 22 次/分，血压 139/61mmHg。心前区无隆起，心界不大，心率 85 次/分，律齐，二尖瓣听诊区可闻及 3/6 级收缩期吹风样杂音，其余各瓣膜听诊区未闻及杂音。腹部平坦，腹软，全腹无压痛及反跳痛，Murphy 征阴性，未触及包块，肝脾肋下未触及，肝肾区无叩击痛，移动性浊音阴性，双下肢无水肿。

入院检查及化验： 血常规（2018 年 12 月 6 日）：血红蛋白 72g/L，白细胞 21.58 × 10^9/L，中性粒细胞 0.77；血生化（2018 年 12 月 6 日）：TnI 16.2μg/L；NT－proBNP 57421.9pg/ml，TnT 1.46ng/ml，CRP 18.64mg/dl。心脏超声（2018 年 12 月 10 日）：可见急性左室下壁心肌梗死后改变及慢性左室前壁心肌缺血性改变，节段性室壁运动减弱。泌尿系超声：肾脏大小正常，实质回声均匀，左肾中部背侧可见一极低回声，大小约 1.8cm × 1.9cm，形态尚规则，边界尚清，前后壁亮，伴后方回声增强，内透声区较差，彩色多普勒血流显像示其内未见明显血流信号；右肾可见数个囊

肿，大者约3.0cm×2.2cm，双肾集合系统未见分离；胸片（2018年12月6日）：双肺肺炎，双侧胸腔积液。

初步诊断：①冠心病，非ST段抬高型心肌梗死，冠脉搭桥术后，支架置入术后，慢性心功能不全，NYHA分级Ⅲ级；②双肺肺炎；③高血压3级，极高危；④慢性肾脏病3期，肾性贫血；⑤胃黏膜相关淋巴瘤，胃大部切除术后。

诊治经过：患者入院后，给予硝酸异山梨酯注射液以2mg/h静脉泵入扩冠，给予阿司匹林0.1g，1次/日，口服；达肝素钠注射液2500U，皮下注射1次/12小时抗凝、抗血小板治疗；呋塞米注射液20mg，静脉泵入利尿治疗；哌拉西林舒巴坦4.5g，1次/8小时抗感染治疗。患者于2018年12月8日上午10：00经口、鼻腔流出大量鲜红不凝血，当时高流量湿化仪氧浓度为65%，但脉氧饱和度波动在80%~90%，由于患者出血量较大且活动性出血，随时有窒息风险，遂紧急给予气管插管，呼吸机辅助呼吸。停用达肝素钠、阿司匹林，给予输血浆，肾上腺素和呋麻滴鼻液点鼻腔，2018年12月11日晚患者活动性出血已经基本停止。2018年12月12日为加强抗感染治疗，更换为注射用美罗培南0.5g，静脉点滴，1次/8小时。PiCCO数据监测提示心脏指数和前负荷偏低。给予左西孟旦治疗，并限制入量至2000ml/d。2018年12月14日（图31－2、图31－3）化验检查发现患者血清肌酐（273μmol/L）、NT－proBNP明显升高，在使用大剂量托拉塞米静脉泵入情况下（40mg/d），尿量仍明显减少（670ml/d）。2018年12月19日患者心力衰竭症状加重、血压下降，在使用去甲肾上腺素注射液20μg/min的情况下，患者的血压方可维持在90/48mmHg，立即给予床旁单纯超滤治疗，全天出超1036ml，尿量亦达到810ml，2018年12月21日再次给予床旁单纯超滤治疗，出超1006ml，尿量可达到1200ml，超滤治疗后患

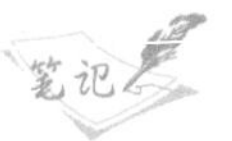

者水肿明显减轻，一般情况明显好转。2019 年 1 月 11 日起开始脱机锻炼，2019 年 1 月 16 日拔除气管插管。2019 年 1 月 17 日复查血清肌酐为 102μmol/L。

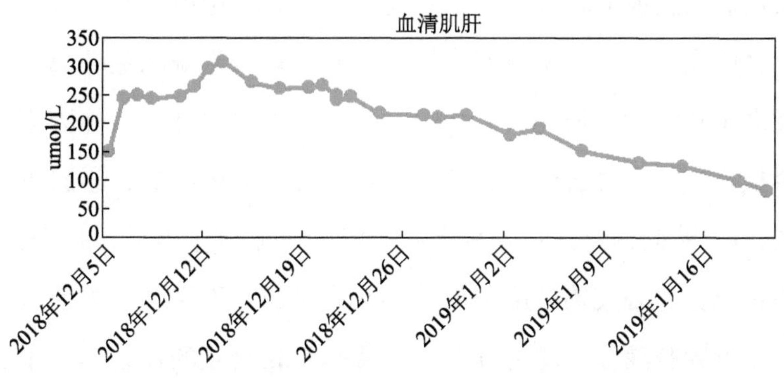

图 31－2　患者血清肌酐的变化趋势

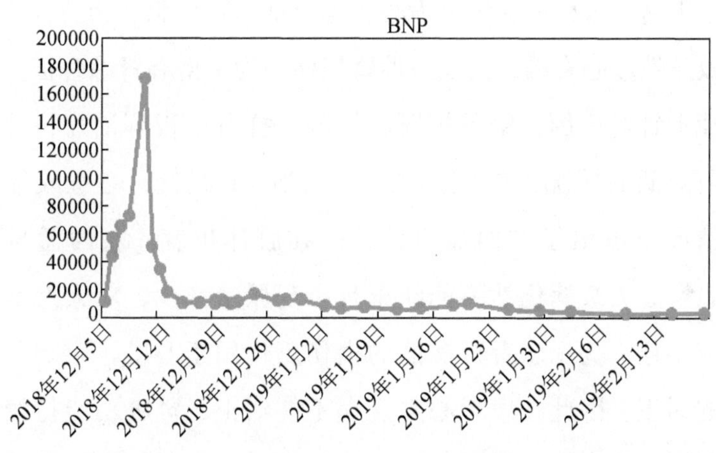

图 31－3　患者血 NT－ProBNP 的变化趋势

病例分析

患者本次出现急性肾损伤的原因是什么？患者既往存在慢性肾功能不全的病史，本次血清肌酐水平急剧升高，诊断“A on C”明确。造成患者急性肾损伤的原因应从肾前性、肾性、肾后性因素进

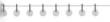

行分析。患者无血尿、蛋白尿及近期肾毒性药物应用的病史，虽然未进行自身抗体、ANCA等免疫相关检测，结合患者既往无相关自身免疫性疾病病史，基本可除外肾脏原发及继发性肾小球肾炎及肾间质疾病等造成的肾损伤。患者无明确尿路梗阻的病史，肾脏超声提示肾脏大小正常，实质回声均匀，双肾集合系统未见分离。尽管存在多个肾囊肿，但无尿路梗阻的征象，可以除外肾后性因素造成的肾损伤。结合患者病史，患者出现急性心肌梗死后，心肌收缩力减弱，EF减低，急性左心衰竭造成肾脏血流灌注不足，此为其一；为纠正急性左心衰竭过度利尿，导致容量相对不足，心脏前负荷减低，影响肾脏灌注，此为其二。心肾是互相交互的器官，由于心力衰竭和肾功能衰竭可以相互影响，相比单一疾病，其治疗更复杂，病死率更高，这种情况称之为心肾综合征。本例患者为急性心肌梗死后致急性左心衰竭，诱发急性肾损伤，为Ⅰ型心肾综合征。因此在治疗上针对病因，给予扩冠、抗凝、抗血小板等治疗，并根据前负荷减低的情况给予胶体扩容；心脏EF减低，心脏收缩力不足的情况下可给予左西孟旦治疗。在胶体扩容、左西孟旦治疗后，患者心力衰竭仍然不能纠正且出现尿量减少、对大剂量利尿剂反应不佳，提示患者肾功能的损伤反作用于心脏，影响了左心衰竭的纠正，因此在患者心力衰竭不能纠正、肾脏功能持续恶化的情况下，临床上选择了通过单纯超滤纠正患者体内过重的容量负荷。

是否尚有其他因素影响患者肾脏功能？患者因鼻腔出血行气管插管呼吸机辅助呼吸治疗。气管插管后，由于正压通气，气体渗漏入腹腔、经口吞气及电解质紊乱、胃肠道缺血等导致的胃肠蠕动能力减弱等因素可造成腹内压升高。升高的腹内压可从以下几个方面影响肾脏功能：①腹胀后改变了胸腔形态，影响回心血量，从而降低了心脏的EF，有效循环血量的下降造成肾脏缺血；②腹腔压力

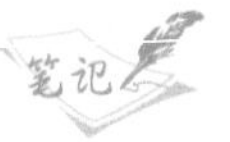

升高，胃肠道水肿，压迫肾脏，直接造成肾脏灌注不足，引起肾脏的缺血；③腹压升高激活 RAAS 系统，导致肾脏血管异常收缩。因此气管插管也可能是造成患者血清肌酐持续升高的因素之一。此外，肺部感染使患者全身处于炎症感染状态，导致血管通透性增加，白蛋白消耗增加、合成不足、外渗到组织间隙，加重组织水肿，同时炎症加重心脏、肾脏损伤。因此在纠正心力衰竭、肾衰竭同时，需要加强抗感染治疗。

为什么利尿效果不佳？利尿剂是急性充血性心力衰竭治疗中最重要的药物，其通过短时间内降低容量负荷，迅速减轻患者的心力衰竭症状。但随着心力衰竭的进展恶化及利尿剂的长期应用，会出现利尿效果不佳甚至利尿剂抵抗。目前对于利尿剂抵抗的定义尚不统一，有的研究以口服利尿剂需求量呋塞米超过 80mg/d 或托拉塞米超过 40mg/d 为利尿剂抵抗，有些以口服利尿剂需求量超过 40mg/d 为利尿剂抵抗。根据以上标准，本例患者诊断“利尿剂抵抗”明确。患者心力衰竭发生后存在肾脏灌注不足、肾脏缺血，另外，呼吸机的使用、腹压增高也可导致肾脏缺血。肾脏缺血促使近端小管钠的潴留及醛固酮释放，而醛固酮的增加则进一步加重水钠潴留，造成心肾功能进行性恶化的恶性循环。患者因心力衰竭、肺部感染的发展导致肝脏发生缺血性损害，从而使其合成蛋白的能力下降，使利尿剂与白蛋白无法结合而降低疗效。因此给予单纯超滤治疗，清除了多余的钠盐及体液，可减低右心房压力，提高左室 EF，使水钠潴留减少，纠正了心力衰竭，进而改善肾脏血液灌注，提高了肾脏对利尿剂的敏感性。

病例点评

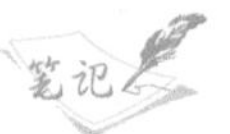

本例患者高龄、既往心血管系统、肾脏基础差，同时合并肺部

感染，多系统疾病并存，各个系统间互相影响，治疗困难大。本例患者以急性心肌梗死起病，之后导致肾脏“A on C”的发生，同时肾功能下降导致利尿剂抵抗，影响心力衰竭的治疗。因此对于类似多系统疾病共存的患者，治疗必须合理兼顾各系统，在纠正心力衰竭的同时，应注意保护肾脏功能并需要积极进行抗感染治疗。随着呼吸机的广泛应用，各科的临床医师不仅应当关注其对于呼吸系统的作用，还应意识到其对于全身多系统的影响，积极控制呼吸机相关并发症，同时需要牢记的是为患者进行紧急气管插管的目的是为了帮助患者度过危险期并最终能拔管以维护患者的生活质量，因此应该熟练掌握气管插管的指征。单纯超滤的血液净化治疗是充血性心力衰竭治疗的重要手段，在心肾综合征早期，把握单纯超滤或血液净化的适应证，选择合适的时机进行血液净化治疗以打破心肾之间的恶性循环，对及时挽救患者心肾功能具有重要作用。

032 慢性肾脏病、胸闷、纳差、水肿，血清肌酐快速升高——心肾综合征 2 型

病历摘要

患者，男性，86 岁。主因“发现血清肌酐升高 12 年余，肌酐快速进展及血钾升高 2 天”于 2015 年 7 月 26 日入院。患者1993 年 4 月查体时发现血清肌酐升高（具体不详），但未予重视。2013 年 4 月查血清肌酐 201μmol/L，血红蛋白 99g/L，诊断“慢性肾脏病 4 期、肾性贫血”，随后开始控制蛋白饮食加中药口服治疗，但患

者血清肌酐水平仍逐年升高，2013 年 6 月至 2015 年 3 月年期间血清肌酐波动于 220 ~ 290μmol/L。2015 年 5 月 18 日患者因胸闷不适诊断为“急性冠脉综合征，非 ST 段抬高性心肌梗死”入心内科住院治疗，住院期间出现急性肾损伤，血清肌酐从 219μmol/L（2015 年 5 月18 日）上升至 298μmol/L（2015 年 5 月 27 日），经过扩容、改善局部微循环等对症治疗后，血清肌酐回落至 162μmol/L（2015 年 5 月 30 日），患者于 2015 年 6 月 3 日出院。出院后患者间断发作心前区不适，每次在口含硝酸甘油 5 分钟后可自行缓解，2015 年 7 月 24 日来门诊复查，化验检查发现血尿素氮28.2mmol/L，血清肌酐 636μmol/L，血钾 5.9mmol/L。患者无头晕、无恶心等不适主诉，但精神状况较差、胃纳差，双下肢轻度对称性凹陷性水肿，肺部及腹部查体无异常，心律齐，心率 77 次/分，各瓣膜区未闻及杂音，心电图未见 ST－T 异常，故于 2015 年 7 月 26 日以“急性肾损伤，高钾血症”收治入我科。患者近期精神、饮食、睡眠欠佳，二便正常，体重无明显变化。

既往一般健康情况欠佳。高血压病史 20 余年，高血压 3 级，极高危。长期口服氯沙坦钾片 50mg，2 次/日，目前血压控制在(140 ~ 150)/(60 ~ 80) mmHg。患“2 型糖尿病”20 余年，目前治疗方案：门冬胰岛素注射液（12IU/早，10IU/中午，10IU/晚），甘精胰岛素注射液（28IU，1 次/日），血糖水平可控制在空腹 7 ~ 9mmol/L，餐后 9 ~ 14mmol/L。2007 年 7 月中旬诊断“急性前壁心肌梗死”，于冠状动脉前降支置入支架 1 枚，术后长期予以扩冠等对症支持治疗，但此后患者仍反复出现活动后胸闷、气短等不适，偶尔出现夜间阵发性呼吸困难，2011 年诊断为“慢性心功能不全”。2014 年 7 月诊断乙状结肠癌，肝转移、肺转移，予保守姑息治疗，长期口服镇痛药物（具体不详），定期检测大便潜血，均为

阳性。2014 年 7 月确诊乙状结肠癌，肝转移、肺转移，予保守姑息治疗。2015 年 5 月诊断“急性冠脉综合征，非 ST 段抬高心肌梗死”，目前病情稳定。另有痛风性关节炎、慢性胆囊炎、胆囊结石病史，目前病情均相对稳定。

体格检查：体温 36.2℃，脉搏 64 次/分，呼吸 18 次/分，血压 126/62mmHg。营养欠佳，神志清楚。双肺呼吸音低，双肺未闻及干湿性啰音及哮鸣音。心界不大，心率 64 次/分，律齐，各瓣膜听诊区未闻及杂音。腹部膨隆，无腹壁静脉曲张。腹软，肝脾肋下未及，全腹部无压痛及反跳痛，肝肾区无叩击痛，移动性浊音阴性，肠鸣音正常，未闻及血管杂音。双下肢无水肿。双侧足背动脉搏动减弱。

化验检查：血红蛋白 72g/L，红细胞计数 3×10^{12}/L，白细胞计数 8.35×10^{9}/L，中性粒细胞 80.3%，CRP 1.31mg/dl；血生化：尿素 28.2mmol/L，血清肌酐 636μmol/L，尿酸 550μmol/L，血钾 5.9mmol/L，血钠 144mmol/L，二氧化碳 24mmol/L；TnI 0.428μg/L，肌红蛋白定量 338ng/ml，TnT 0.086ng/ml，NT－proBNP 571pg/ml；凝血：血浆 D－二聚体 0.57μg/ml。血 ANCA 等相关抗体及自身抗体检查均为阴性，尿常规基本正常范围，大便潜血阳性。

入院诊断：①CKD，5 期、肾性贫血；②冠心病，不稳定心绞痛，陈旧性前壁心肌梗死，冠脉支架置入术后；③慢性心功能不全，心功能Ⅲ～Ⅳ级；④高血压 3 级，极高危；⑤2 型糖尿病；⑥乙状结肠癌、乙状结肠周围淋巴结转移、肝转移、肺转移。

诊疗经过：入院后继续给予低蛋白饮食，复方 α－酮酸片 2.52g，3 次/日，尿毒清颗粒 5g，3 次/日，降血钾树脂 15g，口服（间断予以 2 次/周）等治疗，同时给予扩冠（单硝酸异山梨酯 40mg，1 次/日）、降糖（门冬胰岛素注射液 12IU，1 次/早；10IU，

笔记

1 次/中午；10IU，1 次/晚；甘精胰岛素注射液 28IU，1 次/日）、降压（氯沙坦钾片 50mg，2 次/日）、改善微循环（丹参多酚注射液 200mg，静脉点滴，1 次/日；前列地尔注射液 20μg，1 次/日）。患者本次入院时血红蛋白 72g/L，因患者既往诊断乙状结肠癌，贫血考虑为肿瘤慢性失血及肾性贫血共同作用，故予凝血酶加配氯化钠，100 单位/ml，灌肠止血，间断输注红细胞纠正贫血，给药 EPO 5000IU，皮下注射，1 次/隔日；口服叶酸片 5mg，3 次/日；维生素 B_{12} 片 1 片，3 次/日；多糖铁复合物胶囊 150mg，1 次/日补充造血原料。同时予以静脉营养支持，维持热量在 20 ~ 22kcal/(kg · d)，间断予以碳酸氢钠片口服维持酸碱平衡。考虑到患者刚出院不久，出院时血清肌酐不超过 200μmol/L，此次血清肌酐上升速度较快，入院时“尿毒症”的诊断过于武断，应该考虑“A on C”的情况，即在 CKD 的基础上出现急性肾损伤。由于患者的血 ANCA 等相关抗体及自身抗体检查均为阴性，尿常规基本正常范围，故患者此次急性肾损伤难以考虑是肾脏本身病变所致，根据患者的病史，发生急性肾损伤最大可能性是患者频繁的心绞痛导致血流动力学不稳定，精神状况较差、胃纳差可能会引起容量不足等肾前性因素所致的肾功能急剧减退。故入院后立即评估患者的容量状况并予以补液、扩充血容量、纠正肾前性因素，同时避免使用肾毒性药物。经过综合治疗，患者病情逐渐平稳，2015 年 9 月 13 日复查血红蛋白 90g/L、血尿素氮 18.8mmol/L、血清肌酐 217μmol/L，心肌酶及肝酶无异常，心电图无异常，患者各项指标较入院时明显好转，无不适主诉，患者出院。

病例分析

患者入院时病情较重，整体状况差，主要为三个方面问题：第

一，心脏问题，患者既往冠脉病变重，诊断为冠心病、慢性心功能不全Ⅲ级，入院前2个月前因急性冠脉综合征入院，且近1个月内心绞痛频繁发作，发作原因考虑胃肠道慢性失血及肾性贫血进一步影响心肌供血所致；第二，乙状结肠癌问题，患者肿瘤大面积转移，已无手术及化疗等治疗指征，属于肿瘤晚期，可以实施的措施仅有止痛和止血，患者长期间断口服止痛药物，药物具有肾毒性；第三，血清肌酐快速进展。患者入院时血尿素氮 28.2mmol/L，血清肌酐 636μmol/L，血钾 5.9mmol/L，入院时估算 GFR 仅为 6ml/(min·1.73m^2)，似乎已达到透析指征。然而，患者高龄且有腹腔器官肿瘤病史，不适宜进行腹膜透析，而血液透析与患者基础疾病（肿瘤及心功能差）也有矛盾，血液透析可能会增加消化道出血风险，导致出血进一步加重，同时也增加了心肌梗死的风险，故当时透析的风险非常大，不适宜立即选择透析治疗。经过仔细评估病史，考虑患者 A on C 的可能性大，故在患者入院后，经过积极的止血、扩冠、纠正贫血、改善微循环等治疗，患者胃肠道出血情况停止，心功能状况逐渐好转，心前区不适症状也较前明显好转，心功能稳定后，患者的血清肌酐水平也逐渐回落，血钾降至正常范围。

病例点评

人体是一个有机整体，各个器官之间在一定程度上密切联系。心脏和肾脏是人体内两个重要器官，任何一个脏器的原发性损伤都可带来另一个脏器的损伤。心和肾任何一个器官出现功能异常，都可影响另一器官的正常运作。70%～80% 的心血管疾病患者在终末期都会伴随肾脏疾病的发生。心脏病变可以通过神经调节或内分泌

调节而导致肾脏病变，如在心力衰竭状态下由于心脏射血量减少，激活交感神经系统，过度激活的交感神经系统会使心脏β受体密度和敏感度降低、心肌细胞肥大、血管内膜增厚，左心室功能受损进而射血量降低、肾脏灌注不足，交感神经兴奋性和儿茶酚胺分泌量进一步增多，形成心、肾功能相互影响的恶性循环。低血流量状态还可激活 RAAS 系统，肾素、血管紧张素及醛固酮持续分泌，引起水钠潴留、血管收缩及 GFR 降低，最终导致肾脏功能的损伤。

本例患者既往有慢性心功能不全、CKD 4 期病史，存在肾性贫血及肠道肿瘤慢性失血，入院时血红蛋白水平较低，可能存在心脏冠状动脉供血不足，在既往疾病的基础上，心肌细胞处于缺血状态，故导致心绞痛反复发作。入院前 2 个月内曾发生“急性冠脉综合征”，血流动力学不稳定，也影响肾脏供血及功能，因为反复出现心绞痛，患者食、眠俱差，出现纳差，又可能导致容量不足，患者心脏及肾脏功能在此恶性循环中不断恶化，最终可以导致血清肌酐水平骤升。

保护心、肾功能，预防并发症是治疗心肾综合征的基本原则。目前常用的治疗方法包括药物治疗（利尿剂、血管活性药物、神经激素拮抗剂、促红细胞生成素等）和非药物治疗（血液滤过等）。针对不同类型的心肾综合征，治疗方式侧重点有所不同。本例患者本次病变诊断 2 型心肾综合征的可能性最大，因此在治疗上首先予扩冠、适当扩容及利尿等措施以纠正慢性心力衰竭，并积极寻找利尿剂及扩容的平衡点，防止利尿剂导致的容量丢失，保证全身脏器的供血，同时避免前负荷过重加重心力衰竭，以维持心功能平衡；其次针对贫血的原因（慢性失血和肾性贫血）给予对症治疗，积极纠正贫血，尽量避免肾毒性药物，改善全身微循环及肾脏局部供

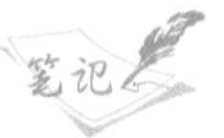

血，经过一系列的精心调药，患者心功能逐渐好转，胃肠道出血停止，肾功能也逐渐恢复，避免了提前透析可能带来的胃肠道出血、病情加重和生活质量降低。

033 反复发作胸痛、憋气、水肿，血钾、肌酐升高——心肾综合征

病历摘要

患者，男性，87岁。主因“发作性头晕40年，加重伴胸痛、憋气10小时”于2014年4月23日入院。患者缘于40年前自感发作性头晕，测血压升高，诊断为高血压3级，极高危，长期口服多种降压药物，血压可控制在（140～150）/（60～70）mmHg，目前的降压方案为：苯磺酸氨氯地平片5mg，2次/日；厄贝沙坦片150mg，1次/日；卡维地洛片6.25mg，1次/日。患者于2003年发生心肌梗死后出现憋气、呼吸困难等左心衰竭情况，一直口服呋塞米片10mg，1次/日；螺内酯片20mg，1次/日，心力衰竭症状控制良好。入院前14天，门诊化验血钾5.9mmol/L，血清肌酐270μmol/L，eGFR 12ml/(min·1.73m^2)，NT－proBNP 335pg/ml，故停用螺内酯片，增加口服呋塞米片的剂量。入院前10天复查血钾5.6mmol/L，血清肌酐358μmol/L，经多学科会诊后停用厄贝沙坦片。入院前6天测血压（160～170）/（60～70）mmHg，出现双下肢水肿。入院前2天血压持续升高170/70mmHg，门诊给予加用哌

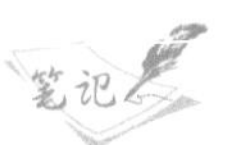

达帕胺缓释片1.5mg，1次/日。入院前10小时患者自觉头晕，出现胸骨后疼痛，呈压榨性，餐后及活动后发作2次，含服硝酸甘油片15分钟后可以缓解，同时伴胸闷，活动后呼吸困难、乏力，测血压（180～220）/(70～80)mmHg，心率增快至80次/分，双下肢水肿加重，体重增加，为进一步诊治急诊收治入院。

既往史：1974年诊断"2型糖尿病"，2001年诊断"糖尿病肾病、糖尿病周围神经病变"，皮下注射胰岛素治疗，HbA1c可维持在7.0%～7.5%。2004年诊断"右肾盂癌"，行右肾切除术。2007年诊断"慢性肾功能不全，失代偿期"，开始口服复方α-酮酸片、新清宁片、碳酸氢钠片等药物治疗，并使用EPO和铁剂纠正贫血。1991年诊断为冠心病，2003年行冠脉造影示"慢性冠脉病（chronic coronary artery disease，CAD）、三支病变"，行冠脉旁路移植术，左乳内动脉与前降支吻合，大隐静脉与后降支和回旋支作序贯吻合。术后长期口服阿司匹林片联合硫酸氢氯吡格雷双抗血小板、扩血管、调脂治疗，无心绞痛发作。平时有窦性心动过缓。

入院时查体：血压190/75mmHg，精神差，颈静脉轻中度充盈。双肺中下部闻及中小水泡音，心界不大，心率72次/分，律齐，心尖区、胸骨左缘3～4肋间可闻及2级收缩期杂音。腹部查体无异常。双下肢中度凹陷性水肿。

入院时化验检查：血红蛋白113g/L，血钾4.3mmol/L，血清肌酐324μmol/L，尿素14.4mmol/L，NT-proBNP 1477pg/ml。

诊疗经过：入院后患者血钾水平正常，给予调整降压药物治疗，停用苯磺酸氨氯地平片，改为非洛地平片5mg，2次/日，同时增加阿司匹林肠溶片100mg，1次/日，静点硝酸异山梨酯注射液4～7mg/h。但胸痛发作仍同前，每天发作一次，憋气症状改善不明

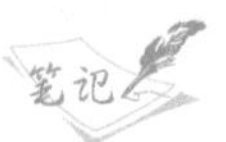

显，疲乏，精神差，食欲差，血压 180/70 mmHg，心率快，两肺满布湿性啰音。增加非洛地平的剂量为 7.5mg，2 次/日，同时更改静点液体为硝酸甘油注射液 30 ~ 40μg/min。但患者仍连续发生餐后、卧位时胸痛，憋气同前，体重持续升高，血压 175/70mmHg，两肺广泛闻及湿性啰音，血清肌酐升高至 385μmol/L。继续增加非洛地平的剂量至 10mg，2 次/日，同时加用托拉塞米 10mg 静脉推注，效果仍不理想。入院 7 天后经多学科会诊、反复协商，决定恢复厄贝沙坦片 75mg，1 次/日，同时加用降血钾树脂 15g，每周 3 次口服。此后患者心力衰竭症状逐渐缓解，血压水平下降，呼吸困难改善，无胸痛发作，体重下降。至入院后第 14 天，停用托拉塞米，增加厄贝沙坦片至 150mg，1 次/日，复查血清肌酐为 410μmol/L。入院后第二十五天，患者血压 145/65mmHg，无头痛及呼吸困难、无胸痛，血清肌酐为 383μmol/L，NT - proBNP 553pg/ml，体重由最高的 85kg 下降至 81.4 kg。患者症状完全好转，出院，降压药物处方更改为：非洛地平片 7.5mg，2 次/日；呋塞米片 10mg，1 次/日；厄贝沙坦片 150mg，1 次/日；吲达帕胺缓释片 1.5mg，1 次/日；卡维地洛片 3.125mg，2 次/日。

出院后随访：2015 年 8 月 20 日复查血清肌酐 625μmol/L，但患者自觉无明显不适，可以外出活动甚至到外地旅游，拒绝行肾脏替代治疗。2015 年 12 月底患者来院复查，血清肌酐 765μmol/L，血钾 6mmol/L，门诊医师停用厄贝沙坦片，此后患者心力衰竭症状再次出现，调整各种药物均无效，恢复使用厄贝沙坦片后症状消失好转。2016 年 4 月复查血清肌酐为 895μmol/L，血钾 6.1mmol/L，增加降血钾树脂后血钾仍在高位波动，故行颈内静脉半永久置管，开始规律血液透析治疗。

笔记

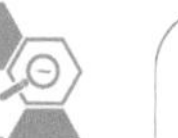

病例分析

本例患者的病例特点为：①老年男性，多年高血压、冠心病、糖尿病、慢性肾功能不全病史，全身动脉粥样硬化；②近期因调整降压药物后出现血压显著升高、急性心功能不全；③孤立肾，糖尿病肾病，近期肾功能在慢性肾功能不全的基础上快速恶化。综合上述病例特点，患者病情重，治疗难度大、矛盾多。分析病情考虑患者本次发病主要因为血钾升高后停用螺内酯片，静脉滴注呋塞米后导致血清肌酐升高，后停用厄贝沙坦片，导致血压升高、心力衰竭加重、心绞痛频发，又进一步引发肾功能的快速恶化。患者入院时存在1型急性心肾综合征及3型急性心肾综合征，进展性心脏功能障碍与进展性肾脏功能障碍互相影响，互为因果，对心肾疾病的进程产生了叠加、放大的损害效应。本次发病的启动因素是近期血压水平的持续升高、心力衰竭加重，可能与心肾联合损害导致的顽固性水钠潴留、容量负荷增加、降压药物的调整及RAAS系统激活等因素有关。明确病因后，在治疗上首先不断增加CCB类的降压药物剂量，同时联合扩血管、加强利尿等综合治疗措施，拟通过降低血压水平及扩张血管来减轻心脏的前、后负荷以改善心力衰竭，阻止肾功能的快速进展，但患者的心力衰竭、心绞痛及高血压症状均不能得到缓解，经反复讨论后认为患者目前的情况与RAAS系统的高度活跃有关，决定在血清肌酐已经高达385μmol/L的情况下，重新应用厄贝沙坦（患者曾长期应用）来抑制激活的RAAS系统，同时加用降血钾树脂以维持血钾在基本正常水平。如此调整降压药物后患者的情况逐渐好转，血压水平下降，心力衰竭症状好转，无心绞痛发作，肾功能也轻度好转。患者未出现高钾血症。治疗效果

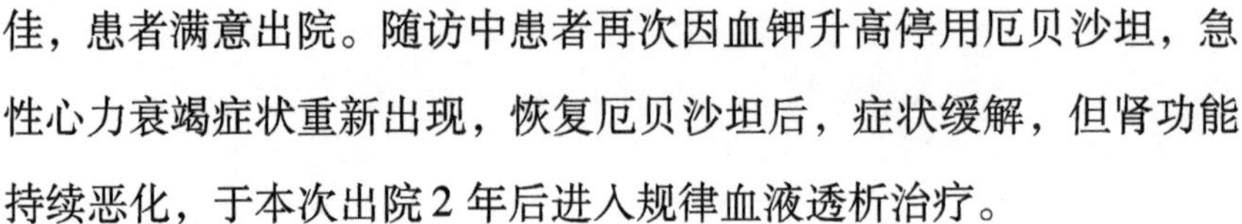

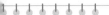

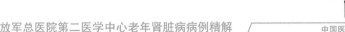

佳，患者满意出院。随访中患者再次因血钾升高停用厄贝沙坦，急性心力衰竭症状重新出现，恢复厄贝沙坦后，症状缓解，但肾功能持续恶化，于本次出院 2 年后进入规律血液透析治疗。

病例点评

本例患者是临床上常见的典型的老年心肾综合征病例。不少患者与本例患者经历类似，非常依赖 RAS 抑制剂，一旦停用就会出现血压升高及心力衰竭发作，心力衰竭的反复发作明显加重肾功能的恶化。治疗矛盾的焦点集中于患者的肾功能已经很差、血清肌酐已经 385μmol/L 的情况下是否还可以应用 RAS 抑制剂（ACEI/ARB）类药物，这也是临床上肾科医师在会诊时经常面对的问题。到目前为止，几乎所有的欧美和中国的心力衰竭治疗指南、高血压治疗指南甚至是慢性肾脏病指南均将应用 RAS 抑制剂作为一线必须应用的药物，从疾病的发病机制及病理生理上均需应用 RAS 抑制剂，可以显著降低患者的病死率，但是临床上常常约定俗成地将血清肌酐超过 3mg/dl（265μmol/L）作为应用 RAS 抑制剂的禁忌证，主要是为了避免血清肌酐进一步升高及出现显著的高钾血症。实际上近年来指南也根据临床试验证据发生了变迁。1999 年的 AIPRI 研究证明在慢性肾功能不全的患者中贝那普利组的肾存活明显高于对照组。2004 年的 ESBARI 研究证明贝那普利使主要终点（肌酐倍增、终末期肾病和死亡）发生风险降低 43%，RAS 抑制剂显著降低肾功能不全患者的主要肾脏风险。所以从 2003 年起 WHO/ISH、ESA/ESH、JNC Ⅶ及中国高血压、心力衰竭诊治指南均对使用 ACEI/ARB 时血清肌酐的范围未加注释。最新的指南仅给出 RAS 抑制剂的禁忌为高血钾、双侧肾动脉狭窄（肾动脉管腔内

径狭窄程度超过50%）和妊娠，这也为临床医师根据患者的情况灵活应用ACEI/ARB类药物提供了便利。

从本例临床实践来看，慢性肾脏病、心肾综合征、慢性心功能不全的患者在发生血清肌酐、血钾水平升高的情况下，如果患者既往长期服用ACEI/ARB，不宜轻易停用药物，否则可能会加重心力衰竭或高血压的症状，但是需要密切监测血清肌酐尤其是血钾水平的变化，必要时可以加用降血钾的药物。本例患者在血清肌酐较高的情况下继续应用ARB类药物（厄贝沙坦），抑制患者体内肾素-血管紧张素系统的高活性状态，取得了非常好的疗效，不仅降低了血压、改善了心力衰竭症状，血钾水平也可以通过药物控制在正常范围。但是，此时的血清肌酐水平较高提示肾功能已经大部分丧失且无法恢复，继续使用ACEI/ARB仍具有较大的风险，必须向患者、家属及社区家庭医师充分说明情况，取得理解和配合，当血清肌酐、血钾水平无法用药物维持时，肾脏替代治疗就不可避免了。

034 尿毒症、活动后气喘、双下肢水肿——心肾综合征4型

病历摘要

患者，男性，62岁。主因“发现血清肌酐升高12年，活动后气喘、水肿3月余”于2007年2月18日入院。1995年患者于外院查体时发现血清肌酐200μmol/L，当时无少尿、血尿、眼睑及双下

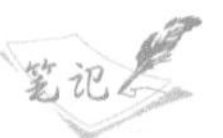

肢水肿等症状，因工作较忙未予重视和治疗。2002 年起开始出现夜尿增多，2003 年因高血压控制不佳，口服中药汤剂治疗 2 月余，因出现皮疹后停药。2004 年 3 月于我院检查示血清肌酐 464μmol/L、尿素 14.08mmol/L、三酰甘油 3.8mmol/L、尿酸 548.9μmol/L、总胆固醇 6.14mmol/L，给予积极控制血压并建议准备行血液透析治疗，但患者未接受建议，自寻“秘方”治疗。2004 年 7 月来我院复查血清肌酐 480.1μmol/L、尿素 19.57mmol/L、三酰甘油 2.56mmol/L、尿酸 563.6μmol/L，24 小时尿蛋白定量为 1.45g，继续在院外治疗。2005 年 11 月再次来我院检查：血清肌酐 659μmol/L，尿素 16.66mmol/L，白蛋白 39.7g/L。肾脏超声：双肾弥漫性肾实质损害（双肾体积：左肾 11.9cm×4.8cm×4.9cm，右肾 9.6cm×5.5cm×5.5cm，皮质厚约 1.2cm）。双肾动脉、静脉超声检查未见异常。2005 年 12 月 6 日在我院行动静脉内瘘成形术，术后恢复良好。出院时血清肌酐 690.7μmol/L、尿素 18.62mmol/L、尿酸 527.8μmol/L。出院后由于工作繁忙未监测血清肌酐等指标，一直未行血液透析治疗。2006 年 12 月开始出现双下肢水肿，且逐步加重，并伴有活动后气喘等表现，为进一步治疗，门诊以“慢性肾功能不全（尿毒症），慢性心功能不全”于 2007 年 2 月 18 日收入我科。

既往史：1991 年发现血压升高，血压波动在（175～190）/（90～110）mmHg，长期口服苯磺酸氨氯地平片或硝苯地平缓释片等控制血压，血压控制在（140～170）/（90～110）mmHg。患者 1996 年因“大叶性肺炎”曾在外院静脉点滴“庆大霉素”10 天（具体用量不详）。否认“肝炎、结核”等病史。否认糖尿病病史。有“青霉素”过敏史，无食物及其他药物过敏史。40 年前曾行“右腹股沟斜疝手术”。

查体： 体温 36℃，脉搏 88 次/分，呼吸 18 次/分，血压 160/90mmHg。神志清晰，精神尚可，中度贫血貌，颜面轻度水肿，咽部无充血，双侧扁桃体不大，右侧颈静脉充盈明显，双下肺可闻及少量湿性啰音，心率 88 次/分，律齐，心尖部可闻及 3 级收缩期杂音，心界向左扩大。腹膨隆，肝脾肋下未及，移动性浊音阳性，肝 - 颈静脉回流征阴性，肠鸣音无亢进。双下肢中度水肿。左前臂动静脉瘘震颤及杂音明显。

入院辅助检查（2017 年 2 月 18 日）： 血红蛋白 53g/L，白细胞 5.71×10^9/L，中性粒细胞 0.772；血生化：血清肌酐 1197μmol/L、尿素 28.14mmol/L、血钾 6.01mmol/L。尿常规：尿蛋白（2 +）、尿比重 1.005，镜检红细胞、白细胞均为阴性。心脏超声：左房增大，左室肥厚，左室整体收缩功能尚正常，但左室舒张功能受损；升主动脉、主肺动脉增宽；肺动脉压力增高（估值约 50mmHg）；可见少量心包积液。泌尿系超声：双肾较正常小（左肾 8.8cm × 4.5cm × 4.1cm，右肾 8.5cm × 4.4cm × 4.1cm，皮质厚约 1.2cm），慢性肾实质损害，右肾囊肿，前列腺肥大。

诊疗经过： 患者入院后第二天行第一次血液透析治疗，治疗 4 小时，其中单纯超滤 2 小时，透析 2 小时，透析后患者自述胸闷不适症状明显减轻。第二周起给予每周 3 次血液透析治疗，气喘及水肿症状逐渐改善。出院前贫血明显改善，心脏超声显示肺动脉高压及心包积液较前明显改善。透前血清肌酐稳定在 800 ~ 900μmol/L，血钾 5.67mmol/L，透后血清肌酐在 300μmol/L 左右，血钾 3.8mmol/L。嘱出院后于门诊继续常规行每周 3 次规律血液透析治疗。

出院诊断： ①慢性肾功能不全，尿毒症期，肾性贫血，代谢性酸中毒，高钾血症，血液净化治疗；②高血压，3 级，极高危；

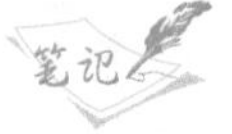

③慢性心功能不全，心功能Ⅲ级，心脏扩大，心包积液。

随访：患者出院后继续规律透析，喘憋症状未再出现。2007 年 11 月因血压波动大入院，行肾动脉磁共振血管造影（magnetic resonance angiography，MRA）检查示动脉硬化性改变；双肾动脉近段中度狭窄（狭窄 50% 左右），未行支架治疗。复查心脏超声：左室扩大伴左室壁肥厚；升主动脉扩张伴主动脉瓣反流。

病例分析

患者 CKD 病史 12 年，但未行肾穿刺病理活检，病因诊断不明确。从临床来看，本例患者高血压病史 17 年，血压控制不佳，长期高血压可造成肾脏损害。高血压肾损害的临床主要表现为早期肾小管功能受损，如夜尿次数增多、低比重尿、尿浓缩功能受损，可有轻度蛋白尿，肾小球功能受损出现较晚，常同时合并有其他器官的损害，如心脏、脑、眼底病变等。当然，慢性肾炎综合征也可见于任何年龄的患者，可有或无任何诱因，临床表现为血尿、蛋白尿、水肿、高血压及 GFR 降低等一组临床综合征。患者为中老年男性，临床表现为高血压、夜尿增多、轻度蛋白尿及血肌酐增高，心脏超声提示为左房增大、左室肥厚，升主动脉、主肺动脉增宽，肺动脉压力增高等典型的高血压心脏损害表现，故应首先考虑高血压肾损害，但也有慢性肾炎的可能。此外，各种抗生素、止痛药、非固醇类抗感染药、抗肿瘤药物及中药等的应用均可能导致肾损伤，临床上突出表现为肾小管－间质损害，贫血表现较为严重。患者的职业为电影导演，在外工作时间多，曾在外地因患“大叶性肺炎”予静脉输注“庆大霉素”等肾毒性药物，且多次服用过不明成分的中药，这些均有导致肾功能损害可能，也可能与患者血清肌

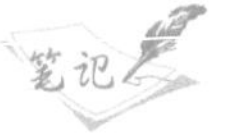

酐增长速度快于高血压肾损害及慢性肾炎的一般进程有关。

患者本次入院，主要临床表现为活动后气喘、水肿，考虑为心功能不全的表现。心肾综合征是指当心脏和肾脏其中某一器官发生急、慢性功能异常从而导致另一器官急、慢性功能异常的综合征。根据可能发生的不同交互作用可将心肾综合征分为5类：1型（急性）-急性心力衰竭引起急性肾损伤；2型-慢性心功能不全（如慢性心力衰竭）导致进展性CKD；3型-突发性和原发性肾功能恶化（如由肾缺血或肾小球肾炎所致）引起的急性心功能不全，可表现为心力衰竭；4型-原发性CKD促成心功能不全，可表现为冠状动脉疾病、心力衰竭或心律失常；5型（继发性）-急性或慢性全身性疾病（如脓毒症或糖尿病）引起心功能不全和肾功能不全。患者CKD进入终末期后，首次出现喘憋、水肿、颈静脉怒张等心功能不全症状及体征，考虑为4型心肾综合征。对于终末期肾病（end stage renal disease，ESRD），血液透析是缓解相关症状的有效治疗措施，应适时进行。经透析后，患者心功能不全症状明显缓解。经半年的规律透析治疗后，心脏超声随访结果提示患者肺动脉高压及心室功能较前明显改善。

患者出院半年后（2007年12月），因血压波动大行肾动脉MRA检查示动脉硬化性改变，双肾动脉近段中度狭窄（狭窄50%左右）。采用CT血管造影（CT angiography，CTA）和MRA检查，如果一侧或两侧肾动脉狭窄超过75%，或狭窄达到50%且伴有狭窄后扩张，则提示患者可能具有肾血管性高血压。患者高血压病史已经十余年，且2005年双肾动脉、静脉超声未见异常，由于MRA相较超声敏感度更高，所报双肾动脉狭窄程度并不严重，预测支架置入或血管扩张等介入治疗后高血压缓解的可能性不大，加上患者已经行血液透析治疗，故未予介入干预治疗。

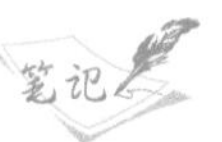

病例点评

CKD 患者何时开始维持性透析，对于尚在工作的成年人，尤其是老年人来说是一个比较艰难的抉择，需要医师与患者、家属共同做出决定。一般而言，当透析缓解尿毒症的症状和体征带来的益处超过透析的风险及其对患者生活质量的影响时，则应开始透析治疗。对于 ESRD 患者，提示需要开始透析的常见体征和症状包括营养状况恶化、持续性或难以纠正的容量超负荷、乏力和不适、轻度认知损害以及难治性酸中毒、高钾血症和高磷血症等。美国肾脏病与透析患者生活质量指导指南（kidney disease outcomes quality initiative，KDOQI）推荐的一般判断方法如下：①对于 eGFR > 15ml/(min · 1.73m^2) 的 CKD 患者，一般不开始维持性透析治疗，即使这些患者出现可能与 ESRD 相关的症状，此时出现的肾脏病症状通常可通过药物治疗纠正。②对于 eGFR 为 5 ~ 15ml/(min · 1.73m^2) 的无症状患者可密切随访（每月 1 次），观察其是否出现 ESRD 相关症状和体征，没有相关症状和体征时可不开始透析。③对于 eGFR 介于 5 ~ 15ml/(min · 1.73m^2) 并伴有可能由 ESRD 引起的症状或体征的患者，需要排除引起这些症状和体征的其他原因，如果可能，尝试药物治疗（即不行透析治疗）。当药物治疗无效时才开始透析。患者出现透析的绝对适应证时，如尿毒症心包炎、尿毒症胸膜炎或尿毒症脑病，应立即开始透析治疗。④对于 eGFR < 5ml/(min · 1.73m^2) 的患者，建议开始透析治疗，不论其是否存在 ESRD 相关症状或体征。本例患者在 2005 年造瘘手术时的 eGFR 为 7ml/(min · 1.73m^2)，当时没有明显 ESRD 引起的症状或体征，按现在的指南推荐可以予以随访。患者本次入院时的 eGFR 仅为 3ml/(min · 1.73m^2)，不论其是否

笔记

存在 ESRD 相关症状或体征，都应当开始规律透析。且患者容量超负荷，出现心力衰竭症状，此时即使 eGFR 大于 5ml/(min · 1.73m^2)，也应考虑开始透析治疗。此外，患者心脏超声提示有少量心包积液，尿毒症性心包炎可能大，均为透析治疗的绝对适应证。如果本例患者能更早开始血液透析治疗，则有可能避免发生心力衰竭和心包积液等心血管不良事件。

035 发热、咳嗽、咳痰、呼吸困难、血压降低、少尿——心肾综合征5型

病历摘要

患者，男性，86 岁。主因“发现尿检异常及血清肌酐升高 16 年”于 2016 年 8 月 2 日入院。患者于 2000 年 9 月体检时发现尿检异常，尿红细胞镜检满视野/HP，24 小时尿蛋白定量为 1.29g，血清肌酐 111.6μmol/L，尿素氮 7.18mmol/L，2001 年 3 月在我院行肾穿刺病理活检，诊断为 IgA 肾病（Lee 分级Ⅲ级），予以复方 α－酮酸片、尿毒清颗粒等药物治疗，2001 年 6 月复查尿常规提示尿红细胞镜检及尿蛋白定性均为阴性，血清肌酐水平在正常高限波动。2012 年 1 月因顽固性高血压行肾动脉造影，提示左肾动脉近端局限性狭窄 80%，于左肾动脉放置支架 1 枚，术后予以降压、抗血小板聚集治疗，复查血清肌酐波动于 200μmol/L 左右，血压波动于 150/70mmHg 左右。2016 年 8 月复查尿常规提示尿蛋白定性 25mg/dl，

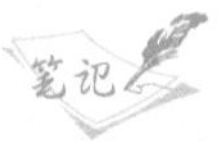

尿红细胞镜检阴性，血清肌酐 270μmol/L，CKD - EPI 公式估算 eGFR 为 18ml/(min·1.73m^2)，门诊以“CKD 4 期；IgA 肾病”收入我科。

既往史：患者有高血压病史 26 年，血压最高 200/100mmHg，目前应用硝苯地平缓释片、厄贝沙坦片等治疗，血压可控制在 150/70mmHg 左右；冠心病病史 20 年，目前予以抗血小板药物治疗，近期无胸闷、胸痛情况。

入院查体：体温 36.5℃，血压 136/62mmHg，神清，精神尚可，双肺呼吸音粗，未闻及干湿性啰音。心率 85 次/分，律齐，心尖部可闻及 3/6 级收缩期杂音。腹软，无压痛及反跳痛，肠鸣音正常。双下肢轻度水肿。余无明显异常。

入院检查：尿蛋白定性 50mg/dl，尿红细胞镜检阴性；血红蛋白 100g/L，白细胞及 CRP 均在正常范围；血生化：血清肌酐 270μmol/L，尿素氮 8.9mmol/L，白蛋白 32g/L，肝功能及电解质水平正常；凝血五项、甲功七项、肿瘤标志物、输血八项及大便常规等指标均未见异常。心电图未见明显异常；超声心动图提示左室 EF 55%；腹部超声肝、胆、胰、脾未见明显异常；泌尿系超声提示双肾体积略小，皮质回声增强；双肾动脉未见狭窄，双肾动脉超声提示血流速度正常。

诊疗经过：入院后第四天，2016 年 8 月 5 日患者因“受凉”后出现咳嗽、咳痰增多，为黄色黏痰，不易咳出，体温 38℃，血常规提示白细胞计数 16.52×10^9/L，中性粒细胞 0.902，CRP 3.4mg/dl，胸部 CT 提示双下肺散发磨玻璃及小斑片影，考虑患者新发双肺肺炎，予以注射用头孢哌酮钠舒巴坦钠（1.5g，1 次/8 小时，静滴）联合左氧氟沙星注射液（0.5g，1 次/日，静滴）抗感染治疗。2016 年 8 月 7 日患者精神差，嗜睡，可唤醒，舌后坠明显，体温间

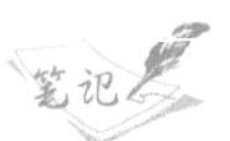

断升高，考虑肺部感染加重，加用利奈唑胺注射液（0.6g，1 次/日，静滴）和利奈唑胺片（0.6g，1 次/晚，口服）加强抗感染治疗，并间断应用口咽通气管改善气道梗阻。2016 年8 月8 日患者体温仍为 38℃，血压逐渐下降至 91/60mmHg，舌后坠明显，呼吸困难，血气分析提示二氧化碳潴留、酸中毒明显；生化提示血清肌酐 547μmol/L，尿素 28.9mmol/L，肌红蛋白、TnI、脑利钠肽前体明显升高，尿量减少，尿 NAG 22.42U/gCr；心电图提示Ⅱ、Ⅲ、aVF、V_5、V_6 导联 T 波低平。综合以上情况，考虑患者出现急性冠脉综合征、急性肾损伤和Ⅱ型呼吸衰竭，故予以血管活性药物去甲肾上腺素维持血压在 120/70mmHg 左右，并给予气管插管、呼吸机辅助呼吸，硝酸异山梨酯扩冠，达肝素钠抗凝，同时予以纠酸，补液扩容，适当利尿，维持出入量平衡等治疗后，二氧化碳潴留，酸中毒情况明显改善。2016 年 8 月 10 日患者呼吸道病原培养提示为铜绿假单胞菌，白色念珠菌感染，后根据药敏结果先后调整抗生素为美罗培南、米诺环素、替加环素、卡泊芬净等抗感染治疗，至 2016 年 8 月 31 日患者感染情况逐渐控制，复查血常规已恢复正常，CRP 较前明显下降，复查床旁胸片提示双下肺感染较前好转，脱机训练后顺利拔出气管插管。患者在感染控制后脑利钠肽前体、心肌酶水平逐渐降低，复查心电图无心肌缺血表现。

患者在感染过程中血清肌酐变化趋势如图35 -1：2016 年8 月5 日开始血清肌酐快速升高，2016 年 8 月 15 日复查血清肌酐 843μmol/L，尿素氮 67.5mmol/L，纠酸、维持电解质平衡等治疗有效，未行血滤治疗。继续予以扩容、补液、利尿等治疗，感染情况控制后，患者血清肌酐水平逐渐下降，2016 年 8 月 31 日复查血清肌酐 375μmol/L，2016 年 9 月 30 日复查血清肌酐 214μmol/L。

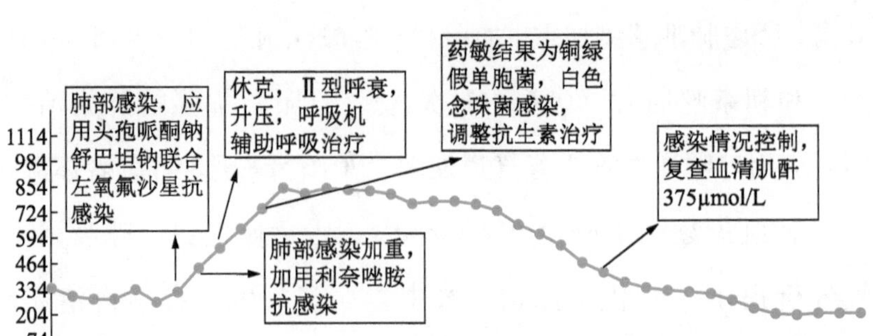

图 35－1 血清肌酐变化趋势（单位：μmol/L）

病例分析

本例患者为老年男性，有 CKD 病史，本次入院后发生院内感染，在肺部感染后出现很快出现急性心、肾功能不全。患者肺部感染 3 天后出现血压降低，需要应用血管活性药物维持血压，有全身炎症反应综合征表现，有明确的肺部感染，痰培养提示为铜绿假单胞菌感染，继发急性心、肾功能不全，符合严重脓毒症、脓毒症性休克的诊断。临床上近 40% 的脓毒症患者可有不同程度的心肌损害，其机制主要有：细菌毒素及炎症因子如肿瘤坏死因子、白介素－1、白介素－6 等对心肌的直接损害；线粒体损害、氧化应激、细胞凋亡；脓毒症休克引起的心肌微循环障碍等因素。脓毒症休克引起的肾脏灌注不足及炎症介质的释放同时可引起急性肾损伤。本例患者同时出现了急性心、肾功能损伤，考虑感染后诱发心肾综合征。

心肾综合征是指当心脏和肾脏其中某一器官发生急、慢性功能异常从而导致另一器官急、慢性功能异常的综合征。水负荷过多、利尿剂抵抗、低血压、神经激素激活等因素均可引发心肾综合征，

其分为5型：1型即心功能急剧恶化导致的急性肾损伤，该型是最常见的心肾综合征；2型即慢性心功能不全导致CKD病程进展；3型即原发的急剧肾功能恶化导致急性心功能不全；4型即原有CKD导致心功能下降；5型为继发性心肾综合征，由于急性或慢性系统性疾病导致心、肾损伤，出现心、肾功能异常，如脓毒症、血管炎、糖尿病等。本例患者属于心肾综合征5型，根本的治疗是控制原发病。根据药敏结果，本例患者多次调整抗生素治疗，先后应用美罗培南、米诺环素、替加环素、卡泊芬净等抗生素，经过26天的抗感染治疗后感染情况控制，期间还应用血管活性药物、呼吸机等支持治疗，以维持患者生命体征、保证脏器灌注。感染情况控制后，患者心功能、肾功能逐渐恢复，整个病程符合肺部感染、脓毒症引起的急性心功能不全、急性肾损伤表现。

病例点评

高龄患者往往多病共患，免疫系统发生衰老，容易出现各种感染，尤其是肺部感染。肺部感染往往是老年患者疾病加重、发生脓毒症休克甚至导致多脏器功能衰竭的主要诱因，即所谓“肺启动”学说。肺部感染后“肺启动”多器官损伤的顺序多为心、肝、肾、血液系统等，尤其是当患者已经有CKD或慢性心功能不全，或用药不当或容量控制不当时，发生心肾综合征的可能性极大。心脏病和肾脏病之间有许多重要的交互作用，如CKD患者更容易发生冠心病和心力衰竭，血清肌酐的升高与心力衰竭患者的病死率增加密切相关，尿毒症患者死亡患者大部分源于心血管疾病；心力衰竭患者常见肾功能的恶化，肾功能的恶化与患者病死率的升高密切相关等。因此，在老年病临床工作中要时刻注意心、肾的这种交互作

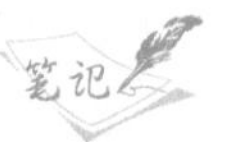

用，对于心血管疾病患者要时刻关注患者尿量及血清肌酐等指标，对 CKD 患者则要时刻关注患者血压、心率、心律和脑利钠肽前体等指标的变化，重症感染患者要特别注意其诱发多脏器功能不全的可能。

临床上对于有较重的肺部感染老年患者，需要特别注意其发生多器官损伤的可能性。发生感染后应检测和评估其是否发生了脓毒症或脓毒症休克对于患者的治疗和预后判断具有重要意义。全身性感染相关性器官功能衰竭评分（sepsis - related organ failure assessment，SOFA）主要包括氧合指数、血小板计数、血清胆红素水平、平均动脉压、格拉斯哥昏迷评分（Glasgow coma scale，GCS）、血清肌酐及尿量等指标，可对感染乃至疑似感染患者病情程度的快速评估提供帮助，当 SOFA≥2 分时，就应该进一步评估患者是否有器官功能障碍，是否应转入重症加强护理病房（intensive care unit，ICU）治疗。本例患者入院时血清肌酐水平为 270μmol/L，仅凭血清肌酐水平，SOPA 评分已为 2 分（血清肌酐 < 110μmol/L，为 0 分；血清肌酐 110 ~ 170μmol/L，为 1 分；血清肌酐 171 ~ 299μmol/L，为 2 分；血清肌酐 300 ~ 440μmol/L，为 3 分；血清肌酐 > 440μmol/L，为 4 分），故此患者发生肺部感染后就需要积极筛查有无发生脓毒症、脓毒症休克及其他器官功能障碍的可能。早期筛查、及时应用较强的抗生素，可预防其病情进一步加重。

笔记

第四篇 血液净化治疗

036 尿毒症、胸闷、气短、憋喘、不能平卧——RRT 时机

病历摘要

患者，男性，64 岁。主因“发现血清肌酐升高 4 年余，气短 2 天”于 2013 年 7 月 3 日入院治疗。患者 2008 年 10 月查体时发现血清肌酐为 134.2μmol/L，尿素 8.74mmol/L，24 小时尿蛋白定量 1.79g，无尿量减少、肉眼血尿、腰痛、水肿，患者未予重视也没有治疗。2009 年 5 月复查血清肌酐 175μmol/L，诊断“CKD

3期”，给予“复方α-酮酸片、尿毒清颗粒、碳酸氢钠片”等药物治疗，但效果不佳，血清肌酐水平逐年升高。2013年4月在某医院就诊，发现血清肌酐升至580μmol/L左右，血红蛋白100g/L，诊断为“尿毒症”，于2013年5月6日在我院行左前臂动静脉内瘘成形术，1个月后内瘘成形良好，但患者因各种原因一直拒绝行血液透析治疗。2013年7月1日无明显诱因出现胸闷、气短不适，夜间不能平卧，伴双下肢轻度水肿，尿量无明显减少。无咳嗽、咯痰、发热，无咯粉红色泡沫痰。复查血清肌酐601μmol/L，尿素17.1mmol/L，血红蛋白96g/L。口服利尿剂治疗，效果不佳而于2013年7月3日来院就诊并收治入院。患病以来，精神、食欲可，睡眠差，大便正常，尿量500~800ml/日，体重无明显变化。

既往史：1958年春季曾诊断“急性肾小球肾炎”，自述已治愈，此后未再监测相关指标。1960年发现血压升高，最高可至210/110mmHg，目前口服非洛地平缓释片，但血压控制差，波动于(170~180)/(100~110)mmHg。2008年10月出现活动后气短、夜间睡眠差，偶感胸闷，于我院检查发现双侧胸腔积液，诊断“慢性心功能不全，心功能Ⅱ级，高血压性心脏病”。慢性支气管炎病史多年，2008年诊断为“慢性喘息性支气管炎、慢性阻塞性肺疾病”，近期病情相对平稳。2011年诊断高脂血症，目前未用降脂药物。2012年诊断“糖耐量低减”，未服用药物治疗。另患有心律失常、左前分支传导阻滞、高尿酸血症等病史。

查体：血压172/98mmHg；浅表淋巴结未扪及肿大；双肺呼吸音清，双下肺呼吸音弱，可闻及少量湿性啰音；心界向左扩大，心率72次/分，律齐，各瓣膜听诊区未闻及杂音；腹软，无压痛及反跳痛，肝脾肋下未触及；双下肢轻度水肿。左臂动静脉造瘘处可触及震颤，听诊杂音响亮。

入院辅助检查（2013 年 7 月 3 日急诊）：血红蛋白 94g/L，红细胞计数 2.96×10^{12}/L，白细胞计数 7.04×10^{9}/L，中性粒细胞 0.721；血尿素氮 20.1mmol/L；血清肌酐 684μmol/L；NT - proBNP 17411.1pg/ml。

诊疗经过：入院后完善相关检查，胸片示肺门蝶形斑片影；床旁超声心动图示左房扩大，左室扩大；室间隔轻度肥厚。左室整体收缩功能正常；升主动脉，主肺动脉增宽（26mm）。入院当天行超声心动图检查过程中出现憋喘，呼吸 25 次/分，测血压 176/92mmHg，心率 74 次/分，听诊双肺底呼吸音低，可闻及湿性啰音，无哮鸣音。考虑为急性左心衰竭，嘱患者端坐，给予吸氧，呋塞米注射液 20mg，滴斗入，10 分钟后憋喘症状缓解。排除低血钾后，给予去乙酰毛花苷注射液 0.2mg，滴斗入，硝酸甘油注射液 5μg/min 持续泵入，扩张外周血管，减轻容量负荷，改善冠脉供血，降低血压。因患者拒绝血液净化治疗，故给予严格限制入量，加强利尿、扩血管等综合治疗，同时给予促红细胞生成素 5000IU，皮下注射，3 次/周，补充铁剂、叶酸、维生素 B_{12}，至 2013 年 7 月 8 日患者容量负荷减轻，心力衰竭症状、体征改善。2013 年 7 月 9 日患者无诱因再次出现气短、胸闷、憋喘，不能平卧休息，伴体重明显增加，复查 NT - proBNP 升高至 13545.7pg/ml，药物治疗后效果不佳，2013 年 7 月 12 日患者同意接受血液净化治疗，开始每周 3 次规律血液透析滤过治疗。治疗后患者夜间可平卧休息，心力衰竭症状明显缓解。2013 年 7 月 17 日血液滤过后生化检查提示尿素 11.3mmol/L，血清肌酐 340μmol/L，无电解质、酸碱平衡紊乱。NT - proBNP 降低至 8038.5pg/ml。患者出院后院外继续规律行血液透析治疗，心力衰竭症状未再出现。2014 年 3 月行同种异体肾移植手术，过程顺利，

移植肾功能良好。2016 年 1 月于我院复查血尿素氮 4.2mmol/L，血清肌酐 91μmol/L。

病例分析

患者因患 CKD 多年治疗效果不佳，入院时已经进入 ESRD 阶段。此外，患者高血压病史多年，血压控制差，已导致心脏结构、功能明显受损，对容量负荷增加代偿能力弱。患者入院时出现气短、夜间端坐呼吸等急性左心功能不全表现，主要与肾功能衰竭，尿量减少引发的急性容量负荷加重有关。因此在治疗上应以限制入量，加强利尿，减轻容量负荷，保护心脏功能为主。采用利尿剂排出多余的细胞外液是一般 CKD 患者发生心力衰竭的主要治疗方法，但利尿剂对于 ESRD 尤其是伴有少尿或无尿的患者基本无效。对于 ESRD 患者，开始维持透析的时间取决于患者是否出现尿毒症相关体征和症状、肾功能状态及 eGFR 的下降速度。提示需要开始透析的常见体征和症状包括：营养状况恶化、持续性或难以纠正的容量超负荷、轻度认知损害，以及难治性酸中毒、高钾血症和高磷血症。根据 CKD－EPI 公式，患者该次入院时的 eGFR 为 8ml/(min・1.73m^2)，已属于 ESRD。患者容量超负荷，出现心力衰竭的症状，应考虑开始血液净化治疗，但患者及家属在入院初期一直拒绝血液净化治疗，临床上只能通过限水、使用利尿剂等药物保守治疗，减轻容量负荷。与此同时，予硝酸甘油持续泵入以控制血压，减轻心脏后负荷，并配合神经内分泌治疗，予重组人脑利钠肽，隔日予 0.125mg 地高辛以加强心肌收缩力。此外，重度贫血是发生心力衰竭的重要独立危险因素，研究表明，CKD 患者在接受了长期的纠正贫血治疗后，其心功能不全的症状会有所改善。因此在本例中，我们对患者

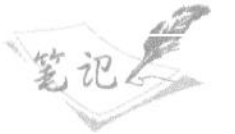

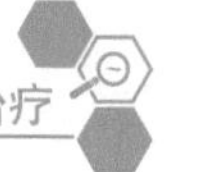

的贫血状况也做了积极的治疗。然而事实证明，对于 ESRD 伴有心力衰竭的患者，单纯药物治疗往往难以奏效，患者反复出现憋喘、不能平卧等心力衰竭症状加重状况，最终迫使患者同意行血液净化治疗。经血液净化治疗后，患者的容量超负荷被纠正，心功能不全症状明显缓解。患者出院后继续规律透析，心力衰竭症状未再出现。

病例点评

本例描述了临床上典型的由 CKD 5 期进入 CKD 5D（尿毒症透析）期患者所经历的曲折过程。ESRD 患者往往因为听信各种所谓“非透析方式（如中药、干细胞移植等）”治疗尿毒症的宣传或惧怕透析影响正常生活而从心理上拒绝透析治疗，但身体的痛苦又亟须有效的透析治疗来解决。本例患者已经行动静脉内瘘手术，但一直拒绝开始透析治疗，直至发生了心力衰竭等不良后果才被迫开始接受血液净化治疗。本例患者既往心脏基础条件差，有高血压、心脏病病史多年，但其肾病已至终末期，尿毒症毒素不能有效清除，尿毒素心肌损害不除外，由于患者心脏整体代偿能力弱，容易出现急性心功能衰竭及其他心血管危重症，肾脏替代治疗是缓解利尿剂难治性容量超负荷诱发心力衰竭的唯一有效治疗措施，应尽早进行。如何判断 CKD 患者开始维持性血液净化治疗的时机是临床上经常要面临的难题。一般而言，当 CKD 患者 eGFR 小于 15ml/(min · 1.73m^2)，即进入 ESRD 期时，可以开始考虑肾脏替代治疗。尽管目前对于老年患者的肾脏替代治疗时机还有争议，不少学者认为老年 CKD 患者肾脏替代开始的时机可以延后至 eGFR 小于 7ml/(min · 1.73m^2)，但是当血液净化治疗缓解尿毒症的症状和体征带来的益处超过血液

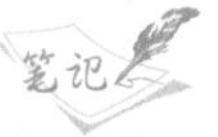

净化治疗的风险及其对患者生活质量的影响时，就应根据临床具体情况建议患者开始血液净化治疗，目的是尽量保护肾外其他重要器官，为今后肾移植治疗或良好的生活质量奠定基础。

此外，患者入院后胸片示肺门蝶形斑片影，随后的肺部 CT 提示双肺多发斑片状实变影，双侧胸腔明显积液并双下肺部分膨胀不全。鉴于本例患者当时无感染相关症状，血常规炎性指标正常，应考虑肺部斑片影可能与尿毒症肺炎相关。狭义的尿毒症肺炎是指尿毒症时，胸部 X 线片呈现以肺门为中心向两侧放射的对称形蝶翼状阴影，病变主要是肺水肿表现，本例患者即出现了这种典型表现。最常见表现为呼吸困难，多为轻中度，可平卧。病情严重时气促明显，呈深大呼吸；其次为咳嗽，通常干咳或咳少量白黏痰，合并感染时可出现黄脓痰，病情加重时可诱发左心功能不全，导致无法平卧。尿毒症肺炎的形成机制受综合因素影响，患者进入 ESRD 期后排尿减少，容量负荷增加是形成肺水肿的最主要原因。此外，尿素、胍类物质和胺类等尿毒素小分子物质在体内的累积可增加肺泡－毛细血管通透性，因此患者不一定表现为全身体液容量过多，可仅有心腔内压和肺楔压升高。与此同时，营养不良、贫血等 CKD 全身状况可使血浆胶体渗透压下降，致液体渗出到间质，引起间质水肿。对水分摄入管理不当，代谢性酸中毒和电解质紊乱是尿毒症肺炎的常见诱因。临床上，对于已明确诊断为慢性肾衰竭的患者，如在病程中出现了咳嗽、咳痰、痰中带血或咯血、呼吸困难等症状，肺底部出现湿性啰音及胸腔积液体征时，在除外其他因素（肺炎、Goodpasture 综合征、心源性肺水肿等）后，均应考虑尿毒症肺炎的可能性。尿毒症肺炎是开始肾脏替代治疗的绝对适应证，血液净化治疗可以迅速获得满意的疗效。

笔记

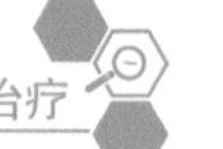

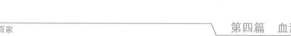

037 自体动静脉内瘘术后胸闷、气短、双下肢水肿——血管通路并发症

病历摘要

患者，男性，82 岁。主因“发现尿检异常 13 年余，血清肌酐升高 8 年余”于 2014 年 8 月 15 日入院。患者缘于 2001 年 4 月查体尿常规提示尿蛋白定性 75mg/dl，红细胞及白细胞阴性，24 小时尿蛋白定量 0.155g，血清肌酐在正常范围内（具体数值不详），抗核抗体、ENA 六项、ANCA 均为阴性，无尿频、尿急、尿痛、尿量减少、尿中泡沫增多，未予重视，此后多次查尿常规均可见少量尿蛋白（25 ~ 100mg/dl）。2005 年 3 月门诊复查尿常规示：蛋白 150mg/dl，红细胞 1 ~ 3/HPF，24 小时尿蛋白定量为 0.66g，考虑为“高血压性肾损害”，严格控制血压（氯沙坦钾片 50mg，2 次/日）治疗。2005 年 11 月发现血清肌酐增高到 117.5μmol/L，24 小时尿蛋白定量 0.945g，行经皮肾穿刺活检，病理诊断为“高血压性肾损害”，给予“低蛋白饮食、复方 α - 酮酸片、新清宁片”等慢性肾衰竭一体化治疗，此后血清肌酐波动在 150 ~ 180μmol/L，24 小时尿蛋白定量波动在 0.1 ~ 1.5g。2013 年 9 月因肺部感染，住院期间肌酐升高达 404μmol/L，感染控制后肾功能无逆转并呈快速进展，2014 年 8 月 1 日门诊生化检查血清肌酐 657μmol/L，尿素 21.7mmol/L，遂以“CKD 5 期”收入我科。患者近期夜尿 3 ~ 5 次，

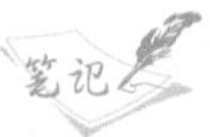

无明显尿量减少，体重无明显变化。

既往史：高血压病史30余年，血压最高190/120mmHg，目前口服硝苯地平缓释片20mg，1次/8小时，呋塞米片20mg，1次/日，螺内酯片10mg，1次/日，比索洛尔片2.5mg，1次/日，血压控制在（130～150）/（50～60）mmHg。1987年诊断为“阵发性室上性心动过速”，1992年行“射频消融术”，术后室上性心动过速未再发作。2006年诊断“冠心病”。2009年1月诊断“急性非ST段抬高型心肌梗死”，予抗凝、扩冠等内科保守治疗后病情一直稳定。2012年诊断2型糖尿病，长期饮食控制，血糖控制可，HbA1c 5.7%。另有慢性萎缩性胃炎、十二指肠球部溃疡、结肠多发息肉、慢性阻塞性肺疾病等病史。1998年因左肾结石行“体外震波碎石”治疗，同年因膀胱结石行经尿道取石术。2000年因“前列腺肥大”行前列腺电凝切除术。

入院查体：体温36.3℃，脉搏78次/分，呼吸18次/分，血压178/78mmHg。全身皮肤、黏膜无黄染，浅表淋巴结未触及肿大。双肺呼吸音稍粗，双下肺可闻及少量散在湿性啰音及哮鸣音。心界略向左扩大，心率78次/分，律齐，各瓣膜听诊区未闻及杂音。腹平软，无压痛、反跳痛及肌紧张，肝脾肋下未触及，肠鸣音3～4次/分，脐周未闻及血管杂音，移动性浊音阴性。双下肢无水肿，双足背动脉搏动好。

入院诊断：①CKD 5期；②高血压3级，极高危，高血压性肾损害；③冠心病，稳定型心绞痛，陈旧性心肌梗死；④慢性心功能不全，心功能Ⅲ级；⑤阵发性室上性心动过速，射频消融术后；⑥2型糖尿病；⑦慢性阻塞性肺疾病。

入院检查：血红蛋白114g/L，血生化：肌酐627μmol/L，尿素26.4mmol/L，三酰甘油0.87mmo/L，总胆固醇3.67mmol/L，

LDL－C 2.04mmol/L，白蛋白 37.3g/L，血钾 4.06mmol/L，二氧化碳 26mmol/L，钙 2.16mmol/L，血磷 1.9mmol/L，心肌酶正常范围，NT－proBNP 2945.4pg/ml；心电图：窦性心律，I 度房室传导阻滞，完全右束支传导阻滞；心脏超声：左室 EF 64%，左室壁肥厚，未见室壁运动障碍；胸部 CT：右上肺前段、左下肺前基底段结节，考虑炎性肉芽肿，右肺中叶、右下肺后基底段陈旧病变，双上肺胸膜下肺气肿。上肢动静脉超声未见异常。

诊治经过：入院后给予达肝素钠抗凝、扩冠、降压等治疗，估算患者的肾功能，eGFR 为 7ml/(min·1.73m^2)，已具备透析指征，拟行自体动静脉内瘘成形术。经上述检查全面评估患者心肺功能、凝血情况及上肢血管条件，于 2014 年 8 月 22 日在局麻下行右前臂自体动静脉内瘘成形术，手术过程顺利，术后安返病房，加用硫酸氢氯吡格雷片 75mg，1 次/日。从 2014 年 8 月 26 日开始，患者逐渐出现胸闷、气短，夜间平卧困难，稍微活动喘息症状明显，伴双下肢水肿进行性加重，体重较入院时增加约 3kg，复查心脏超声：左室 EF 66%，余较前无明显变化；心肌酶：TnT、TnI、CK、肌酸激酶同工酶均正常范围，NT－proBNP 3476.9pg/ml，考虑急性左心功能不全，心功能Ⅳ级，治疗加用小剂量地高辛（0.125g，1 次/日）、呋塞米、螺内酯利尿，并限制入量（1800ml/d 以内），2014 年 9 月 5 日复查 NT－proBNP 仍高达 6532.7pg/ml，心功能不全症状改善不明显，仍有活动后气短，故给予冻干重组人脑利钠肽（0.5mg 溶于 5% 葡萄糖注射液 250ml，以 20ml/h 速度持续泵入），同时间断静脉加用袢利尿剂，5 天后患者胸闷、气短症状较前明显改善，体重下降 2～3kg，双下肢水肿减轻，停用脑利钠肽，继续予口服利尿剂减少容量负荷，同时予纠正贫血、扩冠、抗血小板等治疗，后患者心力衰竭症状逐渐缓解，2014 年 10 月 11 日开始进行诱

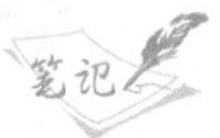

导透析，并逐步过渡到常规血液透析治疗，复查透析前血清肌酐740μmol/L，血尿素氮 17mmol/L；透析后血清肌酐 335μmol/L，血尿素氮 6.5mmol/L。

病例分析

本例患者为高龄老年男性，病史 13 年，主要临床表现蛋白尿伴血清肌酐升高，前期肾功能进展缓慢，近 2 年在蛋白尿增多并肺部感染等打击下肾功能进展较快，入院时血清肌酐水平657μmol/L，计算 eGFR 为 7ml/(min · 1.73m^2)，明确诊断为 CKD 5 期，患者曾行肾穿刺活检，病理诊断为高血压肾损害，因此本例患者诊断基本明确。治疗方面，目前国际公认的 CKD 透析指征：推荐患者在 CKD 5 期，即 eGFR < 15ml/(min · 1.73m^2) 时即应做好肾脏替代治疗准备，老年患者 eGFR 在 7 ~ 10ml/(min · 1.73m^2) 可以考虑开始透析治疗，透析前 1 ~ 2 个月预先准备好血管通路（如前臂动静脉内瘘）。当 CKD 出现如下情况时需开始紧急血液透析：①药物不能控制的高钾血症：血钾 > 6.5mmol/L；②水钠潴留、少尿、无尿、高度水肿伴有心力衰竭、肺水肿、高血压；③严重代谢性酸中毒 pH < 7.2；④并发尿毒症性心包炎、胸膜炎、中枢神经系统症状，如神志恍惚、嗜睡、昏迷、抽搐、精神症状等。血液透析治疗禁忌证：①严重活动性出血；②颅内出血伴有颅内压增高；③升压药不能纠正的严重休克；④心肌病变引起严重心力衰竭。按照指南推荐，eGFR 为 7ml/(min · 1.73m^2) 提示患者目前已有行血液净化治疗指征，但患者无上述紧急透析指征，因此属于择期透析。透析方式选择，考虑患者高龄、高血压、糖尿病病史较长，动脉粥样硬化可能会影响腹膜透析效果，不适合腹膜透析，且经评估无上述血液

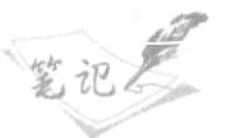

透析禁忌证，因此最终选择行血液透析治疗。透析前首先需建立血管通路，血液透析长期血管通路主要有三种形式：自体动静脉内瘘（arteriovenous fistula，AVF）、动静脉内移植物血管和隧道式双腔导管。研究显示，ESRD 患者以动静脉内瘘作为透析通路时并发症发生率和病死率最低，且长期通畅率最佳，因此首选自体动静脉内瘘作为长期血液透析的血管通路，其中桡动脉－头静脉通路是首选。美国肾脏基金会－肾脏病预后质量倡议（NKF－KDOQI）临床实践指南建议自体动静脉内瘘的目标普及率为 65%，于是入院后我们全面评估患者情况，重点评估心肺功能及血管条件，虽然患者既往心脏基础差，但近期无胸闷、胸痛等不适发作，能够耐受适量体力活动，无活动后气短等心功能不全症状，心脏超声左室 EF 64%，心肌酶、容量负荷指标、营养指标、凝血功能均在正常范围，胸部 CT 也未见明显异常，血管超声血管条件可，无行自体动静脉内瘘禁忌证，故决定行自体动静脉内瘘，手术方式为于右前臂桡动脉－头静脉动静脉内瘘成形术，手术过程顺利，然而患者术后第四天开始出现典型的急性左心衰竭表现，急性左心衰竭是自体动静脉内瘘术后常见并发症，最后经强心、限制入量、加强利尿等对症支持治疗后心力衰竭症状缓解，整个病程约半个月的时间。动静脉内瘘术后近 2 个月左右患者开始诱导透析并平稳过渡到了常规透析治疗。

病例点评

研究显示，每 100 万人口中每年有 1600～1800 例老年（>75 岁）CKD 患者开始透析治疗，因此在老年 CKD 人群中，何时开始透析治疗，透析方式如何选择，血管通路如何建立及预后如何等等一系列相关问题，越来越受到老年肾脏病科医师的关注，同时临床

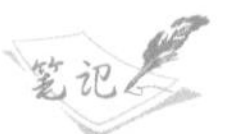

医师也关注到老年人群有其自身的特点需要总结。

老年 ESRD 患者主要特点有：首先随着肌肉含量的减少及饮食结构的改变，单纯血清肌酐水平常低估真实肾功能情况，eGFR 计算公式对老年人也有所偏倚，目前肾功能的评估更推荐 2012 年的 CKD - EPI_{cr-cys} 公式，开始血液净化治疗时机还需专科医师结合肾功能水平及并发症情况综合评估；其次酸碱电解质平衡紊乱发生率高，常危及生命，对于老年人需尤为关注积极纠正；此外，对于老年患者最重要的是各种合并症及老年共病不能忽视。随着年龄增长，多数老年人在 CKD 基础上同时患有 2 型糖尿病、高血压、冠心病、反复发作的肺部感染等，这也对老年 ESRD 患者选择肾脏替代治疗方式提出挑战。一般情况下，75 岁以上的老年人由于腹膜功能较差，多选择进行血液透析治疗，但血管通路的建立确实是一个值得深入探讨的问题。有研究者推荐如果老年血液透析患者的预期寿命较长、且动静脉内瘘在启动血液透析前成熟的机会较大，则动静脉内瘘成形状仍是第一选择，对于存在广泛性外周血管疾病、已耗尽通路部位资源、共患疾病致预期寿命较短或伴有低血压的老年患者，可选择隧道式半永久透析导管。

急性左心衰竭是自体动静脉内瘘成形术后常见的并发症之一，发生率在 10% 左右，动静脉内瘘成形术后心血管系统会发生如下改变：①心输出量增加，研究显示造瘘后患者心输出量增加 20% 左右；②体循环外周阻力降低，回心血量增加，进一步恶性循环；③交感神经兴奋性增加，心肌收缩力增强、心率增快和每搏输出量增加；④肺血流量和压力增加；⑤血容量增多表现，左心室舒张末期容积增加（约扩大 4%），心房钠尿肽（ANP）及脑钠肽均增加。由于上述病理生理改变，当动静脉内瘘吻合口血流较大时患者容易发生心力衰竭，如老年人合并有心脏基础差，发生率更高。因此，

笔记

目前的临床实践指南推荐，对于 NYHA 心功能分级为Ⅲ级或Ⅳ级的心力衰竭患者，建议行腹膜透析而非血液透析治疗；若分级为Ⅲ级的心力衰竭患者不能行腹膜透析，则优选建立前臂 AVF 行血液透析；若分级为Ⅳ级的心力衰竭患者不能行腹膜透析，则可采用隧道式半永久导管行血液透析。老年患者更应严格评估患者心功能情况，适当控制动静脉内瘘吻合口面积，严密观察，如有心力衰竭表现及时处理。研究显示缩减动静脉吻合口面积、减少血流后患者心力衰竭症状可以改善，本例患者采用了常规的强心利尿等保守治疗，心力衰竭症状也得以缓解，但由于当时没有测定动静脉内瘘口的血流量，因此没有充足的证据判断患者的心力衰竭确由动静脉内瘘流量较大所致。

038　老年患者中心静脉置管多发栓塞的治疗与护理——血透通路的护理

病历摘要

患者，男性，87 岁。主因“血清肌酐升高 5 年，间断恶心、呕吐 39 天”于 2014 年 10 月 9 日急诊入院。患者于 2009 年 5 月因肾癌行右侧肾切除术后发现血清肌酐升高，此后一直采用中药治疗，血清肌酐缓慢升高。2014 年 8 月 26 日因心房纤颤伴长间歇行永久性起搏器置入术，2014 年 8 月 31 日检查发现血清肌酐急剧上升至 670μmol/L，诊断为“急性肾损伤”，在当地医院行右侧股静脉双

腔导管置管进行血液滤过治疗4次后，因导管引流不畅而急诊转入我院。入院后患者查体无特殊异常发现，经评估发现双腔静脉导管完全堵塞，故予以拔除，并立即行左侧股静脉双腔导管置管，进行床旁血液滤过治疗，7h/d。由于患者肾功能未恢复，2个月后改为常规血液透析治疗，常规给予1：1肝素钠盐水封管，透析过程顺利。2015年1月16日，血液透析治疗过程中提示患者透析管路的动脉压增高，血流量不足，立即行血管超声检查显示左侧髂外静脉、股静脉血栓形成，专家会诊后考虑患者年龄较大，可利用的血管资源匮乏，建议尽量保留导管，故给予达肝素钠注射液5000IU，皮下注射，每天一次。同时调整导管的封管方案，给予尿激酶10WU加肝素钠12500U和生理盐水3ml封管，间断给予尿激酶20WU加生理盐水50ml分别经导管的动、静端泵入，每次持续2小时左右，此后导管功能一直保持良好。期间曾为患者行左前臂动静脉内瘘成形术，但由于患者年龄大，自身血管条件较差，内瘘未发育成熟。考虑之后需长期血液透析治疗，于2015年4月行右侧颈内静脉半永久导管置入成功。新的导管使用和封管方案同上，目前导管使用1年余，导管功能良好，血液净化治疗顺利，患者生命体征平稳。

病例分析

中心静脉留置导管是在老年终末期肾病患者血液净化治疗中建立临时性血管通路的一项常用技术，但常会有发生感染及血栓栓塞的风险，导致血流量不足、透析不充分及透析过程中凝血等。导管血栓形成分为导管自身血栓和导管外血栓。导管自身血栓是指血栓形成附着在导管内或外表面，包括腔内或导管尖端血栓及纤维鞘。

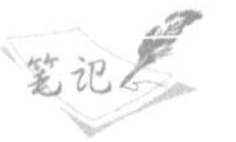

导管外血栓是指由于导管存在而导致的血栓，包括心房内、心房壁及中心静脉血栓。导管自身血栓栓塞是影响管路通畅、降低导管使用寿命的主要原因。

本例患者高龄，基础病多，免疫力差，患有严重心力衰竭及肺部感染，经常出现一过性认知功能障碍，活动能力差，卧床时间长，并安装有永久心脏起搏器，双侧股静脉均曾发生过血栓。由于自身血管条件差，左前臂动静脉内瘘成形术未能发育成功，中心静脉导管置建立的血管通路是患者生存的唯一生命通路。在病程中，患者先后经历了3次中心静脉导管的更换，因此，管路维护尤为重要。患者高龄、卧床，且伴有永久性心房纤颤，血流缓慢，导管长期留置在血管中容易形成漩涡，导致血栓形成，故发生多发血栓的风险很高。此外，因为冠心病和心房纤颤，患者每日使用阿司匹林和低分子肝素进行抗血小板和抗凝治疗，老年慢性肾脏病患者容易出现凝血功能障碍，故本例患者高凝和出血风险并存，指南中的常规封管方案在老年患者中常引起不同程度的并发症，需要根据患者情况及时调整管路的封管方案。

1. 分析管路功能障碍史，选择半永久中心静脉置管进行血液净化治疗（图38－1）：经3次临时性中心静脉拔管后，选择带Cuff的半永久中心静脉导管，该导管可在颈内静脉、股静脉等多个部位留置，且对全身血流动力学影响小，在未行透析时不增加心脏负荷，是自体动静脉内瘘及移植血管内瘘无法建立患者血管通路的最佳选择。涤纶套设计也延长了导管留置时间并使感染率下降，留置导管操作技术相对易于掌握，安全性高。

2. 采用循证护理，制订患者个体化的封管方案：基于本例患者凝血指标异常、基础病多等原因，制订了详细的个体化的封管计划。

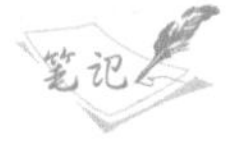

（1）单纯肝素钠12500U生理盐水封管：每次血液透析结束时，先用生理盐水将导管内残血冲尽，再用1∶1的生理盐水肝素钠溶液（肝素钠12500U+生理盐水2ml）注入半永久置管动脉和静脉管腔，注入剂量按照导管所标注的容量注射。应用正压封管（图38－2、图38－3），即在推注肝素完毕的瞬间夹闭导管夹，以防血液逆流。然后用浸湿碘伏的纱布消毒导管外口，尤其是螺纹处，拧紧一次性肝素帽，无菌纱布包扎固定。

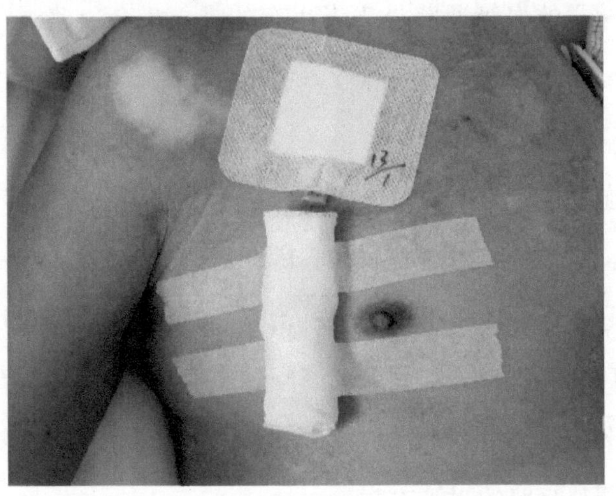

图38－1　半永久中心静脉置管（彩图见彩插7）

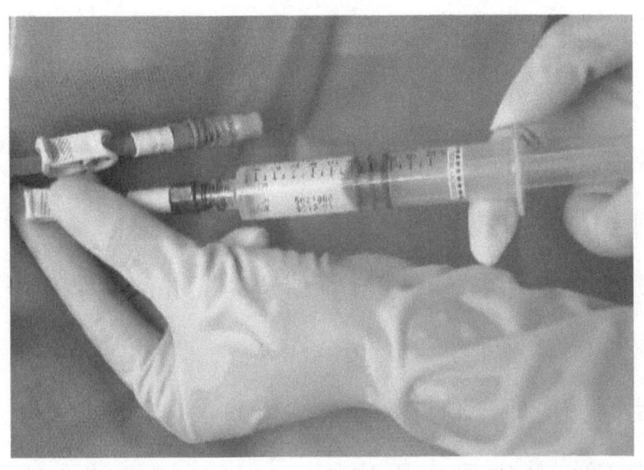

图38－2　脉冲式冲管（彩图见彩插8）

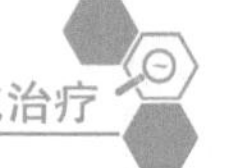

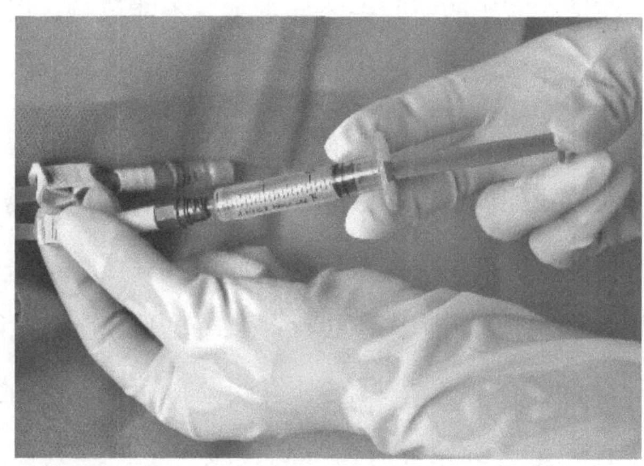

图 38－3　正压封管（彩图见彩插 9）

（2）尿激酶 20WU 预防性封管溶栓：在每次透析完毕单纯肝素钠封管的基础上，每 2 周使用 1 次尿激酶 20WU 加生理盐水 5ml 封管溶栓。在严格无菌操作下，使用 4WU/ml 尿激酶溶液分别向导管动脉和静脉管腔注入导管所标注的容量，30 分钟后抽出尿激酶溶液，再用单纯肝素钠 12500U 加生理盐水 2ml 正压封管。封管液严格按照导管所标注的容量推注，这样既能将导管中的血栓及纤维蛋白鞘溶解，又尽量避免尿激酶溶液进入患者体内，造成出血的风险。

（3）根据患者导管不良并发症发生情况，调整封管方案，每月给予尿激酶 20WU 加生理盐水 50ml 经导管缓慢泵入进行预防性抗凝溶栓。

（4）观察临床指标。导管栓塞的判断标准：除外导管位置不良，透析时血流量不足 160ml/min 视为导管部分堵塞，不能抽出血液视为完全堵塞。血栓形成引起的堵塞，应在 6 小时内处理。

（5）管腔内无残留血液后，给予生理盐水脉冲式正压冲管和弹丸式肝素液封管。脉冲式正压冲管：在导管内形成小漩涡，有利于把附着在导管和血管壁的残留物冲洗干净，加强冲管效果。应用正

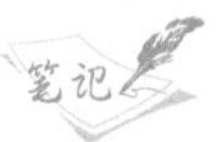

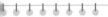

压封管，即在推注完毕的瞬间夹闭导管夹，不能停顿，以免形成导管内负压，引起血液逆流，造成血栓。弹丸式肝素封管：快速一次性将肝素封管液注入管腔。血透患者的深静脉留置导管，一般情况下不宜另作他用，如抽血、输液等。如在抽吸过程中不畅，禁止强行向导管内推注液体，以免血凝块脱落而引起栓塞。

本例患者经过规律尿激酶联合肝素钠正压封管明显降低了半永久中心静脉导管的栓塞率，同时也明显降低了导管的感染率。原因有两个：一是透析导管通畅率高，减少了护理人员反复抽吸导管操作次数，缩短了置管口在空气中暴露时间，减少污染机会；二是降低血栓形成也降低了细菌滋生的概率，从而降低了导管的感染率。

病例点评

本例患者是血液透析中心静脉置管后多发血栓诊治和护理的典型病例。患者为高龄老年且伴有右侧肾切除术、急性肾损伤、糖尿病、高血压、冠心病等一系列并发症，基础疾病多，此类患者的自身动静脉内瘘术后难以成熟，血管移植的风险大，获益少，因此留置中心静脉导管是维持患者血液净化治疗血管通路可行性较高的方法。但是，由于高龄患者通常多病共患，血管条件比较差，凝血和出血的风险常常并存，在导管保留的时间较长，抗凝和抗血小板药物使用的剂量比较保守的情况下，容易出现导管的各种并发症，如本例患者在血液透析治疗期间因自身血管条件和凝血情况先后 4 次置管、拔管、再置管。为维护本例患者的生命通路，我科护理人员在常规护理的基础上，查阅大量相关资料，利用循证护理的证据，总结出个体化的临床护理经验，按照

患者的具体情况及时调整中心静脉导管的护理方案，根据导管情况采用不同的封管技术，从细节入手，有效降低了血栓的发生率，成功护理右侧颈内静脉半永久导管，无并发症出现，确保了患者血液净化治疗正常进行。尽管目前对尿激酶封管的合理性尚有较大的争议，但是在临床上仍可以见到其明显的有效性，在临床工作中虽然有各种指南规范指导，但对于临床具体和疑难的情况还需要医护人员的大胆实践和细致观察。临床工作虽“如履薄冰”，但仍需不断地创新前行。

039 血液透析、血压波动明显、纳差、嗜睡——透析充分性

病历摘要

患者，男性，83 岁。主因“规律血液净化治疗 2 年余，食欲减退伴嗜睡 14 天”于 2018 年 7 月 11 日入院。患者于 2015 年 12 月诊断为尿毒症，2016 年 6 月开始行维持性血液透析治疗（3 次/周，3.5～4.5 小时/次）。透析期间患者每日入量和血压均控制欠佳，血压波动于（90～190）/（55～100）mmHg，透析过程中常出现明显血压降低而提前结束透析，每次透析间体重增加 1.5～2.8kg。两年间患者多次因肺炎、心力衰竭住院，予以抗感染、扩冠、利尿、调整干体重等治疗控制病情。2018 年 6 月 28 日患者开始出现无明显诱因食欲减退，进食较平时减少约一半，无发热，无恶心、呕吐，

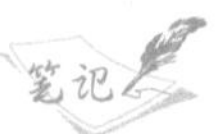

无腹痛、腹泻，无头晕、头痛等不适。2018 年 6 月 29 日开始出现嗜睡，每日白天睡眠时间约 6 小时（平时约 3 小时/白天），早餐后及午餐后睡眠时间增加较为明显，期间可唤醒，血压波动于 (130 ~ 190)/(70 ~ 100) mmHg，无呼吸暂停，无憋喘，无意识丧失，无幻觉，无呕血，无黑便等，无药物调整及保健品服用。夜间睡眠时间无变化，可平躺。2018 年 7 月 11 日透析后，因嗜睡症状无缓解，为进一步诊治门诊以“CKD 5D 期、尿毒症脑病”收治入院。

既往史：患者一般健康状况欠佳。1991 年诊断“2 型糖尿病”，目前应用门冬胰岛素控制血糖，近期血糖控制欠佳，2018 年 6 月 3 日查糖化血红蛋白为 7.8% 。1991 年胃镜检查诊断十二指肠球部溃疡，慢性萎缩性胃炎伴糜烂，此后定期复查胃肠镜，病情稳定。2002 年诊断为“高血压 3 级，极高危”，目前口服厄贝沙坦及硝苯地平缓释片，血压控制欠佳。2009 年诊断“心律失常，完全性右束支传导阻滞，频发房性早搏”，定期复查心电图，目前病情稳定。2016 年 12 月诊断为冠心病、不稳定性心绞痛、慢性心功能不全，心功能Ⅱ级，目前口服单硝酸异山梨酯、阿司匹林等，病情控制尚可，夜间睡眠可平躺，无憋醒。另有前列腺肥大、高尿酸血症等病史。1999 年行左侧腹股沟斜疝修补术，2004 年行甲状旁腺腺瘤切除术。

入院诊断：① CKD 5D 期，肾性贫血，尿毒症脑病？② 慢性心功能不全，心功能Ⅱ级；③ 高血压 3 级，极高危；④ 2 型糖尿病，糖尿病肾病。

查体：体温：36.3℃，脉搏：66 次/分，血压 171/66mmHg。神志清楚，颈软无抵抗。双肺呼吸音清，未闻及干湿性啰音。心律齐，心尖部听诊区可闻及 3/6 级收缩期杂音，腹部微膨隆，肠鸣音正常，全腹叩诊呈鼓音，移动性浊音阴性。腹软，全腹

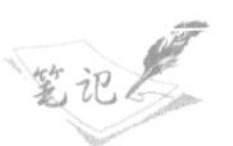

无压痛、反跳痛。颜面部无水肿，双下肢及双侧足背对称性中度凹陷性水肿，双侧足背动脉搏动弱。病理反射征及脑膜刺激征阴性。

血液化验检查：血红蛋白98g/L，血尿素氮25mmol/L，血清肌酐604μmol/L，血清总蛋白68g/L，血清白蛋白42.4g/L，NT－proBNP 11739pg/ml，酸碱、电解质均在正常范围内。心电图正常，头颅CT扫描检查无明显异常发现。

诊治经过：2018年7月12日入院后首先评估了患者的透析充分性：①自我感觉：入院时精神食欲差，入院前期处于嗜睡状态。②血压：入院时患者透析前血压（160～190）/（70～90）mmHg；透析后血压（150～170）/（60～90）mmHg，目前予硝苯地平缓释片（Ⅱ）10mg，1次/日，厄贝沙坦片150mg，1次/中午及1次/晚，联合降压，但血压仍控制不佳。③容量控制：透析前NT－proBNP 14000pg/ml，透析后可下降至4800pg/ml，患者体内容量负荷较重。④电解质及酸碱：透析后电解质波动于正常范围，酸碱基本维持平衡。⑤溶质清除率：尿素清除率为70%【尿素清除率＝100×（1－Ct/C0），Ct：透析后BUN，C0：透析前BUN】，患者的Kt/V值为0.8，未达标。⑥营养状态：目前血清总蛋白68g/L，血清白蛋白42.4g/L，血红蛋白98g/L。入院前已予以促红细胞生成素、铁剂、维生素B_{12}、叶酸等治疗3月余，但贫血并未纠正。

同时为进一步明确病因，排除消化道出血、颅脑病变、心理因素等引起的精神症状，予以完善头颅核磁及大便潜血、凝血检查等，排除了颅脑及消化道等器质性病变，约请心理科会诊排除了心理疾病等其他因素引起的嗜睡、胃纳差。结合透析充分性评估结果，明确此次的病因为近期透析不充分，体内水负荷重，毒素清除率低，影响了包括神经系统在内的多个系统的功能，最终出现

嗜睡、血压难以控制、食欲减退等症状。将干体重逐渐下调，从65.5kg（2018 年 7 月 15 日）下调至 61kg（2018 年 7 月 25 日），同时调整透析模式（3 次/周的血液透析改为 3 次/周血液透析 + 1 次/周血液透析滤过），血液净化时间为 4 小时/次。与此同时，予以降压（硝苯地平缓释片Ⅱ 10mg，2 次/日，厄贝沙坦片 150mg，1 次/中午）、降糖（根据血糖水平调整胰岛素剂量，皮下注射，4 次/日）、纠正贫血（EPO 5000IU，3 次/周；多糖铁复合物胶囊 150mg，2 次/日；甲钴胺片 0.5mg，3 次/日；叶酸片 5mg，3 次/日）等治疗。至 2018 年 7 月 30 日，患者食欲恢复至平时状态，每日白天睡眠时间减少为 2～3 小时，非透析日血压维持在（130～150）/（55～90）mmHg，出院后透析模式调整为 2 次/周的血液透析 + 1 次/周的血液透析滤过，每次 4.5 小时。2018 年 9 月 23 日再次评估透析充分性，患者自我感觉良好，尿素清除率约 71%，Kt/V 值 1.31，透析前 NT－proBNP 3039pg/ml，血红蛋白 106g/L。

病例分析

本例患者虽然行规律血液透析治疗，但是血液透析并不能完全替代肾脏功能，体内毒素不能完全被清除。本例患者近期血液透析不充分，其原因考虑与患者依从性较差，平时入量控制欠佳，体内水潴留导致透析前体重增加明显，门诊透析中心曾尝试下调干体重及调整透析方案，但因患者心功能和血管弹性较差，透析方案调整过程中反复出现血压明显下降，最低至 88/47mmHg，患者不耐受导致多次血液透析过程提前中止，长此以往导致透析不充分，毒素堆积，对全身多脏器造成损伤；近期出现嗜睡、食欲差等症状，入院

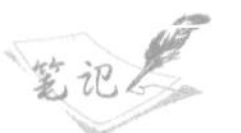

后明确病因为透析充分性差，导致的相关并发症。予以调整干体重、加强毒素清除等治疗，患者状态明显好转。本病例为典型透析充分性差导致的相关并发症，患者体内毒素多、水负荷重，引起全身各系统器官的病变：①神经系统：精神不振，健忘，嗜睡等；②消化系统：食欲减退、纳差、恶心、呕吐等；③循环系统：血压高，水肿、心衰等；④血液系统：贫血等。

尿毒症规律透析患者，出现胃肠道及精神症状，常与透析不充分有关。患者通过透析治疗，维持机体平衡的临床状态，评价指标包括：血压、容量状态、体重、营养、心功能、贫血、食欲、电解质和酸碱平衡、生活质量等。血液透析充分性指对小分子溶质的清除程度，常以尿素为代表。包括尿素清除指数 Kt/V 值和尿素清除率。通过透析有效地清除体内的毒素和水分，维持血压的正常，避免心脑血管系统和神经系统并发症，维持水电解质或者酸碱的平衡。

本例患者在门诊透析时也曾尝试改善透析充分性的问题，但是因为出现低血压和患者不耐受、不依从等情况，故未能贯彻实施。入院后经过调整降压药物的剂量和用药时间，并在透析日早上暂停服用降压药物，根据透析过程中血压的变化再决定给药时间，解决了透析过程中低血压的问题。另外，改变透析模式和增加透析次数也是改善透析充分性的关键措施。

病例点评

本病例是临床上老年透析患者常见的问题，即老年共病对血液透析和透析充分性的影响。血液透析充分性是指通过血液透析能有效地清除尿毒症患者体内潴留的水分和尿毒症毒素，各种并发症得

以有效控制，透析过程中患者感觉舒适，患者具有较好的生活质量和一定的社会活动能力。为保证透析充分性，透析患者的干体重首先应达标。干体重达标的标准主要包含：①透析过程中无明显的低血压；②透析前血压得到有效控制；③临床无水肿表现；④胸部X线片无肺瘀血征象；⑤心胸比值：男性<50%，女性<53%。然而，由于老年共病的原因，尤其是老年患者心肺疾病往往会影响血液透析患者干体重达标的各种治疗措施和相关努力。如水、钠潴留是干体重不达标的主要表现，其增加了心脏前负荷和心输出量，可导致高血压、水肿、心包积液、胸腔积液、腹腔积液、左心室肥厚及动脉硬化等临床表现。此时治疗策略是：①强化超滤脱水，缓慢达到干体重值；②低盐饮食，每日钠摄入量<5g，并以3g以下为宜；③对于透析前血钠<135mmol/L的患者，应限制饮水；④延长透析时间或增加透析次数，保持较低的超滤率；⑤合理用药，减少大量药物应用导致的患者水摄入量增加。然而，老年患者由于血管弹性较差，常伴有心脏舒张功能不全等，强化超滤脱水往往导致透析中低血压的发生，另外由于老年共病较多，各科用药不少，每天水的摄入量也难以控制，老年人耐受力较差，对延长透析时间和增加透析次数也往往不耐受和不依从，因此非常容易出现透析不充分的状况，进而可以导致心脑血管事件频繁发生，从而出现恶性循环。

老年透析患者由于相关并发症较多，故平时应积极对心脏功能、营养状态进行干预，维持患者在血液透析过程中处于一个良好的状态，采用各种方法提高患者的耐受力和依从性，尤其要防止出现透析中低血压：首先要精确设定患者的干体重，在血液透析初期，患者净脱水量不宜超过1～2kg/周，血液透析间期体重增加应少于1kg/日。其次要合理使用降压药，对伴有高血压且在血液透析

中易发生低血压的患者，应嘱患者在血液透析当日停用或减用降压药物，因为血管活性药物会影响患者对低血容量的反应。另外要合理制订老年血液透析患者的降压目标，老年高血压患者的降压目标应控制在收缩压为130～140mmHg较好，高龄老人血压控制在150/90mmHg即可，过于严格的降压目标可能会导致血液透析的老年患者频繁发生透析中低血压。要积极纠正钙磷代谢紊乱和继发性甲状旁腺功能亢进症，改善患者的钙磷代谢可以改善患者血管钙化和血管顺应性，减少低血压的发生。最后应该使用合理离子组分的透析液：高钠透析液（钠浓度>140mmol/L）或低钠透析液（钠浓度<135mmol/L）均可能导致透析中低血压的发生。与正常钾浓度的透析液（钾浓度2mmol/L）比较，低钾透析液（钾浓度1mmol/L）可使透析中低血压的发生率明显增高。使用低钙透析液（1.25mmol/L）与透析中低血压的发生和透析中发生心律失常等不良事件密切相关。合理的透析治疗模式、低温透析液、增加透析的频率和时间、延长透析时间或采用每天短时间透析等方式均可以预防透析中低血压的发生。

此外，临床上一般认为老年患者心脏病变因素（如严重心肌病变、心律失常、严重低血压等）较多，不可能很好地耐受透析治疗，因此临床上给予老年患者的血液/透析液流速均较低，这也是透析剂量不够、难以达到透析充分性的重要原因之一。事实上，对于常规透析血流量250～300ml/min甚至更高，一般的老年患者通常是完全可以耐受的，其不耐受的主要是较大的超滤脱水量。研究表明血液透析患者的血流量>300ml/min可以明显提高溶质清除率，血流量从200ml/min升至300ml/min在相同的透析时间内可增加溶质清除率15%以上，因此临床上对于非严重心力衰竭的老年患者可以适当提高血液流速，促进血循环中毒素转运，以提高透析的充分性。

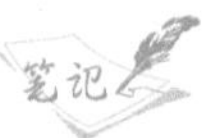

040 血液透析、发热、心悸、呼吸困难、血压下降——HD 伴脓毒血症

病历摘要

患者，男性，87 岁。主因“规律血液透析治疗 4 月余，发热、喘憋、心悸 1 天”于 2016 年 10 月 17 日入院。患者缘于 2016 年 5 月22 日无明显诱因出现纳差、恶心、呕吐，呕吐为胃内容物，无发热、腹痛、腹泻、血便等不适，就诊于我院急诊科，血液检查示血红蛋白 85g/L，白细胞计数 7.16×10^9/L，中性粒细胞 0.878，血清肌酐 166μmol/L，尿素 17.2mmol/L，尿常规检查无异常，尿量 1500ml/d，当时收入院后给予氟氧头孢钠 2g，静滴，1/12 小时治疗，两天后复查血液生化提示血清肌酐 197μmol/L，尿素 20.7mmol/L，立即停用氟氧头孢钠，但此后 1 周内患者病情仍迅速进展，血清肌酐进行性升高，同时伴尿量减少，在此期间连续出现肺部感染、心功能不全、代谢性酸中毒、重度贫血（血红蛋白最低 49g/L）、低蛋白血症（白蛋白 21.1g/L），予抗感染、营养支持、输血、纠酸、利尿等综合对症治疗，2016 年 6 月 5 日检查血清肌酐 850μmol/L，尿素 34.8mmol/L，肾脏超声：肾脏大小形态正常，实质回声欠均匀，稍增强，肾脏超声造影示双肾血流灌注及回流功能正常，考虑诊断为“急性肾损伤，急性肾小管坏死，肾性贫血，心功能不

全”，于2016年6月6日开始行床旁血液滤过治疗，治疗后心功能不全、肺水肿逐渐改善，但肾功能仍未恢复，无尿，1个月后改为规律血液透析治疗，3次/周。透析前血清肌酐水平486μmol/L，尿素26mmol/L，透析后血清肌酐259μmol/L，尿素15mmol/L，血红蛋白104g/L，患者本次入院前一日出现低热，自测体温为38℃，伴有喘憋、心慌，心率为96次/分，今为进一步诊治收入我科。患者近3个月精神、睡眠较差，无尿，大便正常。

既往史：1993年查体发现血压升高，最高160/90mmHg，曾应用过非洛地平、氯沙坦钾等药物，目前未用降压药。高脂血症病史10余年，长期服用他汀类降脂药物。冠心病史10余年，2003年因右侧急性脑梗死，遗有左侧肢体偏瘫，此后长期卧床，同年发现血清肌酐升高，诊断为慢性肾脏病。2005年诊断为急性非ST段抬高型心肌梗死，右冠脉置入一枚支架，目前无胸闷、胸痛等不适发作。2012年诊断为急性缺血性肠炎，予禁食、华法林抗凝等治疗后好转。入院前半年内肺部感染曾反复发作多次，治疗后好转。

入院查体：体温38.6℃，脉搏98次/分，呼吸22次/分，血压157/72mmHg。神志清楚，左肺呼吸音低，右下肺可闻及少量湿性啰音。心率98次/分，律不齐，早搏4~5次/分，各瓣膜听诊区未闻及病理性杂音。腹平软，未扪及包块，无压痛、反跳痛、肌紧张，肝脾肾肋下未触及，肠鸣音4次/分。双下肢无水肿。

入院检查（2016年10月17日）：血生化（透析前）：血清肌酐486μmol/L，尿素15mmol/L，NT-proBNP 14062pg/ml；血常规：

血红蛋白87g/L，白细胞计数6.14×10^9/L，中性粒细胞0.954。胸部CT提示双侧肺炎、双侧胸腔积液（左侧量大）。

入院诊断：①CKD 5期，肾性贫血，维持性血液净化治疗；②双肺肺炎，双侧胸腔积液；③冠心病，稳定型心绞痛，陈旧性心肌梗死；④高血压，2级，极高危；⑥右侧陈旧性脑梗死。

诊疗经过：入院后立即行床旁血滤同时予美罗培南、奥硝唑等加强抗感染治疗，并行左侧胸腔穿刺+闭式引流术，但患者肺部感染持续加重同时出现呼吸困难、Ⅱ型呼吸衰竭，予经鼻气管插管，呼吸机辅助呼吸，经过2周的积极治疗，患者病情明显好转。2016年11月3日患者因受凉后再次出现喘息伴心慌，体温38.8℃，心率130次/分，呼吸30次/分，脉氧90%，检查血白细胞计数11.99×10^9/L，中性粒细胞0.906，同时伴有血压下降，经补充容量后血压仍无提升，血压最低为65/35mmHg，提示脓毒症休克，予加强抗感染、维持容量平衡，加用去甲肾上腺素（4~8μg/min）可维持血压。2016年12月16日患者肺部感染再次加重，血压降低，使用初始剂量去甲肾上腺素血压无法维持，多次提升去甲肾上腺素剂量（最高达16μg/min）才能维持血压，由于去甲肾上腺素剂量应用较大，患者外周微循环较差，手足冰凉，皮肤出现发绀，次日开始在去甲肾上腺素基础上加用垂体后叶素（0.02~0.04U/min）治疗，两天后去甲肾上腺素即减量至4~6μg/min，此后继续抗感染、血液净化及大静脉营养支持治疗，同时应用小剂量血管活性药物维持血压（垂体后叶素0.02~0.04U/min或去甲肾上腺素2~4μg/min交替使用），血压可维持在（100~120）/（50~60）mmHg，此后患者感染控制，病情逐渐趋于稳定，血管活性药物逐渐减量至停用后，继续行维持性血液透析治疗。

笔记

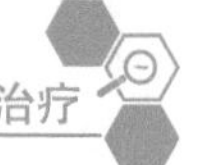

病例分析

本例患者既往有 CKD，透析前的急性胃肠炎病史及氟氧头孢钠用药史可能是本例患者在 CKD 基础上发生急性肾损伤的原因之一。但经过停用可疑肾毒性药物、静脉补液及营养支持、抗感染、加强利尿及床旁血液滤过等综合治疗，患者肾功能没有恢复，最终进入尿毒症期并开始规律血液净化治疗。

由于患者偏瘫后长期卧床，反复发生肺部感染，最终因肺部感染加重，出现了脓毒症及脓毒症休克的临床表现。脓毒症是指由感染引起的全身炎症反应综合征（systemic inflammatory response syndrome，SIRS）导致出现器官功能障碍。脓毒性休克是在脓毒症的基础上，出现持续性低血压（收缩压 < 90mmHg 或收缩压较原基础值减少 > 40mmHg 至少 1 小时），在充分容量复苏后仍需血管活性药物来维持 MAP ≥ 65mmHg，以及血乳酸水平 > 2mmol/L。本次入院后，根据患者临床表现、化验指标及生命体征的监测，符合脓毒症休克临床诊断。治疗上，首先给予患者充分的液体复苏，但患者 MAP 仍未达标，因此开始使用血管活性药物治疗。临床上首先选择去甲肾上腺素，起初仅需要较小剂量即可维持血压，当患者感染再次加重并经历缺氧打击后，血压难以维持，去甲肾上腺素剂量逐渐加大，然而随着药物剂量的增加，患者外周血管收缩明晰，四肢冰冷，此外患者既往有缺血性肠病病史，此时患者还出现了腹胀、消化功能不良等临床表现，因此启用了另外一种血管活性药物，垂体后叶素，两种药物联合应用后，效果较好，去甲肾上腺素剂量随即减少，并且随着感染等好转，血管活性药物逐渐减量，最终仅应用一种血管活性药物就可以维持血压。在本病例的临床实践中，我

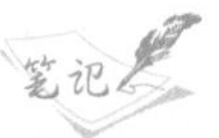

们选择去甲肾上腺素和垂体后叶素交替使用，根据多次调整治疗反复交替应用，最终摸索的临床经验为，垂体后叶素 0.04U/min 基本与 4μg/min 去甲肾上腺素升压效果相当。

病例点评

本病例为老年 CKD 患者一个比较典型的病变经历，即在 CKD 的基础上出现 急性肾损伤，导致 CKD 加重并快速进展至尿毒症阶段，由于老年共病等多种危险因素，可导致患者反复出现感染，最后引发严重的脓毒血症，进一步导致病情加重而危及生命，在此病例中有不少临床经验值得总结。

第一，关于透析前患者急性肾损伤的病因和治疗的问题。虽然消化道感染恶心呕吐导致肾脏低灌注，可能是患者急性肾损伤的一个诱因，氟氧头孢导致的急性肾小管坏死（acute tubual necrosis，ATN）也可能是另一病因，然而这些均只是排除法，并没有更多的证据直接证实药物的应用与 ATN 相关。研究显示，老年人群因其血容量降低及动脉硬化，会导致肾脏血流量明显降低，因此脱水及容量不足诱发的急性肾损伤最为常见。而老年人合并用药较多，如 RAS 阻断剂、利尿剂、非甾体类抗炎药物均为老年人常用药物，同时也增加了老年患者急性肾损伤的风险。从我科的临床资料总结来看，高龄老年住院患者中急性肾损伤的发生率在 14.8%，感染是导致急性肾损伤最常见病因（占 81.99%），危险因素分析显示，低血容量、肾毒性药物、心功能不全及呼吸衰竭为急性肾损伤的独立危险因素，其中抗生素为导致老年急性肾损伤最常见的肾毒性药物。氟氧头孢钠为氧头孢烯类抗生素，其结构类似于头孢菌素类，该类药物具有一定肾毒性，有报道拉氧头孢的应用会增加急性肾损

伤风险且与剂量相关，但氟氧头孢钠直接导致急性肾损伤方面目前没有查到相关资料。由于老年人本身肾小管功能差且合并多重用药，本例患者在容量相对不足情况下应用氟氧头孢钠可能是导致急性肾损伤的诱因之一。然而遗憾的是经过筛查病因、纠正所有可逆性因素并适时开始血液净化及对症支持治疗后，患者肾功能并没有恢复，最终进入终末期肾病。

第二，关于老年脓毒症休克患者血管活性药物应用的问题。对于老年脓毒症休克的治疗，目前推荐初始复苏期间应维持 MAP > 65mmHg。研究显示当 MAP < 65mmHg 超过 2 小时，将增加患者病死率，而严重脓毒血症患者的 MAP 目标值超过 65mmHg 可维持跨肾灌注压，阻止急性肾损伤的发生。当液体复苏后仍不能保证跨肾灌注压时，可同时联合使用血管活性药物。目前多个指南一致推荐使用去甲肾上腺素作为脓毒症休克患者首选的血管活性药物，当需要使用更多缩血管药物来维持血压时，建议联合应用小剂量血管加压素，如可以考虑加用小剂量垂体后叶素（0.01 ~ 0.06U/min），但垂体后叶素具有抗利尿作用，其中一个不良反应就是尿量减少，故不推荐首选或单独使用垂体后叶素。在本病例中我们选择了去甲肾上腺素和垂体后叶素交替使用，也收到了不错的效果，升压药物剂量小、血压维持稳定，这可能是由于本例患者为维持透析的无尿患者，故没有观察到该药对尿量的影响。

总之，老年人肾脏低灌注及肾毒性药物对肾功能的损伤是不容忽视的，而在老年脓毒症休克的危重症患者中，在充分液体复苏后仍不能维持 MAP 时，联合应用去甲肾上腺素和血管加压素有助于减少每一种血管活性药物的用量，可提高升压效果，减少该种药物的不良反应。

041 尿毒症、腹膜透析腹腔感染、心房纤颤、血栓形成——腹膜透析并发症

病历摘要

患者，女性，84 岁。主因“血清肌酐升高 27 年余，规律腹膜透析 6 个月，腹透液引流不畅伴发热 1 天”于 2010 年 11 月 25 日入院。患者于 1983 年静滴“706 代血浆”后出现“急性间质性肾炎”，此后间断出现双下肢水肿，偶感腰部酸困，无血尿、蛋白尿。1999 年复查血清肌酐波动在 150μmol/L 左右，尿素氮 10 ~ 15mmol/L，血红蛋白 85g/L，诊断“慢性肾功能不全，失代偿期；肾性贫血”，给予“新清宁、重组人促红细胞生成素”等药物治疗。2010 年 2 月在我院检查发现血清肌酐升高至 571.4μmol/L、尿素 28.64mmol/L，诊断“尿毒症”，于 2010 年 4 月 15 日行腹膜透析置管术后开始规律腹膜透析治疗。2010 年 11 月 24 日患者无明显诱因出现腹透液引流不畅，引流液中出现少量絮状物，同时伴低热，体温峰值 37.8℃，轻微腹胀，无腹痛，全天共超滤 338ml。为进一步诊疗，门诊以“慢性肾功能不全，尿毒症期”收入我科。

既往冠心病病史 16 年，2009 年 9 月发生“非 ST 段抬高型心肌梗死”，给予内科保守治疗，近期病情平稳，无胸闷、心前区不适；高血压病史 15 年，近期血压控制平稳；2004 年 12 月诊断“阵发性心房纤颤”，2006 年进展为“持续性心房纤颤”，并行永久性心脏

起搏器置入术（DDD 型）；2005 年诊断“2 型糖尿病”，现使用胰岛素治疗，血糖控制可；2010 年 3 月诊断“右侧肾盂占位、膀胱占位”，患者放弃手术及放化疗，2010 年 10 月复查膀胱 CT、超声均提示占位明显增大，目前表现为持续肉眼血尿。1972 年诊断“精神分裂症”，长期口服抗精神病药物治疗，2009 年 10 月诊断“抗精神病药物恶性综合征”，经专科治疗后好转。

入院查体：体温 37.2℃，脉搏 62 次/分，血压 125/56mmHg。轻度桶状胸，双肺呼吸音清，未闻及干湿性啰音。心率 68 次/分，房颤心律，心音低钝，第一心音强弱不等，二尖瓣听诊区可闻及 2/6 级收缩期杂音。腹平软，腹部正中留置腹透管，全腹无压痛及反跳痛，双下肢轻度水肿，双侧足背动脉搏动减弱。

入院检查：血红蛋白 121g/L，血小板 319×10^9/L，白细胞计数 10.9×10^9/L，中性粒细胞 0.76；尿蛋白 100mg/dl，尿白细胞满视野/HP，尿红细胞满视野/HP，尿比重 1.012；血生化：肌酐 718μmol/L，尿素 16.8mmol/L，钾 4.77mmol/L，磷 2.1mmol/L，二氧化碳 22mmol/L，三酰甘油 5.2mmol/L，总胆固醇 5.32mmol/L，HDL－C 0.4mmol/L，LDL－C 2.34mmol/L，白蛋白 32.4g/L；肝功能正常；凝血功能正常；心肌酶正常，NT－proBNP 9978.9pg/ml。腹水常规检查：微混浊，蛋白定性试验阳性，细胞总数 180×10^6/L，白细胞计数 40×10^6/L。立位腹平片见大量腹水，腹膜透析管移位。腹部/盆腔 CT 提示右侧肾盂占位，肾盂癌可能性大，较 2010 年 3 月 CT 对比明显增大；膀胱双侧壁占位，膀胱癌可能性大，较 2010 年 3 月 CT 对比明显增大；右肾囊肿；大量腹水。

入院诊断：尿毒症，维持腹膜透析治疗；腹膜透析管移位；尿路感染；腹腔感染待除外；泌尿系统肿瘤。

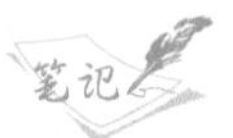

入院后给予注射用美罗培南 0.5g，静滴，1 次/12 小时抗感染

治疗；因持续肉眼血尿，心内科会诊后考虑近期冠心病病情平稳，暂停硫酸氢氯吡格雷片抗血小板治疗；维持原腹膜透析、降压、降脂和降糖等治疗方案。因腹膜透析管远端盘状管移位至右侧髂窝区，给予手法复位。患者腹透液稍混浊，有少量絮状物，为防止纤维蛋白堵管造出流出受阻，在全天腹透结束后给予注射用尿激酶10WU溶于20ml生理盐水注入腹透管封管，留置30分钟后抽出，连续2天。2010年11月27日腹透液仍流出缓慢，发热38.1℃，呕吐2次，未诉腹痛；晨腹透流出液（留腹2.5小时）明显浑浊、较均匀，未见团块絮状物。查血常规：白细胞计数18.55 $\times 10^9$/L，中性粒细胞0.733；腹透液常规白细胞计数40 $\times 10^6$/L，生化蛋白20g/L；继续注射用美罗培南静脉点滴抗感染治疗，同时给予1.5%腹透液反复冲洗腹腔。患者在2010年11月27日腹透总超滤398ml、在2010年11月28日总超滤252ml；在2010年11月28日全天尿量60ml。2010年11月29日晨起主诉腹部轻微疼痛。查体全腹软，有压痛，无反跳痛；双下肢无明显水肿。因患者每日出超量较少，加用4.25%腹膜透析液2000ml/日脱水，2.5%腹透液2000ml留腹过夜。2010年12月1日复查腹透液常规白细胞计数720 $\times 10^6$/L；腹透液培养提示白色念珠菌。考虑真菌性腹膜炎，给予注射用醋酸卡泊芬净50mg，1次/日（首剂70mg）抗真菌治疗。

2010年12月2日复查腹透液白细胞计数2268 $\times 10^6$/L，腹透液中开始出现团块絮状物，午后患者体温升高至38.9℃，伴寒战，经退热对症处理后体温逐渐降低至正常。查体：全腹压痛，肌张力稍高，无反跳痛，双下肢无水肿。复查血常规：白细胞计数15.131 $\times 10^9$/L，中性粒细胞0.766；CRP 7.63mg/dl，NT - proBNP 13948.2pg/ml。继续加强腹腔冲洗治疗，同时密切观察患者体重变化，防止水潴留。2010年12月3日根据腹透液真菌培养药敏结果，停用醋酸卡泊芬

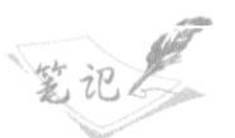

净，改用伊曲康唑注射液 0.25g 静滴1 次/12小时抗真菌治疗。停美罗培南，换用盐酸莫西沙星氯化钠注射液 0.4g，1 次/日静脉点滴抗感染治疗。当日 18 时出现低血压，最低血压 86/44mmHg，即行右臂肘正中静脉行 PICC 置管术，给予重酒石酸去甲肾上腺素 4μg/min 持续泵入升压治疗，血压可维持在 120/70mmHg 左右，心率波动在 60～80 次/分。因仍有间断高热，于 2010 年 12 月 6 日行腹膜透析管取出术，术后仍发热、房颤、低血压，均给予对症处理。2010 年 12 月 7 日复查血常规：白细胞计数 23.824 × 10^9/L，中性粒细胞 0.889；CRP 26.12mg/dl，NT－proBNP 41763.5pg/ml。考虑感染加重，同时伴晚夜间明显喘息，行右侧股静脉大静脉置管术，给予床旁血液滤过治疗，脱水 800ml。血压偏低时联合去甲肾上腺素和重酒石酸间羟胺联合治疗。2010 年 12 月 8 日查凝血指标：PT 18.3s；PTA 54%；INR 1.54；血浆纤维蛋白原测定（fibrinogen，FIB）11.06g/L；血浆 D－二聚体测定 7.33μg/ml；凝血酶时间测定 25.3s；血浆活化部分凝血酶原时间测定 62.2s。高度怀疑体内血栓形成、继发性低凝状态，给予新鲜冰冻血浆静滴治疗。当日 20 点患者出现持续快速房颤心律 110～140 次/分，在去甲肾上腺素和重酒石酸间羟胺注射液联合静脉泵入升压的作用下，血压可维持在（100～120）/（60～70）mmHg。给予盐酸胺碘酮注射液 75mg 静推后以 1mg/min 持续静脉泵入，心率无明显降低。患者烦躁不安，呼吸增快，28～40 次/分，21 点左右体温升至 38.3℃，给予新癀片 0.64mg 口服及物理降温后体温渐下降。患者逐渐出现呼吸急促，双颊潮红，测指氧浓度为86%，听诊双肺湿性啰音，右侧明显，四肢远端厥冷。给予加大经鼻吸氧浓度，复查血气分析结果示 pH 7.402，氧饱和度 92%，氧分压测定 66.1mmHg，二氧化碳分压测定 21.2mmHg，剩余碱测定－9.3mmol/L。给予 4% 碳酸氢钠注射液静滴纠正代谢性酸中毒。

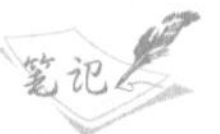

呼吸内科会诊建议性行气管插管，但患者意识尚清楚，患者及家属均拒绝气管插管。2010 年 12 月 9 日凌晨 2:30 患者大便时出现呼吸减慢，心率下降，面色苍白，意识不清；2:32 意识丧失，心电监护见起搏信号 60 次/分，呼吸 10 次/分，血压、脉氧测不到；2:36 呼吸停止。经积极抢救无效，3:02 宣布患者死亡。尸检发现右心房、室附壁血栓形成，右心室流出道梗阻。

病例分析

本例患者为老年女性，基础疾病多，病情复杂。患者 CKD 病史 27 年余，2007 年进入尿毒症期，因同时患精神分裂症，不能耐受血液净化每次长达 4 小时的卧床治疗，最终选择腹膜透析。腹膜透析是利用腹膜作为生物性透析膜，依赖弥散和超滤作用，清除体内代谢废物和纠正水电解质失调。相对于血液透析，腹膜透析设备简单，操作易掌握，更为方便、经济，并可以居家进行。然而，由于本例患者高龄、精神障碍等因素的影响，不能完成自我操作，具体操作由不同的家庭成员进行，大大增加了发生腹膜透析并发症的风险。

腹膜透析的并发症一般包括导管相关并发症、感染性并发症和非感染性并发症。本例患者本次因腹透液引流不畅入院，考虑同时存在腹透管堵塞、移位和腹腔感染并发症。腹透管堵塞是腹膜透析的晚期并发症之一，常在发生腹膜炎时发现透析液中纤维蛋白增多，纤维蛋白凝块会阻塞管路引起引流不畅。我们选择使用尿激酶封管的方式溶解阻塞管路的纤维蛋白凝块，另外也可以使用含肝素的透析液（500 ~ 1000U/L）进行反复冲洗。腹透管的移位通常发生在术后 2 周内，晚期发生移位的原因并不十分清楚。移位的主要表现为入液正常，但引流不畅，通过腹平片或 CT 可以明确诊断。

笔记

直型管可以在透视下通过导丝复位，本例患者使用的是鹅颈型管，因患者偏瘦，我们选择了手法复位。若复位不成功，可以考虑进行手术重插管、导管末端固定或腹腔镜复位。

患者出现的腹膜透析并发症中，腹腔感染才是导致患者病情恶化最主要的并发症。尽管近年来腹膜透析管路、置管技术、护理规范和患者教育都得到了不断改进和进步，腹腔感染的发生率已经显著下降，但是腹腔感染仍然是腹膜透析的首要并发症，其显著增加患者再住院、腹膜衰竭和死亡风险。致病菌进入腹腔的途径多样，可以来源于腹透管腔、皮肤隧道、肠道及血液等，但临床最常见的感染途径是在进行透析液交换过程中的污染。患者因罹患精神疾病，对自我卫生要求和无菌意识薄弱，发生此类感染风险最大。腹透引流液混浊是腹腔感染最常见和最早出现的症状，透出液中的细胞数 $>50\times10^6/L$ 通常表现为轻度混浊，$>100\times10^6/L$ 则可见明显混浊。腹痛症状的出现通常晚于透出液混浊，老年人中腹痛则更不典型，开始表现仅为轻度、局限性腹痛，若未及时治疗，则会逐渐加剧。一些患者可伴发热，严重者可发生败血症。经透出液微生物学检测，本例患者最终明确真菌性腹膜炎。真菌性腹膜炎是最为严重的腹腔感染之一，根据国际腹膜透析学会推荐应尽快拔管。因患者无尿，同时合并精神障碍，对血液透析耐受能力差，我们希望通过静脉输注针对性抗真菌药物治疗，同时加强腹腔冲洗来控制感染，但终因效果欠佳，最终选择拔出腹膜透析管。即使在拔出腹透管路后，感染仍不易控制，继之出现了严重的脓毒血症，脓毒症休克循环功能障碍。病程晚期，患者出现快速房颤心律，但因患者伴有持续肉眼血尿、低凝状态，未能给予积极的抗凝治疗。

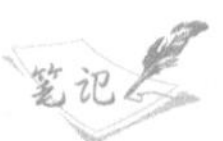

患者最终因感染性休克、多器官衰竭死亡。尸检结果提示因心

律失常，引发右心室、右心房血栓形成，右室流出道梗阻、肺循环缺血导致患者多脏器功能衰竭死亡。结合病史，本例患者凝血功能紊乱、血栓形成原因考虑以下因素：①严重腹腔感染伴脓毒血症存在，脓毒血症造成的炎症介质、细胞因子失控性释放促进凝血启动，凝血因子过度活化的同时，自然的抗凝血作用受到抑制，最终表现为级联放大的凝血特征。脓毒症时炎症介质过度释放与凝血和抗凝系统紊乱引起的血管内广泛血栓形成是多脏器功能障碍发生的重要机制。②患者低血压，血流缓慢，血小板由血流中间向外侧移位，导致血小板与血管内膜接触机会增加，容易导致血小板激活。③持续快速房颤是血栓形成的重要因素，容易在左心房、心耳形成血栓，患者尸检仅在右心室、右心房起搏器导线处发现血栓形成，因此在外部环境影响下，起搏器导线引起的局部血流紊乱，激活凝血过程，也可能是血栓形成的重要因素。

病例点评

多病共患使老年人的医疗问题变得十分复杂，共患病之间的治疗矛盾是每个临床医师均要面临的棘手问题。精神分裂症、抗精神病药恶性综合征对本例患者影响重大，在出现肾功能衰竭时对治疗方案的选择起到重要的影响。对于此类尿毒症患者，血液透析相对困难，腹膜透析是目前能选择的最佳净化治疗方案。但是该类患者对自我病情认知程度不够，无菌观念差，发生腹膜炎风险也大大增加。对于此类腹膜透析患者应建立完善合理的腹膜炎诊疗临床路径，确保对患者的严密随访和适时调整治疗。早期诊断和治疗是提高腹膜炎治疗疗效、减少不良后果的最好办法。真菌性腹膜炎是腹膜透析患者最主要的死因之一，常见于老年、内环境紊乱、免疫力

笔记

低下患者，真菌性腹膜炎的治疗效果较差，目前指南仍建议尽快拔管。患者死亡原因最终归咎于真菌性腹膜炎后出现的脓毒症及右心房、室附壁血栓形成，右心室流出道梗阻等。患者出现脓毒症时常可以出现凝血紊乱，出血或血栓的风险均较大，本例患者伴有心房纤颤，加上置入了心脏起搏器和 PICC 导管，故血栓风险更大，但由于其同时患有膀胱、肾盂肿瘤并伴持续血尿，给抗凝治疗带来极大的矛盾，最后由于凝血过度激活，右心房、右室内血栓形成造成循环、呼吸衰竭。一般而言，对于有致命性血栓形成和栓塞风险的患者在出现严重感染等加重凝血风险可能时，当同时存在有出血倾向，需要认真评估栓塞和出血风险临床结局，对于栓塞结局更为恶劣的患者，应考虑给予预防性抗凝治疗，除肝素外可选择新型的、半衰期短的抗凝药物。当然，此时的任何抗凝治疗措施均是“刀尖上的舞蹈”，需要医师的极大勇气、医患之间的相互理解和积极配合。

042 腹膜透析、纳差、头晕、谵妄、跌倒——腹膜透析并发症

病历摘要

患者，男性，72 岁。主因“规律腹膜透析 4 年，意识模糊 1 周，跌倒 5 小时”于 2018 年 7 月 25 日入院。患者因“慢性肾功能不全，尿毒症期”于 2014 年 9 月 1 日行腹腔置管术，开始规律

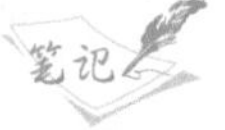

腹膜透析，此后定期入院评估透析充分性，透析充分性尚可。近5年腹膜透析期间，尿量1000～1300ml/天，超滤量1100～1300ml/天，且出入量基本平衡，体重波动于62～67kg，未出现腹膜透析相关感染。入院前1个月患者出现纳差，不思饮食，随后开始出现全身乏力，下肢乏力较为明显，腹膜透析出超量逐渐减少（500～700ml/天），双下肢无力症状逐渐加重，但未来医院求治。2018年7月17日患者开始出现意识模糊，伴轻度谵妄及头晕，腹膜透析出超量约200ml/天，入量约1800ml/天，无头痛，无恶心呕吐，无视物旋转，无黑蒙，无腹部不适等，此后腹膜透析出超量进一步减少，最少至－80ml/天。2018年7月24日清晨患者因头晕在家中跌倒，左侧季肋区撞至桌角，当时无黑蒙，无视物模糊，无四肢及口角抽搐，无口吐白沫，无心前区不适，无呼吸困难，无恶心呕吐等，当时未测血压，来我院急诊就诊，查体：体温38.7℃，血压130/60mmHg，胸廓运动未见异常，左侧季肋区未见皮损及瘀斑瘀点。右肺触诊未见明显异常，左季肋区按压痛，双肺叩诊呈清音，双肺对称。双肺闻及呼吸音，左肺较粗，右肺清音，双肺未闻及明显干湿性啰音。腹膜透析管固定好，出口无红肿压痛，未见分泌物，腹部叩诊浊音，左侧、上侧腹部有压痛，右侧无明显压痛，左侧腹部反跳痛可疑阳性，墨菲征阴性，双下肢对称性中度凹陷性水肿。血液检查结果显示：血红蛋白88g/L，白细胞13.64×10^9/L，中性粒细胞0.908，钠118mmol/L，钾3.81mmol/L，CRP 22.92mg/dl，NT－proBNP 9302.5pg/ml，尿酸498μmol/L。心电图：未见明显异常。头颅CT未见明显出血及骨折，胸部CT未见明显肋骨骨折。此次发病以来精神、睡眠欠佳，食欲明显下降，每日使用开塞露1～2支方可顺利大便，近1月余尿量逐渐减少，2018年7月3日全天尿量仅300ml，腹膜透析出超量为－50ml/天，体重73kg（2014～

笔记

2018 年 5 月，患者体重波动于 62 ~ 67kg）。

既往史：患者 1976 年诊断为“隐匿性肾小球肾炎”。1994 年诊断高血压 2 级，极高危，血压最高达 160/90mmHg，目前口服苯磺酸氨氯地平片 5mg，1 次/日，血压波动于（110 ~ 160）/（70 ~ 100）mmHg。1999 年体检时发现血清肌酐升高，诊断为“慢性肾功能不全”。2010 年诊断为焦虑抑郁状态，目前口服奥氮平、佐匹克隆、艾司唑仑等药物治疗，家属述患者近期易激惹，情绪波动较大，病情控制欠佳。2012 年诊断高脂血症，曾间断口服辛伐他汀片治疗，近期未规律服用降脂药物，目前血脂控制欠佳，2018 年5 月我院门诊查三酰甘油 2.03mmol/L，LDL 3.9mmol/L。否认糖尿病病史。其他病史有：窦性心律不齐、完全右束支传导阻滞、前列腺增生、慢性浅表性胃炎、双肾多发囊肿、肝囊肿、结肠黑变病、高尿酸血症、腰椎间盘突出。

入院诊断：①低钠血症；②腹膜透析相关感染，腹膜炎？③ CKD 5D 期，肾性贫血；④高血压 2 级，极高危；⑤高尿酸血症。

诊疗经过：入院后根据患者既往用药史及经验用药，开始予注射用美罗培南 0.5g，3 次/日，静滴，抗感染治疗，抗生素使用前予以腹膜透析液常规及细菌培养检查，2018 年 7 月 26 日腹膜透析透析液常规检查结果：颜色轻微浑浊，白细胞计数 126×10^9/L。腹膜透析液细菌培养结果：血链球菌，未见真菌感染。血培养的药敏试验结果提示，血链球菌对美罗培南敏感，故继续目前抗生素治疗。患者同时存在低钠及容量较多情况，予以托伐普坦片 7.5mg，1 次/日，氯化钠片 1.8g，3 次/日，纠正低钠、低氯，经纠正电解质及抗感染治疗 5 天，至 2018 年 7 月 29 日患者左下腹压痛及反跳痛较入院明显好转，体温平稳在 36.1 ~ 36.6℃，复查电解质恢复正常，感染指标较前下降。血常规：白细胞计数 9.91×10^9/L，中性

粒细胞 74.1%，CRP 13.17mg/dl。由于患者入院前后出现腹膜透析出超量为 -80ml/天，2018 年 7 月 25 日开始调整腹膜透析方案，将“1.5% 葡萄糖-乳酸腹膜透析液 2000ml，3 次/日”的方案（患者家中自行调整的透析方案）更改为“1.5% 葡萄糖-乳酸腹膜透析液 2000ml，2 次/日；2.5% 葡萄糖-乳酸腹膜透析液 2000ml，2 次/日；1.5% 葡萄糖-乳酸腹膜透析液 2000ml，留腹过夜”。此方案维持至 2018 年 8 月 3 日，患者出超量逐渐恢复至980~1300ml/天，患者症状完全缓解，停用抗生素及托伐普坦等药物。由于患者依从性差，每日入量 2600~3000ml，仍存在入量大于出量，除了宣教严格控制入量外，再次调整腹膜透析方案为“2.5% 腹膜透析液 2000ml，1 次/日；1.5% 腹膜透析液 2000ml，3 次/日；1.5% 腹膜透析液 2000ml，留腹”与“2.5% 腹膜透析液 2000ml，2 次/日；1.5% 腹膜透析液 2000ml，2 次/日；1.5% 腹膜透析液 2000ml，留腹”隔日交替进行，此方案维持约 20 天，患者每日出入量逐渐恢复至平衡，体重逐渐下降至 65~67kg。2018 年 9 月 20 日复查血常规：白细胞计数 8.3×10^9/L，中性粒细胞 63%。血钾 4.32mmol/L；血钠 145mmol/L；NT-proBNP 3431.4pg/ml。患者精神食欲恢复良好，无不适主诉，于 2018 年 9 月 22 日出院，出院时维持“2.5% 腹膜透析液 2000ml，2 次/日；1.5% 腹膜透析液 2000ml，2 次/日；1.5% 腹膜透析液 2000ml，留腹（单日）；2.5% 腹膜透析液 2000ml，留腹（双日），交替进行”的腹膜透析方案。

病例分析

本例患者长期处于抑郁焦虑状态，口服多种抗抑郁焦虑药物，但病情控制欠佳。抑郁状态下患者胃纳差，钠盐等摄入不足。此

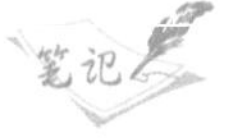

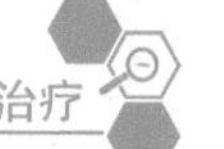

外，患者的依从性较差，入院时 NT - proBNP 水平明显较高，容量控制欠佳，也不能排除稀释性低钠血症的可能。低钠血症导致患者出现下肢无力、意识谵妄等临床症状，甚至发生跌倒的恶性不良事件，患者的意识障碍可能会引起腹膜透析操作不当，最终导致腹膜透析相关腹膜炎的发生。

低钠血症是指血钠 < 135mmol/L，在终末期肾病、腹膜透析患者发生率可达 10% ~ 60%，低钠与营养不良、认知障碍、腹膜炎和死亡等密切相关。

有研究提示，高龄、高糖腹透液、肥胖、残余肾功能减退、低钾血症、低白蛋白血症、营养不良、长期使用糖皮质激素等为腹膜透析相关腹膜炎的危险因素，临床上需注意对这些特定人群进行有针对性的干预，以减少腹膜炎的发生。本例患者高龄并伴有营养不良，存在多种腹膜透析相关腹膜炎高危因素，为腹膜炎高发人群。

2018 年《腹膜透析相关感染的防治指南》提出腹膜透析相关腹膜炎的常见原因和危险因素：①接触污染，包括腹膜透析液交换时污染、加药过程污染、碘伏帽重复使用、透析液袋破损、透析导管或连接导管破损或脱落及透析液过期等；②导管出口处和隧道感染；③便秘、腹泻或肠道感染、泌尿系感染等；④侵入性检查和治疗。腹膜透析相关腹膜炎诊断标准：①腹痛、腹水浑浊，伴或不伴发热；②透出液中白细胞计数 > 100×10^6/L，中性粒细胞比例 > 50%；③透析液中培养有病原微生物生长。腹膜透析相关腹膜炎的治疗，推荐腹膜透析液中加入抗生素留腹治疗。腹腔用药治疗方案分为间断给药和持续给药两种。而严重腹膜炎患者，如体温超过 38.5℃、血培养阳性、合并肺炎、感染性休克等，建议联合静脉抗生素治疗。抗生素的选择应覆盖革兰阳性（G +）菌和革兰阴性（G -）菌。根据患者具体情况可经验性使用第三代头孢菌素或第

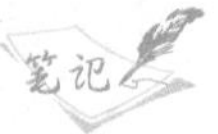

三代、第四代喹诺酮类等抗生素治疗。对于难治性腹膜炎或者腹膜炎治愈后仍存在导管出口处感染的患者，可予以拔出腹透管，置入新管。

本例患者入院后各项检查排除了腹部脏器穿孔、阑尾炎、胰腺炎、胆囊炎等可能，结合病史、临床症状及检验指标，腹膜透析相关腹膜炎伴低钠血症诊断明确，患者高龄，处于多病共患状态，入院时体温大于38.5℃，腹透液细菌培养阳性，根据腹膜透析指南诊治建议，同时结合患者实际情况，予以静脉使用抗生素及调整腹膜透析方案治疗，患者选用广谱和强效的抗生素美罗培南进行静脉治疗，入院后患者腹膜透析液中血链球菌感染和药物敏感试验也很快诊断明确，治疗5天后，复查患者感染指标下降明显，维持治疗方案10天后，感染指标恢复正常，腹痛等临床症状明显好转。同时平稳纠正电解质紊乱、及时调整腹膜透析方案等治疗方案，控制病情发展的同时，保护及修复患者腹膜功能，最终恢复出超平衡，维持生命体征稳定。

另外，腹膜透析患者需定期评估腹膜透析的充分性。透析充分性的评估除了患者自我感觉、回归社会能力外，还要评估腹膜对毒素清除能力。本例患者入院时评估腹膜透析低转运，透析充分性不足，考虑与腹膜感染及长期容量控制不佳有关，予以抗感染及调整腹膜透析方案后，再次评估患者透析充分性恢复至70%。本例患者依从性差，长期容量控制欠佳，目前出超虽尚可保持平衡，但本次腹膜炎导致出超量严重失调，体内容量过多，对于其他脏器负担较重，特别是心脏功能的影响较大。尿毒症患者，严格容量控制对于透析充分性及控制并发症十分重要。

托伐普坦为特异性拮抗精氨酸加压素，适用于治疗高容量或等容量性低钠血症伴心力衰竭、肝硬化、抗利尿激素分泌异常综合征。本例患者存在高容量性低钠血症，为托伐普坦的适应证。慢性

低钠血症如果过快纠正可引起渗透性脱髓鞘反应，导致吞咽困难、嗜睡、情感改变、癫痫发作、昏迷和死亡等并发症，本例患者发生低钠血症的时间不太明确，因此在治疗期间需要密切监测血清钠变化，采用口服补钠和使用托伐普坦等药物，可以平稳纠正电解质紊乱，有效防止过快纠正血钠浓度导致的不良反应。

病例点评

腹膜透析是终末期肾病患者的主要肾替代治疗方式。腹膜炎是腹膜透析患者常见且严重的并发症，也是导致腹膜透析患者转至血液透析的主要原因。严重而持久的腹膜炎会导致腹膜结构和功能的改变，最终可能导致腹膜衰竭，甚至导致患者死亡。严格腹膜透析操作，维持腹膜功能的平衡和稳定，能有效延长患者的腹膜透析时间。腹膜透析相关腹膜炎的危险因素包括年龄、性别、原发病及残余肾功能等。随着年龄增大，腹膜透析相关腹膜炎的发生风险越高。另外，糖尿病肾病患者或系统性红斑狼疮的患者发生腹膜炎的风险较高；有慢性感染或伴发心脑血管并发症的患者易出现腹膜炎；残余肾功能水平越低，发生腹膜炎的风险越高。此外，认知障碍、记忆力下降同样是腹膜透析相关腹膜炎的危险因素。本例老年患者即是由于长期的抑郁状态引起纳差、钠盐摄入不足引起低钠血症，导致患者下肢无力、头晕、谵妄，甚至发生跌倒，患者由于抑郁引起的一系列后果最终引发的意识障碍，可能会引起自我腹膜透析操作不当，最终导致腹膜透析相关腹膜炎的发生，这在老年患者尤其是独立生活的老年患者中多见。因此，对于有抑郁倾向的腹膜透析患者，应该加强与患者、家属和社区工作者的交流，及早发现病情变化，恰当给予身心等全方位的治疗，是今后腹膜透析管理精细化的一个重要方向。

043 老年高位结肠透析治疗患者的治疗与护理——结肠透析的护理

病历摘要

患者，男性，82岁。主因“发现血清肌酐升高20年，全身片状红斑、丘疹伴瘙痒间断发作34年，瘙痒加重10天”于2009年4月29日入院。患者入院时查血清肌酐399μmol/L，尿素20.89mmol/L，血红蛋白122g/L，查体见患者头面部、颈部大片红斑、脱屑并红斑表面水肿，肛门指诊括约肌松弛，余无明显异常。诊断为慢性肾功能不全（失代偿期）、慢性湿疹。既往有陈旧性下壁心肌梗死等病史。入院后针对患者慢性肾功能不全，行高位结肠透析治疗，排除体内代谢物，改善全身情况，每次2小时，每周5次，每次治疗结束时将10g尿毒清颗粒用温水溶解稀释为100ml的制剂灌入高位结肠中，保留1~2小时。同时请皮肤科会诊，给予外涂治疗湿疹药膏。治疗2天后，因外涂药膏影响患者的外貌和睡眠，尊重患者意愿停用所有外用药膏，仅进行高位结肠透析治疗，治疗22次后复查血清肌酐降为131.5μmol/L，全身瘙痒状况也逐渐好转，颜面部潮红和全身红斑均消退，症状明显缓解，于2009年6月25日出院。此后至2013年6月28日最后一次入院止，平均每年因湿疹和血清肌酐升高入住我科治疗2~3次，共行高位结肠透析10个疗程，每次治疗后患者自觉症状明显改善，血清肌酐水平均较透析前下降。

患者透析治疗后，湿疹的皮损不同程度消退，无新发丘疹，皮肤逐渐恢复正常颜色。治疗过程中，体重无明显变化，每天正常排便2～3次，无便秘、腹痛、腹泻等不适症状，治疗过程中无不适主诉，肛周及结肠黏膜无充血、水肿及损伤。

病例分析

高位结肠透析是将特制的透析管（图43－1）通过直肠插入，深度可达到横结肠中部（图43－2），从而扩大结肠肠腔的透析面积，建立有效的结肠透析治疗系统，使透析液与肠黏膜下的毛细血管进行充分的物质交换，在透析治疗结束后还可以采用相应的中药汤剂进行保留灌肠，利用黏膜的吸收功能将中药进行吸附，达到清除毒素，纠正水、电解质、酸碱失衡，调节机体内环境的目的。目前在慢性肾功能不全早中期的治疗中得到较广泛的应用。

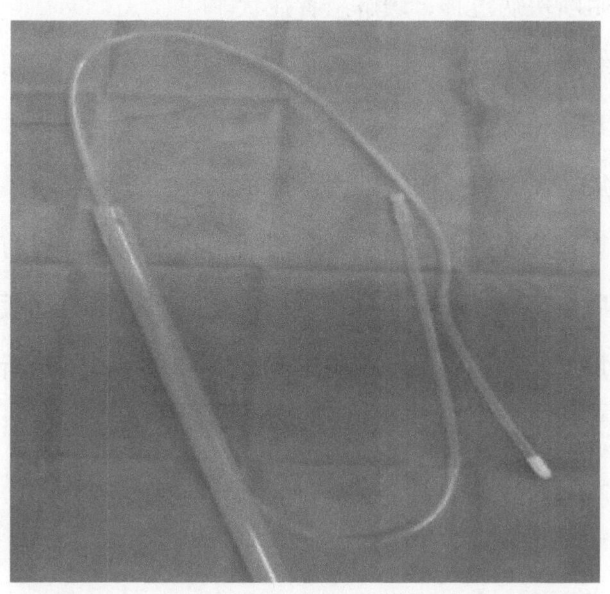

图43－1　高位结肠透析导管（彩图见彩插10）

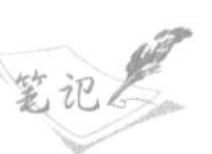

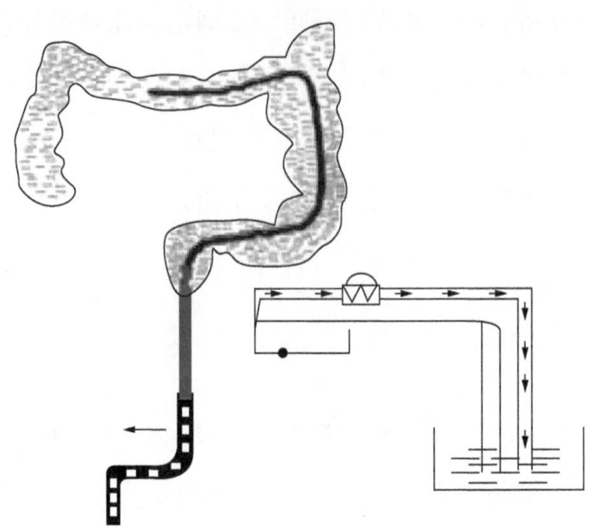

图 43－2　高位结肠透析示意（彩图见彩插 11）

慢性湿疹病程长、皮损易复发、瘙痒明显，严重影响患者的生活质量。资料显示湿疹的发生可能与组胺、5－羟色胺及细胞因子等介质有关。这些介质或因子理论上可以通过透析的方式清除体外，从而阻断疾病过程，缓解患者症状。

高位结肠透析常规灌注量为每次灌注量 1000～2000ml，每次灌注后保留 15 分钟，循环 5 次，每次透析时间 2 小时，但本例患者高龄，基础疾病多，对长时间的大量透析液灌注耐受性差，可能会增加心脏负担。此外，患者高龄，肛门括约肌松弛，常规的左侧透析体位插管后出现便意的时间早，透析液在肠内保留时间短，透析的有效灌注量少，治疗效果差，亟需改进适合老年人的透析体位。结肠透析作为一种侵入性操作，老年患者发生不良反应的风险也可能增加。肛管会有脱出、打折、堵管、不易插入、不易拔除的情况；患者透析中会有腹痛、腹胀、腹泻、头痛、头晕、腰痛等不适主诉；透析后可能会有肛周黏膜疼痛、出血、红肿、腹痛、头痛、头晕等不良反应。本例患者由于湿疹病程长、皮损易复发、瘙痒明

笔记

显，严重影响患者的生活质量。患者担心结肠透析治疗并发症的发生，表现为焦虑紧张，情绪不稳定，过度依赖而对旁人产生过分要求，给生活带来不和谐与矛盾，心理护理显得尤为重要。

针对以上问题，护理团队采取了以下措施：

（1）仔细讲解治疗的相关知识，缓解患者焦虑情绪。医护人员在治疗工作中让患者了解湿疹的发病原因和预防方法，给予专业的指导，消除患者的自卑、恐惧和紧张焦虑心理。亲属多关心、陪伴患者，多与患者交流，避免压力过大，树立战胜疾病的信心，积极配合治疗与护理。

（2）改良高位结肠透析置管方法，增加腹部按摩，患者感觉舒适，不良反应少，具有很好的依从性。①改良置管方式：将肛管插入 10～15cm 后，即开泵向肠内注入透析液 10 分钟，用水流推开肠管后，插入细管 30～40cm，治疗 30 分钟，此后再将细管向前推进 30～40cm，完成整个治疗过程。改良插管方法后，透析管出现脱出、打折、堵管、不易插入、不易拔出的情况明显减少。患者腹痛、腹胀减少，中药保留时间明显延长。②插肛管时手法轻柔，透析过程配合腹部按摩，解除腹胀。③治疗结束后，每晚温水坐浴以减轻插肛管可能导致的肛周黏膜充血和水肿。

（3）改良透析体位，提高有效灌注量和延长药液保留时间。①协助患者选择头低臀高位，即床头摇低 10cm，床尾摇高 15cm。采用头低臀高侧卧位，患者乙状结肠和降结肠处于较低水平位置，直肠在高位，利用重力的作用形成一种压力差，使透析液易于进入结肠，同时减少对直肠的刺激，使产生便意的时间延迟。②头低臀高位能够充分软化干硬大便，提高清洗效果。通过与常规左侧卧位的比较，头低臀高位时有效灌注量和药液保留时间明显延长，且透析前后和透析过程中患者的血压、心率无明显变化，无不适主诉，

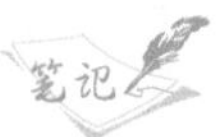

透析效果较好。

（4）控制透析液的温度、灌注速度及灌注量，提高患者的耐受性：①透析液的温度控制在35℃～37℃，温度过高会损伤肠黏膜，温度过低易导致肠痉挛。②根据患者的耐受程度适当调整灌注透析液速度、每次灌注的量和时间，及时询问患者的感受。监护生命体征，出现问题及时处理。

病例点评

本例患者患有慢性肾功能不全20年，同时并发慢性湿疹30余年，在经过10个疗程的高位结肠透析及配合中药保留灌肠治疗，并采取相应的护理措施后，不仅血清肌酐水平较透析前下降，延缓慢性肾功能不全的进展，而且多年未治愈的慢性湿疹全身症状得到改善。在治疗过程中护理人员针对老年人的特点逐步改进了结肠透析的体位、灌注量和插管方法，同时还进行心理护理，最后对患者的治疗和护理均取得了满意效果。

在本例患者的诊治实践中，治疗的过程和治疗的结果不仅给患者带来福音，提高了生活质量，也给医护人员带来惊喜。常有意外之喜正是医学吸引人之处。本病例的成功实践不仅为尚未进入透析的尿毒症患者，也为慢性湿疹患者的临床治疗提供了新方法、新途径，填补了高位结肠透析方法治疗老年慢性湿疹的医疗空白。我科此后又采用这种方法成功地治疗了多例老年湿疹患者，均取得满意的疗效。我科的护理团队在临床护理过程中善于总结经验，不断改良适合高龄患者的高位结肠透析方法，并制订了操作规范和技术标准，编制了护理技术操作流程图和音像资料，作为老年临床护理的教材以指导护理人员的临床操作。

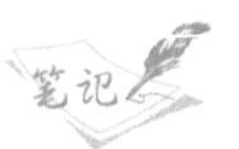

第五篇
其他肾脏疾病

044 发热、咳嗽、咳痰、大量蛋白尿——急性肾炎综合征

病历摘要

患者，男性，88 岁。主因“咳嗽、咳痰 5 天，发现蛋白尿 1 天”于 2015 年 1 月 22 日急诊入院。患者于 2015 年 1 月 17 日开始无明显诱因出现咳嗽、咳白黏痰、流涕，体温正常，其他无不适，自服“感冒清热冲剂”治疗，效果不佳来诊，门诊尿常规检查发现尿蛋白（±），尿红细胞（+），血清肌酐 101μmol/L，遂以“急性

上呼吸道感染、慢性肾脏病”收入我科。

患者既往有高血压病史50余年，目前口服氯沙坦钾片、硝苯地平控释片降压治疗，血压水平控制尚可；冠心病病史40余年，目前口服单硝酸异山梨酯缓释片治疗，近期无胸闷、胸痛症状，病情平稳；慢性支气管炎病史20余年，目前偶有咳嗽、咳痰情况；2型糖尿病病史12年，目前口服阿卡波糖片及瑞格列奈片治疗，血糖水平控制可；高尿酸血症病史12年，目前口服别嘌醇片治疗，血尿酸水平控制可。1987年因膀胱肿瘤、前列腺增生在我院行经尿道膀胱肿瘤切除术、前列腺摘除术，术中输血400ml，术后病理为前列腺结节性增生症；1999年因右肾动脉狭窄行右肾动脉支架置入术。2010年1月因病态窦房结综合征在我院行心脏永久起搏器置入术，另有慢性萎缩性胃炎、双侧肾上腺增生、右肾多发囊肿等病史多年。吸烟史40年，20支/日。

查体：体温36.2℃，血压160/75mmHg，神志清楚，精神可，全身浅表淋巴结未扪及肿大，咽部无充血，扁桃体无肿大。双肺呼吸清，未闻及干湿性啰音。心率75次/分，律齐，各瓣膜听诊区未闻及病理性杂音。腹部平软，全腹无压痛及反跳痛，肝脾肋下未及。双下肢无水肿，双侧足背动脉搏动较弱。

化验检查：血常规：白细胞计数 4.8×10^9/L，中性粒细胞0.619，血红蛋白118 g/L，血小板计数 177×10^9/L；尿常规：尿红细胞镜检1～5/HP，尿蛋白定性25mg/dl；便常规及凝血五项未见异常；血生化：肌酐97μmol/L，尿素氮6.5mmol/L，白蛋白41.2g/L，血脂、肝酶、电解质等其余指标未见异常；全血糖化血红蛋白为6.2%；乙型肝炎病毒、丙型肝炎病毒、HIV及梅毒检测均为阴性，甲状腺功能、男性肿瘤标志物、C3、C4、免疫球蛋白等指标均未见异常。

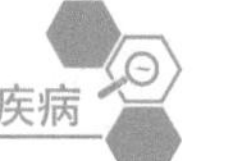

心电图示窦性心律，正常范围心电图；胸部 CT 未见明显异常；心脏超声提示主动脉瓣、三尖瓣轻度反流，左室 EF 为 68%；腹部超声肝胆胰脾未见明显异常；肾脏超声提示肾脏大小正常，双肾皮质回声均匀；肾动脉超声提示右肾动脉支架置入术后，血流速度正常。

诊治经过：患者入院后 2015 年 1 月 24 日晨起痰色转黄，当天 18:00 出现体温升高，最高达 38℃，急查血压 150/65mmHg，心率 86 次/分，其他查体无特殊。血液检查：白细胞计数 5.59×10^9/L，中性粒细胞 0.86，CRP 1.34mg/dl，总蛋白 52g/L，血浆白蛋白 31.8g/L，血钾 3.86mmol/L，血钙 2.02mmol/L，二氧化碳 24mmol/L，血清肌酐 98μmol/L，尿素氮 5.2mmol/L，肝功能、血脂等指标正常；血清胱抑素 C 0.126mg/dl，血沉 15mm/h，补体 C3 86.1mg/dl，C4 17.6 mg/dl、免疫球蛋白、ANA 谱、ANCA、血免疫电泳等均未见异常。痰涂片未见真菌，痰培养见奈瑟菌属，草绿色链球菌，睾丸酮丛毛单包菌，因患者患慢性支气管炎病史 20 年，考虑患者为慢性支气管炎急性发作，予头孢哌酮钠他唑巴坦钠（2.25g，1 次/8 小时，静脉点滴，共使用 11 天）抗感染治疗，患者体温逐渐恢复正常，咳嗽、咳痰情况明显好转。2015 年 1 月27 日（体温升高 3 天后）患者出现双下肢中度凹陷性水肿，复查尿红细胞镜检 6 ~ 10/HP，尿蛋白定性 500mg/dl，24 小时尿蛋白定量为 14.91g，考虑患者急性支气管炎并发急性肾炎综合征，予以静脉点滴甲泼尼龙琥珀酸钠 40mg，1 次/日，应用 5 天后，改为口服泼尼松片 30mg，1 次/日，后逐渐减量，2015 年 1 月 31 日复查 24 小时尿蛋白定量为 12.87g，2015 年 2 月 14 日复查 C3 108mg/dl，C4 23.3mg/dl，24 小时尿蛋白定量为 4.8g，患者无明显不适出院。患者于 2015 年 4 月 3 日门诊随访，口服泼尼松已经逐渐减量至 20mg，1 次/日，复查 24

小时尿蛋白定量1.03g，血浆白蛋白40g/L。

病例分析

患者无明显诱因出现急性支气管炎，从而诱发蛋白尿的快速增加，综合临床表现及实验室检查，考虑急性肾炎综合征，感染后肾小球肾炎的诊断明确。急性肾炎综合征临床表现主要为：血尿、蛋白尿、水肿、高血压、少尿及一过性氮质血症。几乎所有患者均有血尿（40%肉眼血尿）和不同程度蛋白尿。患者常有疲乏、厌食、恶心、呕吐、头晕、头痛等全身症状，偶与风湿热并存。根据病因可分为链球菌感染后急性肾炎、非链球菌感染后急性肾炎及无明确前驱感染史急性肾炎。感染后发病较为常见，最常见的致病菌为β-溶血型链球菌，但在老年患者中，肺炎球菌、葡萄球菌、伤寒杆菌、克雷伯杆菌及病毒、立克次体、支原体、原虫等感染也不少见。本例患者主要表现为链球菌感染后出现双下肢凹陷性水肿，尿蛋白急剧升高，尿红细胞增加，血浆白蛋白降低（尚未达肾病综合征标准）及C3稍有降低。考虑出现上述临床表现的病因主要包括：免疫复合物沉积引起的肾小球毛细血管炎症、免疫介导的炎症反应及补体成分的激活等。针对其发病机制我们主要进行：①头孢哌酮钠他唑巴坦钠抗感染治疗；②考虑患者高龄，基础疾病较多，予静滴甲泼尼龙琥珀酸钠40mg，1次/日进行抗感染及免疫抑制治疗；③继续进行降压、降糖、护胃等治疗。患者治疗反应较好，抗感染治疗2天后体温恢复正常，糖皮质激素治疗后水肿情况明显减轻，尿蛋白水平逐渐下降，3周后C3水平恢复正常，24小时尿蛋白定量明显降低。

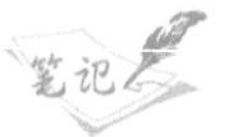

感染后肾小球肾炎的预后一般与下列因素相关：①年龄：由于

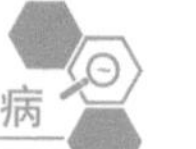

免疫衰老和多病共患等因素，老年患者容易出现肾功能损伤且难以恢复，预后一般较差。本例患者超高龄，高血压病史 50 余年、冠心病病史 40 余年、糖尿病病史 12 年，基础疾病较多，感染后快速出现尿蛋白急剧升高，反应剧烈。由于很快将体温及感染指标控制，治疗及时，并未出现血清肌酐以及胱抑素 C 的升高，预后相对较好。②有前驱感染史，尿蛋白升高明显并持续时间较长一般预后较差。本例患者有明确的链球菌感染史，体温升高 3 天后出现尿蛋白急剧升高，但经过抗生素及激素的治疗，患者体温迅速控制，3 周后 24 小时尿蛋白定量由 14.91g 降至 4.8g，2 月余降至 1.03g，感染及尿蛋白的迅速控制对患者预后极为重要。③血清 C3 的降低幅度及持续时间与预后密切相关。本例患者感染后出现血清补体 C3 的轻度降低，治疗后迅速恢复正常也提示预后良好。④患者并未出现血压波动、肾功能异常及少尿等情况，考虑与患者平素高血压及糖尿病控制较好，肾脏仍有充分的储备功能，与治疗及时相关。回顾本例患者的整个诊治过程，总体诊断治疗相对及时，预后相对较好。

病例点评

感染后肾小球肾炎在临床上常表现为急性肾炎综合征，最常见的致病菌为β-溶血型链球菌，其病理表现为弥漫性毛细血管内增生性肾小球肾炎，光镜下可有肾小球的增大、内皮细胞的肿胀、系膜细胞及系膜基质增生，常伴有渗出性炎症，可见中性粒细胞浸润。电镜检查可见上皮下有细颗粒的电子致密物沉积，呈驼峰改变；免疫荧光检查可见颗粒状的 IgG、C3 沿毛细血管袢及系膜区沉积。链球菌感染后肾小球肾炎在儿童和老年人有两个发病小高峰，

但近些年来，随着抗生素的广泛使用，链球菌感染后肾小球肾炎在临床上已非常少见。本例患者因为高龄、基础疾病较多，肾穿刺活检风险较大，诊断没有肾脏病理检查资料的支持。此外，患者的细菌培养结果是草绿色链球菌，非 β－溶血型链球菌。我们知道链球菌根据培养基上的溶血特征分为三种类型：甲型是指 α－溶血型链球菌又称草绿色链球菌，为条件致病菌；乙型是指 β－溶血型链球菌，而丙型是 γ－溶血型链球菌，对人类无致病作用。尽管草绿色链球菌目前是链球菌常见类型，患者的临床表现与实验室检查类似于链球菌感染后肾小球肾炎，但没有检查抗链球菌溶血素 O，C3 的降低幅度不大，也没有病理诊断的证据，故此患者尚无法确定诊断为“链球菌感染后肾小球肾炎”。事实上，在临床上有不少老年患者在感染、创伤等应激情况下可以出现大量蛋白尿，甚至是肾病综合征，通常使用常规剂量的糖皮质激素可以完全缓解，有个案报道这类患者的肾脏病理改变以“微小病变肾病”多见，其发生机制尚不清楚。我科曾收治 1 例 88 岁老年患者，既往无肾脏病史，糖尿病、高血压控制均较好，但因脑出血后行颅内血肿清除术，术后1 周内出现大量蛋白尿，在除外各种致病因素后，怀疑是创伤应激所致，给予糖皮质激素治疗后 2 周内，尿蛋白从 15g/d 到完全缓解，此后随访 5 年直至患者去世均未出现蛋白尿或肾功能损害。

临床上对于有明显诱因且在短时间内出现的大量蛋白尿或肾病综合征的老年患者，在除外肾功能急剧恶化、系统性血管炎和 PLA2R 阳性的情况下，可以先采用标准剂量的糖皮质激素治疗，并尽快控制感染等诱因，患者的良好预后一般较好。当然，如果患者对糖皮质激素的治疗反应不佳，在有条件时最好考虑行肾穿刺活组织病理检查以明确诊断，采用针对性的治疗措施。

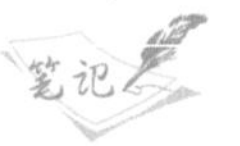

045 疲乏、尿频、口渴、夜尿增加——肾小管间质损伤

病历摘要

患者，男性，62 岁。主因“上腹部不适、疲乏 2 个月，尿频、口渴、夜尿增多 1 周”于 2016 年 7 月 19 日收入我科。患者于 2016 年5 月自觉上腹部不适，在社区医院诊断为“胃肠管反流病”给予“奥美拉唑片，每日 3 片”口服治疗，因腹部症状时重时轻，药物一直使用至今。2016 年 6 月开始出现头晕、乏力的表现，因患者既往诊断为“焦虑、抑郁状态”，加上腹部不适导致睡眠不足，故患者对此未予以重视。2016 年 7 月 12 日开始，患者自觉尿频、口渴明显，且伴有夜尿增多，因被怀疑有“糖尿病肾病”来诊，门诊怀疑“肾小管间质性肾炎、糖尿病肾病?”，为进一步诊治收治入院。患者自述近期无排尿困难、尿急、尿痛、发热、寒战、关节痛或皮疹等症状，食欲尚可，大便正常。

患者2014 年查体发现餐后血糖稍高，被诊断为“糖耐量异常”。2015 年因静息心动过速进行了检查，检查结果显示甲状腺功能正常、运动负荷试验正常，进行过心导管检查，未发现冠状动脉病变。2016 年4 月因患上呼吸道感染，在社区诊所使用阿奇霉素片治疗了 5 天，患者自述当时血液常规和生化检查均在正常范围。患者既往有高胆固醇血症、季节性过敏反应，目前常用药物包括阿司

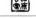

匹林、地西泮、阿托伐他汀、奥美拉唑、布地奈德等。不吸烟，每天喝 2 杯咖啡，每晚喝 1 两白酒。

入院后查体：焦虑状态，体温正常，脉搏 110 次/分，律齐，血压 140/90mmHg。心、肺、腹部、前列腺、甲状腺和皮肤检查均未发现异常，双下肢无明显水肿。化验检查：血红蛋白 125g/L，红细胞比容 46.2%，白细胞计数 10.4×10^9/L，血小板 308×10^9/L。尿比重 1.008，pH 7.5，尿蛋白阴性，红细胞 10～15 个/HP、白细胞 5～9 个/HP，尿葡萄糖阴性，尿沉渣检查未见鳞状上皮细胞和细菌。大便潜血阴性。血液生化检查：尿素氮 16mmol/L，血清肌酐 274μmol/L，葡萄糖 5.6mmol/L，HbAlc 5.6%，钠 140mmol/L，血钾 4.4mmol/L，氯化物 103mmol/L，碳酸氢盐 27mmol/L。

初步诊断：急性肾损伤。

入院后第二天复查：血尿素氮 17mmol/L，血清肌酐 318μmol/L。血常规：白细胞分类：中性粒细胞 77.3%、淋巴细胞 12.8%、嗜酸性粒细胞 4.9%、单核细胞 4.4%。尿沉渣未见管型和嗜酸粒细胞，血免疫球蛋白固定电泳未显示 M 峰。ANA、ANCA、抗肾小球基底膜抗体和抗链“O”均无异常。考虑患者的血清肌酐水平持续升高，遂行肾穿刺病理检查以明确诊断。肾穿刺组织病理显示肾小球基底膜变薄，余无明显病变，但肾小管上皮细胞广泛变性、坏死，肾脏间质中有大量嗜酸性粒细胞和淋巴细胞浸润。诊断为“急性肾小管间质性肾炎”。故立即停用除阿司匹林外所有其他药物。每天静脉给予甲泼尼龙 1g，治疗 3 天后血清肌酐水平明显改善，后改为泼尼松片 1mg/kg 继续口服，拟治疗 1 个月后开始减量。出院时，血清肌酐水平已从峰值 345μmol/L 降至 230μmol/L。

出院后第七天，患者因晕厥急诊就医再次入院。检查发现患者有直立性低血压，排黑便。化验：血红蛋白 105g/L，白细胞 1.3×10^9/L，

笔记

血小板 37×10^9/L。血尿素氮 21mmol/L，血清肌酐 177μmol/L。入院 12 小时后患者出现有症状的低血压，急查血红蛋白 70g/L，随即将患者转入 ICU，立即输红细胞，并紧急内窥镜检查显示 2 处胃溃疡，溃疡底部附着血凝块。病理显示糜烂性胃炎，启动 H2 受体阻滞剂治疗，患者好转出院。随访内窥镜检查胃溃疡愈合，患者血清肌酐水平恢复到基线值，此后 3 年患者的肾功能稳定。

病例分析

本例患者首诊时主诉尿频症状明显，故对其诊断应该时对尿频进行鉴别诊断。首先应该了解患者是频繁地排少量尿液（典型的下尿道感染症状）还是因为尿多而频繁排尿（即尿排出量增加）？口渴是精神因素、脑损伤或导致口干的疾病或药物还是其他原因，如高渗透压或脱水？夜尿增多是尿量增加引起，还是肾脏病变导致的夜间尿浓缩能力丧失所致，抑或反映夜间静卧时下肢血液回流至血液循环导致血管内血容量增加？

乙醇可通过抑制垂体加压素增加低渗尿丢失，含咖啡因的饮料亦可导致轻度利尿和心动过速。但是，少量饮用咖啡、白酒是患者在较长时间内的习惯，应该与最近出现的症状无关。患者曾诊断糖耐量异常，若发展为糖尿病，血葡萄糖水平升高时，肾小球滤过大量的葡萄糖，超过了近端肾小管的重吸收能力，也会导致渗透性利尿，但入院检查发现患者的血葡萄糖和糖化血红蛋白水平均正常，说明其症状并非由糖尿病所致。尿路感染有可能引起尿频或夜尿增多，患者入院后检查发现尿液中有红细胞和白细胞，故需考虑尿路感染的诊断，但患者自述也没有尿道感染或其他尿道疾病特征性症状，此外，尿路感染也不能完全解释患者的肾功能损伤。

血尿素氮和血清肌酐升高表明有肾功能的损伤，患者在3个月前因上呼吸道感染曾行血液生化检查，结果均正常，故肾损伤可能是急性肾损伤。新近出现的肾损伤要考虑尿道梗阻、肾小管间质性肾炎，急进性肾小球肾炎（包括感染后肾小球肾炎、ANCA相关性肾病和微血管病等）。新发的肾功能不全也可由对比剂肾病或动脉粥样斑块脱落导致的栓塞性肾病引起，多在介入术后不久发生，但本例患者心导管检查已过了近一年。患者检查没有发现血小板减少和溶血表现，不太可能是血栓性微血管病。通过肾脏超声检查评估比较容易诊断尿路梗阻，患者的超声检查未发现输尿管或肾盂积水，故可排除尿路梗阻。

肾损伤伴有多尿往往提示为肾小管间质病变引起的水重吸收功能不良而非肾小球疾病，本例患者的临床表象高度怀疑为急性肾小管间质性肾炎。虽然发热、皮疹、嗜酸性粒细胞增多和尿中出现嗜酸性粒细胞通常与变应性急性肾小管间质性肾炎相关，但这些表现并非普遍存在。由于夜尿增多常常是肾小管间质损伤的重要表现，而肾小管间质病变的原因多与药物相关，因此了解和掌握患者的完整用药史非常重要，这也包括患者使用的非处方药、维生素制剂、草药和其他食品补剂等。

本例患者除了就诊前2个月开始服用奥美拉唑片，以及短期服用阿奇霉素片之外，其他药物均已服用数年。研究表明，阿奇霉素和奥美拉唑均有可能导致急性肾小管间质性肾炎，患者的肾穿刺病理检查结果显示肾小管上皮细胞出现明显的变性坏死伴有广泛的间质炎症伴大量嗜酸性粒细胞，符合肾小管间质性肾炎的病理征象，出现嗜酸性粒细胞提示为过敏反应。综合判断，最可能引起肾小管间质病变的药物是奥美拉唑片，由于奥美拉唑片最近才应用，且持续应用。病理上发现的肾小球基底膜变薄与急性肾损伤并没有因果

笔记

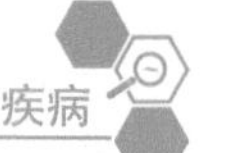

关系，但其可能是持续性镜下血尿的原因。

处理原则上应停用可能导致过敏反应的药物，并启用糖皮质激素治疗。患者经过治疗后肾功能明显好转，也证明诊断和治疗是正确的。但是由于患者患有季节性过敏反应而长期应用布地奈德等糖皮质激素并长期服用阿司匹林片，其上消化道出血风险已经增高。停用奥美拉唑后又采用大剂量激素冲击治疗，使急性上消化道出血和穿孔危险明显增加，因此在对急性肾小管间质性肾炎患者使用糖皮质激素治疗时应充分考虑其危险性和可能的获益。

病例点评

药物引起的肾损伤目前在临床上越来越多，研究发现，因急性肾损伤而接受肾穿刺病理检查的患者中，有 15%～27% 是由肾小管间质性肾炎引起的，其组织学特征为间质炎症反应，伴有水肿和肾小管损伤。原因包括药物诱导的变态反应、感染、自身免疫性炎症（如系统性红斑狼疮），其中 70% 左右是由药物引起，近年来，质子泵抑制剂引起肾损伤的报道越来越多。发热、皮疹和外周血嗜酸性粒细胞三联征是变应性肾小管间质性肾炎的典型表现，但只有 10% 的患者可能出现；尿中出现嗜酸性粒细胞虽有助于提示该诊断，但急性肾小管间质性肾炎也可以不出现嗜酸性粒细胞尿，因此临床诊断比较困难，需要医师仔细追问病史和患者的用药史，并能充分地了解各类可能致敏的药物性质。

过敏引起的变态反应性肾小管间质性肾炎的治疗是立即停用可能的肇事药剂，但是否需要加用糖皮质激素或其他免疫抑制剂治疗目前尚存争议。一项研究显示，接受和不接受糖皮质激素治疗的急

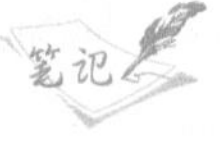

性肾小管间质性肾炎患者转归无显著性差异；而另外的一项多中心研究显示，接受糖皮质激素治疗的患者其血清肌酐水平显著低于未治疗者，肾功能完全恢复时间较早。然而，这些研究均有较明显的局限性：入选患者中经肾穿刺证实为急性肾小管间质性肾炎者较少，病因复杂，在确诊前急性肾损伤持续时间不一。

本例患者常年饮酒和服用阿司匹林、布地奈德，可能造成其明显的胃肠道症状，治疗胃肠道症状的药物质子泵抑制剂即奥美拉唑导致其肾脏损伤，而停用质子泵抑制剂和启动糖皮质激素治疗肾损伤又使患者处于上消化道出血危险之中。本例患者出现的这一连串事件应使我们充分认识到药物在临床上应用的利弊关系，临床医师尤其是老年科的临床医师必须充分考虑患者的全面情况，了解药物之间的相互作用，尽量避免“头痛医头、脚痛医脚”，使患者处于危险之中。

046 反复尿频、尿急、尿痛、腰痛伴肉眼血尿、高血压——肾盂肾炎

病历摘要

患者，男性，70 岁。因“尿频、尿急、尿痛伴腰痛 10 年余，发现肉眼血尿 1 周”于 2017 年 8 月 10 日入院。患者于 2008 年因为一次看演出憋尿后开始出现尿频、尿急、尿痛伴腰痛，当时伴有发热，体温为 37.6℃，在我院门诊作中段尿培养示有“大肠埃希菌生

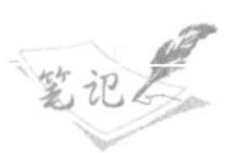

长”，经抗感染治疗（具体药物不详），症状可缓解。此后类似症状每年发作3～4次不等，每次均可以在抗感染治疗后缓解。2017年1月10日因上述症状再发并开始出现夜尿增多，当时检查发现尿常规：尿比重1.01，白细胞（3+），红细胞，尿蛋白（±），NIT +；血常规：血红蛋白115g/L，白细胞计数12.5×10^9/L，中性粒细胞81%；中段尿培养示有“大肠埃希菌生长”，根据既往经验及其药敏试验结果予静脉联合使用“头孢曲松和左氧氟沙星”治疗，症状好转，但尿常规中仍有白细胞（+），红细胞（+），尿蛋白（±），且夜尿增多改变不明显，故行泌尿系超声发现双肾大小不等，见双肾多发结石，最大结石为3mm×4mm；此后行泌尿系静脉肾盂造影（intravenous pyelography，IVP）检查发现双肾大小不等，可见局灶、粗糙的皮质瘢痕，邻近肾盏变钝。诊断为“双肾结石、慢性肾盂肾炎”，加用“左氧氟沙星片100mg，1次/晚”行长程抑菌治疗，患者未再感不适，治疗2个月后于2017年3月15日停药。2017年8月3日患者再次出现尿频、尿频、尿急，同时出现一次肉眼血尿，自行服用“左氧氟沙星片，200mg，2次/日”，但因症状改善欠佳，来医院就治，门诊检查尿常规：白细胞2+，红细胞2+，尿蛋白(－)，为进一步诊治收治入院。

患者既往体健，有糖尿病病史20年，一直服用二甲双胍片250mg，2次/日，血糖控制尚可。无高血压、冠心病病史，无药物过敏史，无手术外伤史，患者吸烟30余年，每天20支左右，最近一年减少至每天5～10支。

入院查体： 体温37.3℃，血压155/75mmHg，心率75次/分，心、肺听诊无特殊异常发现，腹软无压痛，肝脾肋下未触及肿大，输尿管行程压痛(－)，双肾区叩痛（±），双下肢无水肿。

入院检查： 尿比重1.01，尿蛋白(+)，白细胞（2+），红细

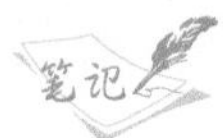

胞(2+)；血红蛋白105g/L；血清肌酐115μmol/L，血钾4.9mmol/L；甲状腺功能、皮质醇水平及节律、醛固酮及肾素水平（基础态和激发态）和尿香草扁桃酸（vanillyl mandelic acid，VMA）水平均正常。入院后的泌尿系超声检查发现：双肾不对称性轻度缩小，皮髓质分界不清晰，双肾可见多发结石，双肾动脉超声检查未见异常。

临床诊断为“慢性肾盂肾炎、双肾结石；高血压，2级，极高危；CKD，3期”。

诊治经过：入院留取中段尿标本后按照既往经验给予注射用头孢曲松钠1g，静脉滴注，2次/日；加上左氧氟沙星注射液0.2g，静脉滴注，2次/日治疗，3天后中段尿培养结果显示大肠埃希菌生长，菌落计数为5.3×10^4/ml，对阿莫西林、哌拉西林/舒巴坦钠、头孢曲松、头孢西丁、亚胺培南、环丙沙星、复方新诺明等药敏感。治疗1周后患者体温正常，尿常规检查：白细胞(-)，红细胞(2+)，尿蛋白（±），2周后改用环丙沙星片250mg，1次/日，口服（睡前排尿后服用）。同时加用氯沙坦钾片50mg，1次/日，血压波动于（125～135)/(70～80)mmHg，复查血清肌酐波动于98～118μmol/L，未出现高钾血症。治疗后患者夜尿次数减少，但仍偶见肉眼血尿伴有腰痛，进一步检查发现尿中红细胞形态为均一型，再次请相关专家复查泌尿系超声，发现患者右肾上极可见一15mm×16mm的肿块，内有血流信号，经请泌尿外科会诊，考虑“肾癌”可能性大，故于2017年8月23日在腹腔镜下行右肾上极局部肿物剜除术，术后病理检查证实为“右肾透明细胞癌，切除组织边缘未见肿瘤细胞”。术后复查患者尿常规在正常范围，未再见到有肉眼血尿发生。患者于2017年9月5日出院，在门诊随访，最后一次随访是2018年12月，患者一般情况好，没有出现尿检异常的情况。

笔记

病例分析

本病例为老年男性，近10年来反复泌尿系感染发作，据病史特点诊断明确。患者慢性肾盂肾炎考虑可能是由尿路梗阻加感染所导致，其梗阻因素主要是双肾多发结石。双肾多发结石一般难以去除，原因在于肾脏多发结石采用常规药物的治疗效果一般，通过手术等其他非药物方法又无法完全取出，最后结石影响尿液的顺利排出，因此容易导致慢性肾盂肾炎的发生。一般而言，在慢性肾盂肾炎的感染急性期，以静脉应用抗生素控制症状为宜，应用抗生素之前应注意行中段尿培养，以便根据药敏试验选择敏感抗生素，抗生素的疗程一般不超过6周，原则上不可为达到完全清除细菌而盲目延长静脉使用抗生素的疗程。对于慢性肾盂肾炎，抗生素仅能治疗有症状的细菌尿，对无症状的细菌尿往往效果较差，且易使细菌耐药或合并二重感染。本例患者在既往10年中，因为双肾多发结石，感染治疗难以彻底，最后发展形成慢性肾盂肾炎并反复急性发作，每年3～4次不等，一般而言，每年慢性肾盂肾炎急性感染发作三次或以上，建议采用低剂量抗生素长疗程抑菌治疗，以减少肾脏瘢痕的发生，更好地保护肾脏。欧洲尿路感染治疗指南建议：长程抑菌治疗的抗生素首选头孢类或氟喹诺酮类。患者本次入院数月前经使用长程抑菌治疗后病情得到较长时间的缓解，但停药后不久症状再发，有研究认为慢性肾盂肾炎的首次长程抑菌治疗疗程通常应该为半年，如果停药后又有再发，则需要再次开始长程抑菌治疗1年，或更长时间，一般不会产生严重的不良反应，同时为避免长时间单一使用某种抗生素导致细菌耐药，必要时可将复方新诺明、羟氨苄青霉素、头孢菌素和氟喹诺酮类等药编为一组循环使用，可使不良

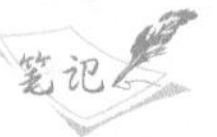

反应降到最低，也可达到较好的抑菌效果。本次入院后对患者重新开始静脉抗感染治疗，症状缓解后再次开始长程抑菌治疗，治疗时间拟不少于1年。本例患者入院后静脉用药抗感染1周后症状缓解，中段尿未见细菌生长，2周后改用环丙沙星片250mg，1次/晚抑菌治疗，半年后改为复方新诺明片1片，1次/晚继续治疗半年，在出院后近一年随访中，患者没有出现尿路刺激症状和明显的尿检异常。

本例患者入院后发现血压升高，经相关检查后除外了高血压继发于其他疾病的可能，考虑与慢性肾盂肾炎有关。本例采用氯沙坦钾片来控制血压，考虑其可以通过影响血流动力学和非血流动力学的机制来控制血压，减少尿蛋白，逆转肾小管间质的损伤。另外，由于患者在感染控制后仍有肉眼血尿发生，考虑老年患者泌尿系肿瘤的发生率较高，故进行泌尿系肿瘤筛查，结果发现有肾肿块，切除后证实为肾透明细胞癌。

病例点评

临床上，男性肾盂肾炎的发生率并不高，但是当有老年、糖尿病、尿路结石或前列腺增生等情况时，男性患者发生尿路感染或肾盂肾炎的概率就会明显增高，本例患者糖尿病病史多年，尽管血糖控制尚可，但因为双肾多发结石，加上增龄改变等因素，尽管采用了及时抗生素治疗及合规的长程抗生素抑菌治疗，但仍发生慢性肾盂肾炎反复发作、迁延不愈的情况。本次入院后又出现高血压改变，考虑可能是慢性肾盂肾炎引起肾实质病变所致，由于高血压可以反过来进一步加重慢性肾盂肾炎的肾脏损伤，故需要严格控制患者的血压，既往无高血压病史的老年患者，采用ACEI/ARB类药物

笔记

将血压控制与130/80mmHg左右，可以更好地保护靶器官。但是在CKD患者中应用ACEI/ARB类药物后可能出现血清肌酐和血钾水平的升高，而慢性肾盂肾炎形成的肾间质损害本身也存在易发高血钾的倾向，因此在本例患者加用氯沙坦钾片后应密切监测血压、电解质和肾功能情况。老年患者常常容易多病共患，本例患者长期有镜下血尿，此次入院出现肉眼血尿，经治医师没有放过这个现象，最终查出患者有早期肾癌，及时行手术治疗，这对患者而言是一个意外的收获。国外的研究发现，对于一般人群而言，就诊于泌尿外科镜下血尿患者在1～2年查出肿瘤的概率在0.01%～3.00%，但对于40岁以上的患者，女性的发生率约为2.8%，男性则为3.4～8.3%；一项队列研究发现，对于尿检发现血尿的30万例患者进行观察，3年内肿瘤发生率为0.43%，但是随着年龄的增长和尿中红细胞数的增加，肿瘤的发生率明显增加，当尿中红细胞 >100/HP时，肿瘤的发生率在65岁以上人群中可达6%～7%，75岁以上的老年男性患者甚至高达13%以上。因此，当老年血尿患者伴有泌尿系统肿瘤的危险因素时，如年龄>50岁、吸烟史>15年、过量使用镇痛剂、服用含有马兜铃酸成分的草药、使用过大剂量的环磷酰胺、长期或大量食用过含有亚硝酸盐或硝酸盐的食物等情况时，一定要注意追踪、筛查泌尿系肿瘤发生的可能性。此外有10%～40%的肾脏肿瘤患者可能会出现副肿瘤综合征，表现为高血压、贫血、体重减轻、恶病质、发热、红细胞增多症、肝功能异常、高钙血症、高血糖、血沉增快、神经肌肉病变、淀粉样变性、溢乳症、凝血机制异常等，本例患者此次出现的高血压等表现也不能除外是副肿瘤综合征所致。另外，由于患者肾功能已经受到明显影响，血清肌酐轻度升高，故外科医师选择了腹腔镜下保留肾单位手术（nephron sparing surgery，NSS）。研究表明，腹腔镜手术适用于肿瘤

局限于肾包膜内，无周围组织侵犯及无淋巴结转移、静脉瘤栓的局限性肾癌患者，其疗效与开放性手术相当，按照相关指南推荐的各种适应证选择 NSS，其疗效也与根治性肾切除术相同。总之，本例患者病情并不复杂，目前各种检验检查手段也比较充分，值得注意的是，临床医师对病史认真细致的研究及多维度思考和推断，才使本例患者获得了比较满意的疗效和较好的临床预后。

047 低热、血痰、蛋白尿、贫血、促红细胞生成素抵抗——CKD EPO 抵抗

病历摘要

患者，男性，94 岁。主因“反复低热、间断血痰、精神萎靡不振 2 个月”于 2004 年 12 月 4 日急诊入院。患者于 2004 年 10 月因反复低热、间断咳血痰在我院检查痰涂片发现抗酸杆菌阳性，血结核三项阳性，门诊诊断“肺结核”，给予异烟肼 0.2g，1 次/日；乙胺丁醇 0.5g，1 次/日；左氧氟沙星 0.2g，2 次/日治疗。2004 年 12 月 4 日家人发现患者精神萎靡、面色苍白、大小便失禁，测血压 178/90mmHg，急诊收治入院。既往有高血压、冠心病、持续性心房纤颤和 CKD 等病史。

入院查体：体温 36.8℃，呼吸 18 次/分，血压 140/60mmHg，贫血貌，桶状胸，双肺呼吸音粗，未闻及干湿性啰音及哮鸣音，有少量痰鸣音。心音强弱不等，律绝对不齐，心率 60 ~ 92 次/分，双

侧足背动脉搏动弱，余无明显异常。

化验检查：血常规：血红蛋白102g/L，红细胞计数3.3×10^{12}/L，红细胞比积27.8%，平均红细胞体积87fl，平均血红蛋白浓度330g/L，网织红细胞3.8%，白细胞计数9.9×10^{9}/L，血小板149×10^{9}/L；24小时尿蛋白定量0.272g；血清肌酐75.6μmol/L［eGFR≅74ml/（min·1.73m^2）］，血清白蛋白36.3g/L，肝功能正常，总胆红素13μmol/L，直接胆红素2.8μmol/L；血沉46mm/h；痰涂片找到抗酸杆菌0～1个/HP，余无明显异常。

入院诊断：①肺结核；②心律失常，持续性心房纤颤；③高血压3级，极高危；④冠心病，稳定型心绞痛；⑤CKD；⑥贫血原因待查。

患者入院后继续给予抗结核药物治疗，方案未变，后因饮食呛咳出现严重的肺部感染，先后加用头孢哌酮他唑巴坦钠、盐酸万古霉素等抗生素治疗，但感染控制不佳，逐渐出现呼吸困难，于2004年12月26日因2型呼吸衰竭予经鼻气管插管、呼吸机辅助呼吸治疗。此后反复出现肺部感染，先后应用各种抗生素控制感染，同时予肠内肠外营养支持、间断应用血浆等综合治疗，但治疗过程中贫血情况进行性加重，血红蛋白水平最低降至78g/L，考虑患者高龄、营养状况差，故在加强营养支持治疗的同时，于2004年12月30日起给予重组人促红细胞生成素β（EPO－β，6000U，皮下注射，3次/周）治疗，并同时补充造血原料（铁剂、叶酸和维生素B_{12}），但治疗效果欠佳，增加EPO剂量至20000U/周，患者血红蛋白水平仍继续下降，最低至61g/L（2005年1月6日），为了维持血红蛋白水平，开始予输注红细胞悬液治疗（1～2IU/周），血红蛋白可维持在70～85g/L，多次复查网织红细胞亦进行性降低，最低为0.2%，白细胞及血小板未见异常。经全身排查，患者并无出血部

位，因此临床高度怀疑血液系统疾病引起的贫血，2005 年 8 月 23 日行骨髓穿刺涂片及骨髓活组织检查，骨髓涂片结果 M：E = 72.3：1，粒系占 86.8%，各阶段细胞均见；红系占 1.2%，成熟红细胞形态未见异常；淋巴细胞占 9.4%。骨髓活检提示髓系、巨核细胞生成活跃，红系生成显著减低，未见异常细胞浸润灶，诊断考虑为纯红细胞再生障碍性贫血（pure red cell aplasia，PRCA）。怀疑本例患者为 EPO 抗体所致 PRCA（但当时尚无 EPO 抗体检查的条件，故未最后确诊），随即于 2005 年 9 月 2 日停止使用 EPO 治疗，并给予雄激素、人免疫球蛋白和间断输注红细胞悬液治疗，治疗 1 个月后，血红蛋白仍在 66 ~ 87g/L 徘徊，病情无明显好转。经多学科专家会诊及查阅文献后，最终考虑 PRCA 可能为抗结核药物所致，故于 2005 年 10 月 9 日经结核病专科医师会诊后停用所有的抗结核药（至此，抗结核治疗已 1 年）。1 周以后患者的血红蛋白水平在不输血的情况下可以保持在 78 ~ 90g/L，红细胞计数逐渐增高至（3.02 ~ 3.47）$\times 10^{12}$/L，平均红细胞体积 82 ~ 90fl，平均血红蛋白浓度 318 ~ 325g/L。停用抗结核药物 1 个月后，患者咳嗽、咳痰等症状再次加重，痰涂片及痰培养抗酸杆菌均为阳性，经结核病专科医师会诊后，确定患者结核复发，故加用了除异烟肼外的其他抗结核药物。由于患者血红蛋白水平上升缓慢，故 2005 年 12 月 15 日再次加用 EPO 并给予静脉补铁治疗。20 天后患者血红蛋白水平上升至 10g/L，至 2006 年 1 月 20 日检查血红蛋白升高至 113g/L，逐渐减量并停用 EPO。此后患者在不用 EPO 及输血治疗的情况下，血红蛋白、红细胞计数均保持在正常范围。2008 年 5 月 23 日患者再次入院时，复查血红蛋白 120g/L，红细胞计数 3.38 $\times 10^{12}$/L，红细胞比积 34.4%，网织红细胞 1.55%，未再应用 EPO 及输血治疗。

病例分析

本例患者为高龄老年人，因低热、咳血痰、进行性贫血入院，入院后肺部反复感染，与此同时，发现患者出现进行性贫血，为正细胞、正色素性贫血，血小板计数和白细胞计数均正常，虽有少量蛋白尿，但血清肌酐和肾功能正常，故考虑其贫血原因可能是为高龄、体弱、营养不良等导致的慢性病性贫血，故给患者补充 EPO、铁、叶酸和维生素 B_{12} 等治疗，然而效果欠佳，患者血红蛋白水平及红细胞计数仍进行性下降，即使多次输注红细胞悬液也只能维持血红蛋白在较低水平，最终经骨髓活检明确诊断为 PRCA。

PRCA 是指骨髓中红细胞系显著减少或缺如，而粒细胞系和巨核细胞系增生正常，临床上可分为原发性和继发性两大类。继发性 PRCA 可继发于感染、免疫性疾病、肿瘤、严重营养缺乏、药物或化学物品中毒等。在本病例中，由于患者高龄、营养状态差、反复肺部感染，起初我们怀疑为感染或营养不良导致的 PRCA，但是当感染控制及营养状态改善后，贫血仍未减轻，患者也无任何胸腺瘤及其他恶性肿瘤临床证据，因此我们怀疑可能是药物引起的 PRCA。

目前，大约有 30 种药物已被证实可引起 PRCA，在本病例中，开始我们考虑可能是 EPO 引起的 PRCA，因为在充分补充铁剂和叶酸的前提下，应用 EPO 的过程中反倒引起贫血的加重，为此我们停用了 EPO，停药后血红蛋白水平仍无改善，显然 EPO 并不是致病的关键。我们进一步全面回顾了患者的所有用药史，发现本例患者的血红蛋白水平下降与使用抗结核药物有关联，即抗结核治疗 2 周后患者的血红蛋白水平开始轻度下降，故我们考虑患者的 PRCA 可能与抗结核药物有关。果然，停用抗结核药物 1 周后，患者的血

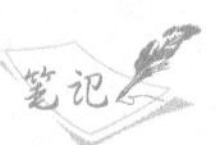

红蛋白水平开始逐渐上升，并摆脱了输血治疗。患者结核复发后，加用除异烟肼之外的其他抗结核药，血红蛋白水平依然可维持正常水平，由此我们可以得出可能是异烟肼导致了患者 PRCA 的结论。

药物引起 PRCA 的临床病例并不常见，而异烟肼导致的 PRCA 迄今国内外仅有 14 例报道。在这些病例中，多数患者为男性（71.4%）：有 11 例发生于成人，年龄为 32 ~ 81 岁，平均年龄（59.81 ± 16.64）岁；有 3 例发生于儿童，年龄为 6 ~ 7 岁。PRCA 通常不会在应用异烟肼治疗后立刻发生，从给药到发病通常的时间间隔为 1 ~ 9 个月，平均为（4.36 ± 2.38）个月。所有的病例停药后症状均有改善，从停药到血红蛋白水平恢复正常的时间间隔为 4 ~ 60 天，平均（23.23 ± 16.60）天。其中有 3 例患者再次应用了异烟肼治疗，结果 PRCA 会在 2 周 ~ 2 个月的时间内复发，这 3 例患者停药 2 周后再次复查了骨髓活检，结果仍然提示为 PRCA。因此所有的证据都提示异烟肼会导致可逆性继发性 PRCA。此外，虽然多数病例报告均提示停用异烟肼后 PRCA 就会治愈，不需要再额外加用药物，但是在本病例中，由于患者高龄、营养状态差、CKD 的病史，我们继续应用了一段时间的 EPO 和铁剂，促使患者贫血状态更快改善。

病例点评

贫血是 CKD 患者常见的合并症，但是通常是在出现肾功能不全之后，贫血症状才会出现，如果肾功能在正常时就出现了贫血，在临床上一定要注意鉴别是否有其他合并的疾病。本例患者为高龄老年人，入院后出现进行性贫血，因患者高龄、营养状态差、反复发生肺部感染，故临床上一直认为其贫血是由于高龄、感染或营养不良导致的，经过反复治疗效果不佳，才考虑进行骨髓穿刺活检，

结果病理诊断证实为 PRCA。

在疾病诊断的当时，临床报道的抗 EPO 抗体介导的 PRCA 较多见且病变严重，故临床医师对此保持有高度的警惕性，其主要临床表现为患者应用 EPO 的过程中出现进行性贫血，本例患者恰好符合此表现，故一度诊断为此病并停用了 EPO。但后来的研究发现，1998 年以后使用重组人促红细胞生成素 - α（rhEPO - α）相关 PRCA 发生率大幅增加的主要原因是 rhEPO - α 中加入的稳定剂成分如聚山梨醇酯 80 和使用的无涂层橡皮塞，当药物贮存不当时，如在高温环境放置时间过长，可能会导致 rhEPO 分子聚积，rhEPO 抗原性改变，从而诱导抗体的产生。当生产技术改进后 rhEPO - α 相关的 PRCA 的发生率迅速降低。有研究表明，CKD 患者体内出现抗 EPO 抗体的概率非常低，因此，使用 EPO 的患者没有必要常规进行抗体的筛查。

本例患者的 PRCA 在停用 EPO 也没有好转，几经周折和仔细的文献复习，最后才发现为异烟肼导致的 PRCA。异烟肼导致 PRCA 的发病机制尚不明确，有人认为是异烟肼的直接毒性作用或其代谢产物影响了红细胞的生成，还有人认为是免疫介导对骨髓红系的抑制。PRCA 的治疗，首先应停用或避免应用可能致病的药物，继发性 PRCA 在停药后大多可好转，如停药后仍无好转可以加用免疫抑制剂，如肾上腺皮质激素、环孢素 A 等，也有报道称可以加用雄性激素。

在临床工作中，由于老年患者多处于共病状态，合并用药较多，药物引起不良反应的诊断和治疗通常比较困难，因此需要临床医师时刻保持警惕，在遇到临床上无法解释的问题时，应该多检索文献，及时判断患者的病情变化，尽早找到相关病因，给予最恰当的治疗。准确及时地判断病情可以避免患者遭受痛苦和造成宝贵医疗资源的浪费，本例患者为我们提供了临床实证。

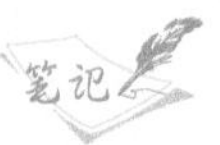

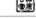

048 肾功能不全，头晕、左侧肢体活动障碍——肾动脉狭窄

病历摘要

患者，男性，73 岁。主因“肾功能不全6 年余，头晕、突发左侧肢体活动障碍 3 小时”于 2014 年 8 月 23 日急诊入院。患者于 2008 年发现血清肌酐升高，门诊诊断为“慢性肾功能不全”，长期口服“复方 α－酮酸片、肾衰宁胶囊、百令胶囊”治疗，肾功能控制相对平稳，血清肌酐维持在 112～180μmol/L。2014 年 8 月 23 日早餐时无明显诱因出现左侧肢体活动障碍，饭碗掉落，自觉头晕，无视物模糊、黑蒙、轻微恶心，无呕吐，无大小便失禁，休息后症状无缓解，于我院就诊。急诊头颅 CT 提示脑出血（右侧），病变范围 12mm×10mm，周围环以低密度影（图 48－1），遂以“脑出血、慢性肾功能不全”收入院治疗。

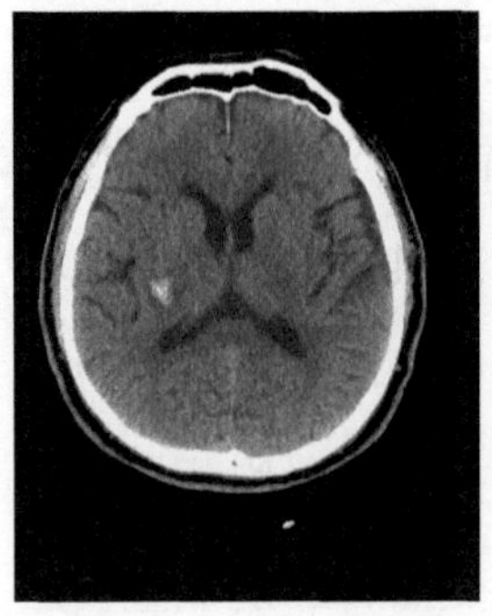
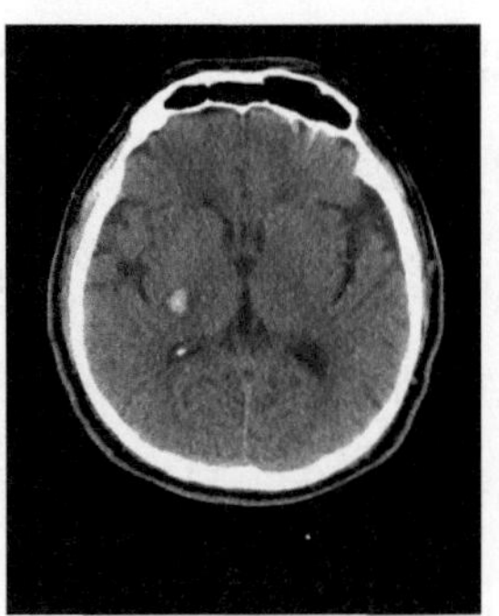
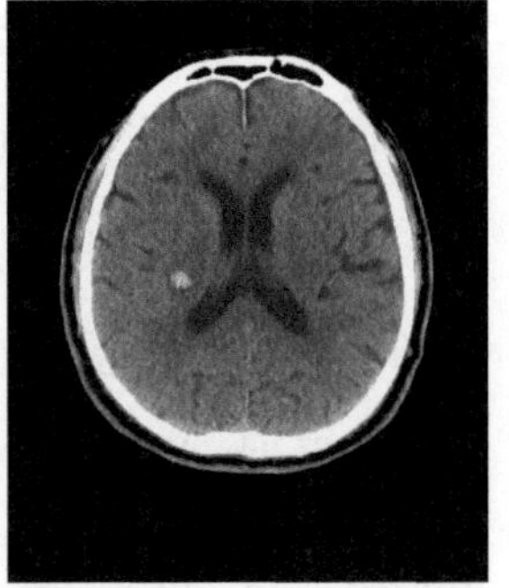

图 48－1　2014 年 8 月 23 日头颅 CT 显示：病灶大小 12mm×10mm

笔记

既往有高血压病史24年，长期口服“奥美沙坦酯片20mg，2次/日、非洛地平缓释片5mg，2次/日、吲达帕胺缓释片1.5mg，1次/日、螺内酯片20mg，1次/日”治疗，近半年血压控制欠佳，近1周自行停用“奥美沙坦酯片”。高脂血症病史20年，目前口服“阿托伐他汀片”治疗，血脂控制良好。2型糖尿病病史15年，坚持饮食、运动，未服用降糖药物，血糖控制佳。颈动脉粥样硬化、肾动脉狭窄病史6年。吸烟史40年，平均20支/日，已戒烟15年；饮酒史50年。

查体：血压185/90mmHg，神志清楚，言语稍含糊，鼻唇沟左侧稍浅，伸舌偏左，双侧面部痛觉对称减退。双肺呼吸音清，未闻及干湿性啰音。心界不大，心率70次/分，律齐，心尖部可闻及2/6级收缩期杂音。腹平软，无压痛、反跳痛及肌紧张。双下肢无水肿，双侧足背动脉搏动减弱。右上肢肢体肌力5级，肌张力正常，左上肢肢体肌力1级，肌张力低。右下肢肢体肌力5级，肌张力正常，左下肢肢体肌力3级，肌张力低。双侧膝反射、跟腱反射对称偏低，双侧病理征阳性。

入院后检查：血红蛋白132g/L，血小板173×10^9/L，白细胞计数7.61×10^9/L，中性粒细胞68.2%；尿常规：尿蛋白75mg/dl，红细胞（-），白细胞（-），尿比重1.016；血生化：血清肌酐174μmol/L，尿素11.9mmol/L，eGFR 33ml/(min·1.73m^2)，尿酸247μmol/L，葡萄糖5.87mmol/L；总胆固醇3.9mmol/L，甘油三酯0.65mmol/L，LDL-C 2.71mmol/L，HDL-C 1.18mmol/L；肝功能正常，无电解质紊乱；凝血功能：PT 13.6s，PTA 94%，INR 1.04，FIB 3.19g/L，血浆D-二聚体0.31μg/ml，TT 16.6s，APTT 38.5s。心电图提示：窦性心律74次/分，心电图不正常，ST-T改变。肾脏超声提示左肾大小基本正常，右肾稍小9cm×

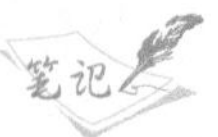

4cm×3cm，肾内血流信号减弱。肾动脉超声提示右肾动脉起始部见一强回声斑块，局部直径狭窄率约80%，左肾动脉起始部狭窄率50%。

入院诊断：脑出血（右侧）；慢性肾脏病3b期；双肾动脉狭窄。

诊治经过：入院后给予呋塞米注射液、甘油果糖氯化钠注射液利尿脱水降低颅内压，兰索拉唑注射液抑酸预防应激性溃疡、营养神经、维持电解质稳定及营养支持治疗。2014年8月25日上午（脑出血后48小时）呕吐1次，为早餐所进食物，无喷射性呕吐，无呕血，无发热。复查白细胞计数12.96×10^9/L，中性粒细胞80.7%；肺部CT提示右下肺纹理增粗，无明显新发斑片影，不除外肺部感染，给予注射用头孢哌酮钠舒巴坦钠1.5g静滴1次/12小时抗感染治疗。复查头颅CT提示右侧基底节区高密度影20mm×19mm，与2014年8月23日片对比血肿略增大，周围环以低密度水肿带。同侧侧脑室后角轻度受压，较对侧稍缩小。脑池、脑裂增宽，脑沟加深。估计出血量6ml（图48-2）。考虑患者有高血压病史，发病前自行减少降压药物，影像学检查出血部位在基底节区，为高血压脑出血的好发区域，高血压脑出血可能性大。为平稳控制血压，降压方案调整为硝苯地平缓释片20mg，1次/12小时，吲达帕胺缓释片1.5mg，1次/中午，奥美沙坦酯片20mg，1次/晚，血压基本控制在150/90mmHg左右。因出血量不大，继续保守治疗。

患者左侧肢体肌力逐步恢复，2014年9月1日查体左下肢近端肢体肌力3+级，左上肢近端肢体肌力2级。继续给予脱水降颅压，减轻脑水肿，调整血压，减轻血肿继发性损伤等治疗。患者入院后始终无发热，咳嗽、咯痰少，停用抗生素。2014年9月3日复查左

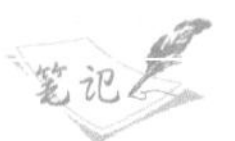

下肢近端肢体肌力 4 级，左上肢近端肢体肌力 3 级。复查血常规：血红蛋白 133g/L，血小板 186×10^9/L，白细胞 9.42×10^9/L，中性粒细胞 66.3%；血生化：血清肌酐 168μmol/L，尿素 9.7mmol/L。复查头颅 CT 提示右侧基底节区血肿较前减轻，侧脑室仍有轻度受压，仍有水肿占位效应。

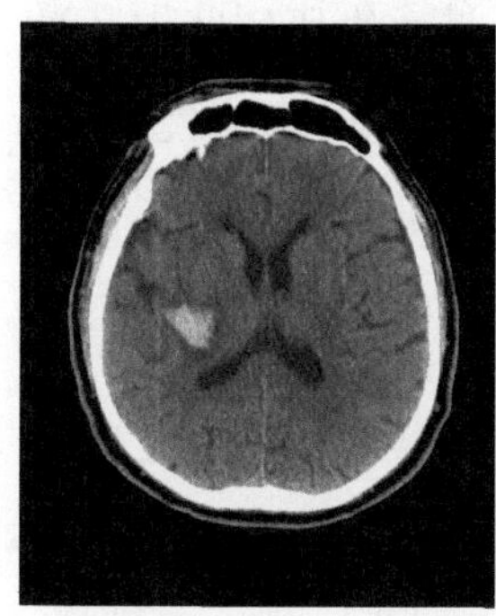
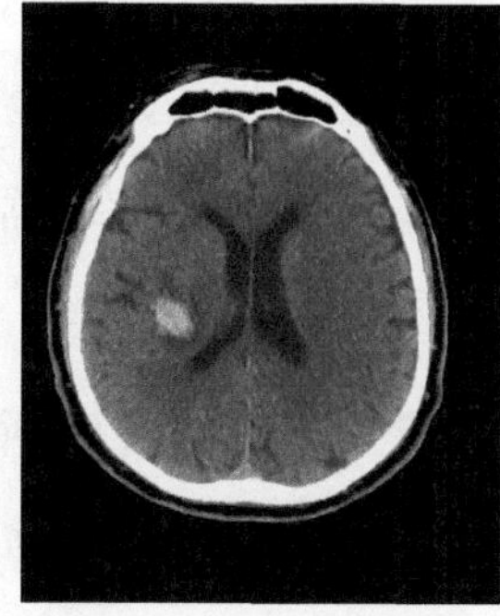
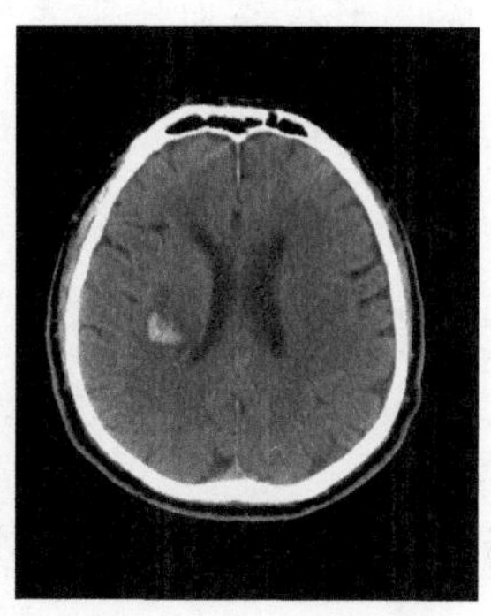

图 48－2　2014 年 8 月 25 日头颅 CT 显示：病灶大小 20mm × 19mm

2014 年 9 月 15 日（脑出血后 21 天）复查头颅 CT 示血肿密度较 2014 年 9 月 3 日片减低，范围变小，水肿明显减轻。查体左下肢近端肢体肌力 4 级，远端肢体肌力 2 级，肌张力低；左上肢近端肢体肌力 4 级，远端肢体肌力 3 级，肌张力低。停用甘油果糖氯化钠注射液。患者出院，由院外针灸科、体疗科协助康复治疗。2014 年 10 月 10 日门诊复查头颅 CT 示右侧基底节区血肿基本吸收（图 48－3）。

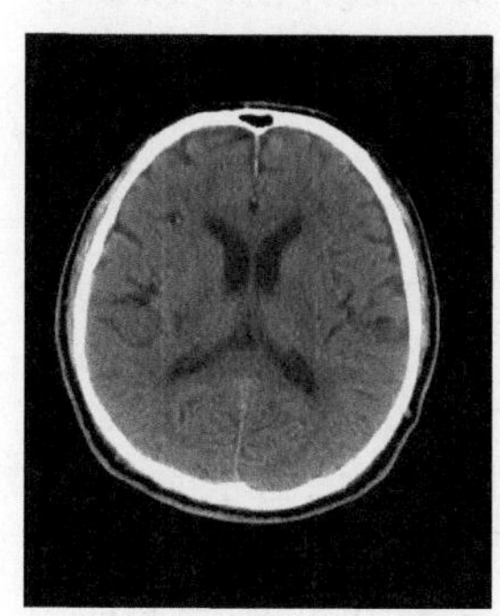
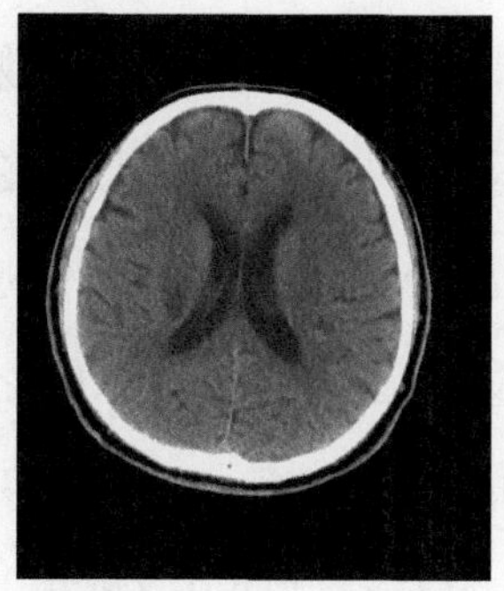
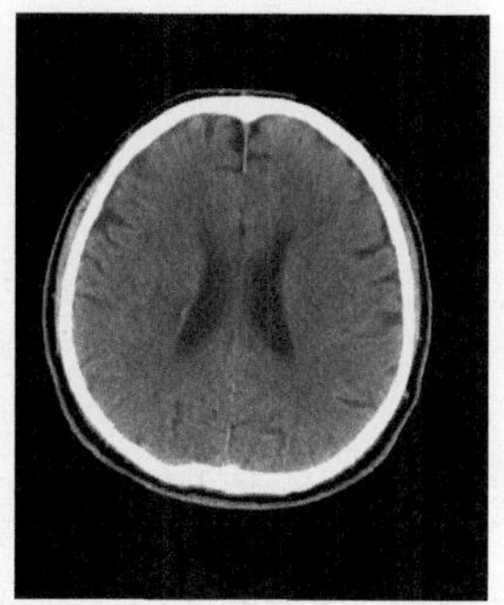

图 48－3　2014 年 10 月 10 日头颅 CT 显示：血肿基本吸收

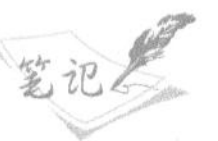

病例分析

本例患者为老年男性，同时罹患高血压、CKD、肾动脉狭窄、糖尿病和高脂血症等多种疾病，本次因大脑基底节区自发性出血入院。老年高血压患者发生自发性脑出血常见，通常在活动或情绪激动时突然发病，迅速出现偏瘫、失语等局灶性神经功能缺失症状，部分患者可伴随头痛、呕吐及意识障碍等临床表现，CT 检查可以确诊。

复习患者既往病例，患者 24 年前诊断高血压 1 级，仅口服"硝苯地平缓释片"，血压控制佳。2008 年血压开始出现异常升高，最高 210/115mmHg，诊断高血压 3 级，极高危，住院诊治过程中发现血清肌酐升高，右侧肾动脉狭窄，降压方案调整为奥美沙坦酯片、非洛地平缓释片、吲达帕胺缓释片、螺内酯片 4 类药物联用，血压再次可以控制在正常水平。近半年患者血压再次出现波动，原降压方案效果欠佳。患者高血压、高血脂、糖尿病病史长，发生动脉粥样硬化性肾动脉狭窄（atherosclerotic renal artery stenosis，ARAS）风险高。ARAS 是肾动脉狭窄的首要病因，约占全部肾动脉狭窄病例的 90% 。ARAS 的主要临床后果包括肾血管性高血压和缺血性肾病两个方面。患者 2008 年血压出现异常升高后检查发现肾动脉狭窄和肾功能不全，肾血管性高血压在其中起到关键作用。

肾血管性高血压是由于肾血管的损伤造成肾脏灌注压下降，出现动脉高压，是继发性高血压常见原因之一，而 ARAS 是老年患者肾血管性高血压最常见病因。ARAS 患病率与年龄相关，在 75 岁以上人群中为 45% 左右，而在 85 岁以上人群可高达 80% 。肾动脉狭窄程度在 50% 时局部会出现压力阶差，超过 70% 时压力

笔记

阶差超出机体代偿能力，出现肾脏血流量和灌注压的急剧下降，引起肾小球旁器肾素的释放，RAAS 的活化；当出现 GFR 下降时，称为缺血性肾病。RAAS 抑制剂在降低肾血管性高血压同时，可以减轻血液低灌注对肾脏的直接损害及 RAAS 激活后引发的交感系统、内皮系统、氧化应激和慢性纤维化导致的肾脏损害。患者在联合使用血管紧张素Ⅱ受体拮抗剂奥美沙坦酯片和醛固酮竞争性抑制剂螺内酯片后血压基本能控制在正常水平，肾功能长期保持相对稳定。

患者本次发病前半年内血压的波动考虑与高血压病进展有关，而脑出血的主要诱因为患者自行停用降压药物。既往研究发现吸烟史、糖尿病史、高血压病史、高脂血症病史、服药依从性均是高血压合并脑出血的主要危险因素。本例患者基本囊括了所有的危险因素，此外，高龄、血管粥样硬化和 CKD 导致的出凝血功能紊乱使本例患者发生脑出血的风险更高。利用 HAS - BLED 出血风险评分系统计算，本例患者总积分 4 分，为出血高风险患者。高血压合并脑出血急性期治疗包括外科治疗和内科治疗，本例患者因出血量较少，选择内科保守治疗。内科治疗主要包括控制高血压、控制脑水肿、降低颅内压、止血、维持内环境稳定、营养支持和防治并发症等方面。急性脑出血时血压升高是颅内压增高情况下保持正常脑血流的脑血管自动调节机制，过度降压可影响脑血流量，导致低灌注或脑梗死。因此，本例患者降压目标定为 150/90mmHg。在降压药物选择上，考虑患者停用奥美沙坦酯片时间不长，在本次脑出血前长期应用奥美沙坦酯片的情况下血清肌酐能维持稳定，虽然本次检查发现双侧肾动脉均存在粥样硬化性狭窄表现，但左侧肾动脉受累程度轻，故给予再次联合奥美沙坦酯片降压治疗。10 天后复查患者血清肌酐无明显升高。降低颅内压也是脑出血急性期处理的重要环

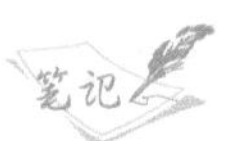

节，常用甘露醇、甘油果糖和利尿药。在老年患者，注意控制脱水速度，密切监测肾功能，防止肾功能损害。

病例点评

老年 CKD 合并肾动脉狭窄患者，往往存在难治性高血压，血压控制困难。高血压性脑出血是这类高血压患者最严重的并发症之一，尤其在男性患者，致死、致残率非常高。高血压病导致颅内小动脉玻璃样或纤维样变性，削弱了血管壁的强度，出现局限性的扩张，并可形成微小动脉瘤。在情绪激动、过度脑力与体力劳动或其他因素，如自行停用降压药物后可引起血压剧烈升高，导致已病变的脑血管破裂出血。起病急骤，在数分钟或数小时内病情发展到高峰。临床表现视出血部位、出血量、全身情况等因素而不同，严重者会出现脑疝危象和中枢性衰竭。对于高血压合并脑出血的预防，除了戒烟戒酒，平稳控制血压、血糖、血脂外，服药依从性是老年患者最应关注问题。在降压药物选择时，应充分考虑老年患者肾动脉狭窄程度、肾功能水平和既往服用降压药物的反应，选择最为合适的联合降压方案。既往认为双侧肾动脉狭窄是应用 ARB 或 ACEI 的绝对适应证，但是随着最近几年血管影像学的发展，使临床医师对肾动脉狭窄的程度有了非常清楚的了解，在许多情况下，RAAS 抑制剂的降压治疗是必须的，否则血压难以控制，如果肾动脉狭窄程度允许，即使双侧肾动脉均有狭窄，也可以考虑选择 RAAS 抑制剂以避免发生心脑血管急危重症，当然在此种情况下使用 RAAS 抑制剂，必须密切监测肾功能变化及血清钾离子水平。

笔记

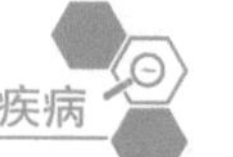

049 血压明显增高伴头痛、纳差——肾动脉狭窄

病历摘要

患者，男性，75 岁。因“发现血压高 30 余年，头痛、纳差 2 周”入院。1970 年查体时发现血压升高，大约为 140/90mmHg，因无症状未予治疗。1997 年开始出现头昏、心悸等症状，血压逐渐增高，最高可达 200/110mmHg，经规律服用降压药，血压波动于（140～150）/(80～90）mmHg，但最近降压治疗不理想，经用硝苯地平缓释片、盐酸哌唑嗪片、酒石酸美托洛尔片、螺内酯片、双氢克脲噻片等 6 种药物治疗，血压仍控制不良，血压经常高达 220/110mmHg。近 2 周出现头痛、纳差于 2003 年 4 月 3 日以“高血压病”收治入院。

既往患有慢性支气管炎病史 40 余年、高血脂症 20 余年。诊断为“冠心病”13 年，一直服用扩冠、抗凝药物，病情相对稳定。2 型糖尿病 10 年，一直采用饮食控制。曾吸烟 30 余年，每日 40 支，已戒烟 14 年；曾饮酒 30 余年，每日 2～4 两，已戒酒 10 年。

入院查体：一般情况好，血压 180/80mmHg，神清、合作，桶状胸，两肺呼吸音粗，未闻及干湿性啰音。心界向左略扩大，心率 78 次/分、律齐，腹软，无压痛、反跳痛、未触及包块，肝、脾肋下未及，脐两侧可闻及血管杂音，双肾区无叩痛。双下肢无水肿，

足背动脉搏动弱。

入院后检查：血红蛋白116g/L，白细胞计数5.4×10^9/L，中性粒细胞71%，血小板142×10^9/L；尿比重1.01，pH 7，尿蛋白75mg/dl，未见细胞成分，24小时尿蛋白定量0.4g。血生化：GPT 20U/L，GOT 18U/L，总蛋白68g/L，白蛋白40g/L，空腹血糖6.12mmol/L，餐后2小时血糖8mmol/L，HbAlc 6.8%；总胆固醇6.9mmol/L，三酰甘油1.36mmol/L，LDL 3.49mmol/L，HDL 1.64mmol/L，尿酸358μmol/L，尿素8.35mmol/L，血清肌酐99.9μmol/L；电解质均在正常范围。血沉、HBsAg、抗HCV、抗HIV均阴性。凝血功能亦正常。血皮质醇及促肾上腺皮质激素（adrenocorticotropic hormone，ACTH）0点与8点均正常，24小时尿儿茶酚胺与24小时尿VMA也正常。心电图检查：窦性心律，左室肥厚，ST－T改变。肾上腺CT扫描未见异常。双肾动脉MRA显示左肾动脉起始段约1.5cm明显狭窄（>80%），右肾动脉起始段约1.5cm明显狭窄（>85%），腹主动脉及双侧髂总动脉可见不同程度狭窄。

诊断：高血压3级，极高危；双侧粥样硬化性肾动脉狭窄；冠心病，稳定型心绞痛；2型糖尿病。

诊治经过：2003年4月22日行冠状动脉及肾动脉造影显示左主干近端狭窄70%，左前降支近中端钙化明显，右冠状动脉开口处局限性狭窄90%。双侧肾动脉开口处狭窄：左侧70%、右侧90%。2003年5月15日于局麻下行右冠状动脉及右肾动脉球囊扩张及支架置入术，手术顺利，在服硝苯地平控释片、依那普利及卡维地洛片等三种降压药的情况下，术后血压可控制在120～140/50～60mmHg，偶有胸闷、气短发作。2003年5月23日行肾血管超声：右主肾动脉峰速84cm/s。血尿素氮10.5mmol/L、血清肌酐121μmol/L，病情平稳出院。

笔记

随访：2004 年上半年患者再次出现血压控制不良，最高达 220/100mmHg，多在（160～180）/（80～100）mmHg，2004 年 6 月 14 日肾动脉血管超声提示左肾动脉中端血流峰速 286cm/s，肾动脉与腹主动脉血流速比（RA/AO）为 3.446，右肾动脉近端血流峰速 138cm/s，RA/AO 为 1.663。于 2004 年 7 月 1 日再次行冠状动脉、双肾动脉造影及左肾动脉球囊扩张及支架置入术，术后血压服药控制在（110～160）/（70～90）mmHg，血尿素氮 11.5mmol/L、血清肌酐 128μmol/L。2006 年 1 月 8 日复查肾动脉血管超声提示左肾动脉中端血流峰速 136cm/s，RA/AO 为 1.448，右肾动脉近端血流峰速 132cm/s，RA/AO 为 1.375。血尿素氮 11.43mmol/L、血清肌酐 117μmol/L。

病例分析

患者有 30 余年高血压病史，具有头晕、头痛、乏力症状，查体发现心室向左侧略扩大，主动脉瓣听诊区第二心音亢进，心电图及超声心动图均有左心室肥厚征象等特点应考虑有原发性高血压存在。患者近期血压突然升高且难控制，应排除继发性因素的参与。临床上需要考虑的原因有：①肾实质性高血压：患者没有原发肾小球肾炎病史，尿常规变化轻微；虽有糖尿病，但控制良好，与高血压进程不符，患者血尿酸不高，无慢性肾盂肾炎史，亦无明确药物损害史，临床上缺乏支持肾实质性高血压的证据。②内分泌性高血压：本例患者血钾水平正常，肾上腺 CT 未见肾上腺增生或占位，不支持原发性醛固酮增多症的诊断；本例患者无阵发性高血压，多汗、低热，心动过速和周围血管收缩现象，24 小时尿儿茶酚胺及其代谢产物 VMA 正常，缺乏嗜铬细胞瘤的临床症状及影像学证据；

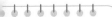

本例患者无向心性肥胖、皮肤紫纹等症状，血皮质醇及 ACTH 不高，可以排除糖皮质类固醇分泌过多引起的柯兴综合征。③肾血管性高血压：本例老年患者有高血压 30 余年，以前稳定的高血压近期突然恶化，用 3 种以上降压药物仍难以控制。尿常规变化轻微（尿蛋白量少，有形成分少），肾功能正常。腹部查体可闻及血管杂音，符合肾血管性高血压的临床特征。为明确诊断进行双肾动脉 MRA 及肾动脉造影，确诊为双肾动脉狭窄，确立为肾血管性高血压。

引起肾血管性高血压的病因多种多样，常见有粥样硬化性肾动脉狭窄、肾动脉纤维肌性发育不良和多发性大动脉炎等，后两者多见于年轻女性，有纤维肌性发育不良家族史或结核、风湿病史，有各自的临床特征。本例老年患者，男性、肥胖、有吸烟史、高脂血症，长年高血压、冠心病和全身动脉粥样硬化表现更符合粥样硬化性肾动脉狭窄。多次经过肾血管超声随访，明确病情进程，先后行了右、左肾动脉球囊扩张、支架置入术，术后血压控制良好，肾功能稳定。本例患者粥样硬化性肾动脉狭窄诊断明确，血压升高难以控制，肾功能尚正常，故选用肾动脉球囊扩张及支架置入术及药物治疗，血压基本控制在正常范围，症状改善，得到满意效果。

病例点评

ARAS 是引起高血压和/或肾功能不全的重要原因。ARAS 的发生率随人口老化逐年增加，是缺血性肾病最常见的病因，亦是引起终末期肾病病因中增长最快的疾病之一，影响患者的整体预后和肾脏预后，但 ARAS 是可以治疗的，其治疗主要目标是保护肾功能，

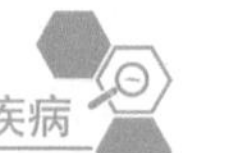

控制血压，最终目标是降低心血管事件的病死率。

由于介入技术的日益成熟，部分患者在肾动脉支架置入后缺血的肾脏血流恢复、血压降低、肾功能稳定，直接改善疾病的进程，因此，支架置入术在各种指南中被推荐为 ARAS 治疗首选方法。然而，近 20 年循证医学表明，介入治疗在控制血压方面略优于药物，可减少降压药物剂量，而在血压控制较好的患者中，介入治疗未显示出降压优势，介入治疗与药物治疗对肾功能的影响无明显差异，在控制并发症及死亡率也没有显著差异。因此，与单纯药物治疗相比，介入治疗并不能使部分患者获益。

为何介入治疗的结果不如预期的好？从理论上来讲，肾动脉斑块逐渐增多使狭窄加重，肾脏缺血萎缩，介入治疗理应带来明显的获益，但实际情况是老年 ARAS 患者肾脏损害不仅有缺血因素参与，还有高龄、高血压、糖尿病等引发的其他肾实质疾病存在，ARAS 患者肾功能减退的机制，并非单一肾动脉狭窄引起解剖结构改变，而是缺血、缺氧诱发的肾小管间质纤维化等多种因素导致的肾功能恶化。倘若肾动脉狭窄引起缺血不是肾功能受损的主要原因，介入治疗对肾功能益处也就相对有限。此外，介入治疗过程中引发的对比剂肾病、胆固醇结晶栓塞等严重并发症及肾动脉重建贯通后血压急骤下降带来的相关并发症均可能导致肾功能的恶化，可见介入治疗的尴尬局面主要是未能恰当选择患者及时机所致。

肾动脉狭窄到何种程度进行血运重建是合理的，目前尚无一致意见。一般认为只有当管腔横断面积减少 75% 以上或直径减少 50% 以上才会出现血流动力学改变，且具体改变数值受狭窄情况（长度、形状、规则程度）、侧支循环、远端血管床阻力及肾脏自身调节能力等因素所影响。临床大多数学者认为，狭窄超过直径 70%

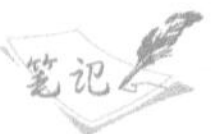

或75%以上，跨狭窄收缩压差>20mmHg并有严重高血压或肾功能损伤的临床表现才是进行血管重建的适应证。

总之，药物治疗仍然是ARAS治疗的基石，介入、手术或不可缺，但从对比剂肾病、围手术期并发症的发生及患者最终获益等问题出发，介入或手术治疗需要有明确和严格的适应证。临床上需要医师对每例ARAS患者的情况进行积极、慎重的评价，根据患者的年龄、伴随疾病、肾功能状况、患肾长径、血压水平、对降压药的反应及血管重建的利弊等因素进行综合考虑，采取个体化治疗原则。多数ARAS患者可能在ESRD发生前死于冠心病或脑卒中，因此预防重点应放在全身动脉粥样硬化进展上。

050 血清肌酐快速升高伴晨峰高血压——肾动脉狭窄

病历摘要

患者，男性，84岁。因“发现血清肌酐升高2年，血肌酐增速加快伴晨峰高血压近1个月”于2007年6月21日入院。2005年5月查体发现血清肌酐为111.3μmmol/L，尿素氮8.12mmol/L，开始进行饮食控制。2006年4月6日行肾脏超声显示肾脏大小正常（右肾10.0cm×4.7cm×4.1cm，左肾11.9cm×4.9cm×4.9cm），肾动脉超声：右肾动脉峰值流速215cm/s，右肾动脉起始部大于60%狭窄。患者无贫血，无代谢性酸中毒及电解质紊乱，尿蛋白

阴性，经肾内科会诊后未予特殊治疗。2007 年 1 月复查血清肌酐 125.8μmol/L，尿素氮 12.08mmol/L，给予复方 α－酮酸片及尿毒清颗粒口服，2007 年 5 月 16 日复查血清肌酐 177μmol/L，尿素氮 12.9mmol/L，家属发现患者近期晨峰血压偏高（160/100mmHg），为进一步调整治疗以“CKD 3 期；高血压 2 级，极高危”收入院。

患者既往高血压 40 年，最高达 160/100mmHg，入院时口服缬沙坦胶囊、吲达帕胺缓释片、酒石酸美托洛尔片等药物。患“冠心病”20 余年，长期服用扩冠、抗血小板凝集等药物，2003 年 9 月 11 日冠状动脉造影显示：左主干未见异常；左冠脉前降支近中段管壁钙化；回旋支近、中段管壁不规则，远段局限性狭窄 60%；右冠状动脉近、中段管壁不规则；未放置支架。糖耐量异常 4 年，入院时服用盐酸二甲双胍片治疗，血糖控制满意。另有痛风、甲状腺功能减低、强直性脊柱炎、结肠癌术后等病史。2007 年 1 月 5 日诊断为前列腺腺癌，并开始行内分泌治疗。

入院查体：一般情况尚可，血压 120/70mmHg，心、肺、腹查体均无显著异常发现，腹部未闻及血管杂音，双下肢轻度水肿。

初步诊断：①慢性肾功能不全，代偿期（CKD，3 期）；②高血压 2 级，极高危；③冠心病，稳定性心绞痛；④前列腺癌（$T_{2a}N_0M_0$）；⑤糖耐量异常；⑥结肠癌术后；⑦强直性脊柱炎。

诊疗经过：患者入院后继续扩冠、降压、降糖及复方 α－酮酸片、尿毒清颗粒等药物治疗。血压监测发现血压水平高，以晨起血压升高为主，最高 160/90mmHg，调整降压药物。放射性核素肾图提示 GFR：左肾 28.7ml/(min · 1.73m²)，右肾 16.1ml/(min · 1.73m²)。肾动脉 MRA 检查示动脉硬化性改变，右肾动脉重度狭窄（大于 70%），伴肾功能减退。肾动脉超声：与之前检查结果比较，右肾

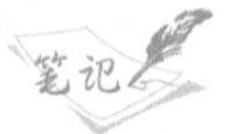

体积明显缩小（右肾 8.6cm×3.7cm×3.9cm），右肾动脉峰值流速 242cm/s，血管阻力指数（resistance index，RI）：右侧 0.69，左侧：0.72。考虑患者右肾动脉狭窄明显加重，近期右肾体积明显缩小，RI<0.8，肾动脉置入支架治疗有可能重建肾动脉和肾内循环，尽管患者年龄偏大，手术治疗风险较大，但患者本人及家属经认真讨论后同意行肾动脉支架置入术。2007 年 7 月 16 日行肾动脉造影：右肾动脉开口近段狭窄大于95%，随后行右肾动脉 4mm×20mm 球囊预扩张，后置入 7mm×18mm Genesis 肾动脉支架 1 枚，术毕血流通畅。在肾动脉球囊扩张及支架置入术的前后行水化治疗。术后一周复查肾脏超声显示右肾体积较术前增大（右肾 9.6cm×3.8cm×3.8cm），右肾动脉血流通畅，右肾动脉峰值流速 61.7cm/s。2007 年 7 月 19 日复查血清肌酐显著下降至 97.4μmol/L，尿素氮 8.59mmol/L。2007 年 7 月 26 日患者出院。2009 年 5 月 4 日门诊随访检查血清肌酐为 88.7μmol/L。术后患者血压水平在降压药物维持下可以控制在基本正常水平。

病例分析

本例患者的病例特点为：①老年男性，有长期的高血压、冠心病、糖尿病病史；②血清肌酐近期无明显诱因快速升高；③服用原有降压药物不能理想控制血压，血压水平较前升高。患者在 2 年前查体时发现血清肌酐轻度升高为 111.3μmol/L，尿素氮 8.12mmol/L，尿检基本正常，无蛋白尿，无贫血，血钾及酸碱水平正常，肾脏超声显示肾脏大小正常，结合患者有长期高血压、冠心病病史，冠状动脉血管有动脉粥样硬化性表现，分析患者肾功能轻度异常可能为高血压肾损害。但本次入院患者血清肌酐明显升高、

笔记

血压水平较前升高，详细的检查除外了多项常见的引起老年患者血清肌酐升高的病因，例如：感染、腹泻、摄入不足、泌尿系统结石、肿瘤、急进性肾小球肾炎（如 ANCA 相关性血管炎等）、肾病综合征、大量利尿、肾毒性药物、过敏、间质性肾炎等，故寻找病因的矛头主要集中在肾动脉狭窄上，为此先后进行了肾脏超声、肾动脉血管超声、肾动脉 MRA、核素肾图等多项检查，均提示右肾肾动脉高度狭窄，右肾体积短期内较前明显缩小。因患者本人及家属均为医学教授，病史中曾多次行肾脏超声检查，多次比较肾脏大小，非常确定右肾体积是短期内明显缩小的。至此，患者诊断比较明确，为 CKD 基础上合并右肾动脉狭窄导致肾功能快速进展。

ARAS 是指由于动脉粥样硬化引起的肾动脉管腔狭窄，当局限性管腔狭窄程度 >50% 时才是有临床意义的肾动脉狭窄。65 岁以上老年人 ARAS 的患病率约为 6.8%，在疑为冠心病患者中，ARAS 的患病率增高为 14%~17%，在确诊冠心病的患者中，其患病率更高达 27.9%。但多数老年患者不易察觉，发现时患侧肾脏往往已经明显缩小，失去了最佳治疗时机。《动脉粥样硬化性肾动脉狭窄诊治中国专家建议（2010）》提示医师及患者，当发现下述临床线索时，一定要密切排查肾动脉狭窄的可能。这些临床线索包括急进性高血压（以往得以控制的高血压突发并持续恶化）、顽固性高血压（足量的利尿剂、适当的三联疗法，均不能使血压降至目标水平）、恶性高血压（高血压伴随急性终末期器官损害，如急性肾损伤、急性失代偿性充血性心力衰竭、视觉或神经系统失调和/或Ⅲ~Ⅳ级的视网膜病）；应用 ACEI 或 ARB 类药物后，发生氮质血症或肾功能恶化的患者；对伴有无法解释的肾脏萎缩或双肾大小差异超过 1.5cm 的患者；对突发的无法解释的肺水肿患者

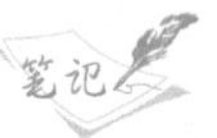

（特别是氮质血症患者）；对有无法解释的肾衰竭患者；对伴有无法解释的心力衰竭或顽固性心绞痛患者。临床上常用肾动脉超声来初步筛查肾动脉狭窄，如果肾动脉主干的峰值流速 >180cm/s，多提示动脉狭窄的程度超过 75%。肾动脉 MRA 有助于肾动脉狭窄的诊断，但诊断的金指标仍是肾动脉造影。

ARAS 的治疗目的是保持血压正常，保护肾功能，尽可能降低心血管事件和死亡率，目前药物治疗和介入治疗是 ARAS 的主要治疗方法，经皮腔内肾动脉成形术（percutaneous transluminal renal angioplasty，PTRA）和经皮肾动脉内支架置入术（percutaneous translumminal renal angioplasty with stent，PTRAS）是目前最常用的肾动脉介入治疗的方法。本例患者诊断虽然比较明确，但患者本人并无明显不适，无心功能不全的表现，生活质量不受影响，仅表现为晨峰血压较高，血清肌酐上升速度较快。是否行经皮腔内肾动脉支架置入重建血运术一直是讨论的焦点，最后考虑到患者右肾体积明显缩小为近期发生，且肾内阻力指数正常，肾动脉置入支架治疗有可能重建肾动脉和肾内循环而明显延缓肾功能的恶化，尽管为高龄患者，手术治疗风险较大，但因患者本人一般状况较好，生活能完全自理，且患者本人及家属对手术治疗风险能够完全理解，经反复斟酌利弊，决定行 PTRAS 术，术中发现右肾动脉狭窄大于 95%，先行右肾动脉球囊扩张，并置入一枚支架。在手术前后给予静脉输注生理盐水的水化治疗，取得了满意的疗效。术后复查患者肾功能显著好转，血清肌酐显著下降，右肾体积在术中就可以看到明显变大，随访至术后 2 年，患者肾功能一直维持在基本正常范围。由于患者有 40 年的原发性高血压的病史，故血压水平的控制仍需药物治疗。

笔记

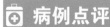

病例点评

本例患者是临床上较为典型的老年肾动脉狭窄的病例，从诊断方法到治疗均较好地诠释了老年肾动脉狭窄的诊治流程，并取得了满意的治疗效果。

肾动脉狭窄的治疗目的是保持血压正常，保护肾功能，尽可能降低心血管事件的发生率和病死率，虽然PTRA和PTRAS是目前最常用的肾动脉介入治疗的方法，但对其疗效仍众说纷纭。我科曾对年龄≥65岁、经肾动脉造影确诊为ARAS、肾动脉面积狭窄≥70%的65例行PTRAS术的患者进行了随访36个月的回顾性研究，发现老年ARAS患者的高血压水平在PTRAS术后显著降低，易于控制在正常范围，但患者的肾功能并无显著改善，并且本研究中老年ARAS患者行PTRAS后对比剂肾病的发生率为9.2%，多元回归分析显示术前合并糖尿病、GFR＜30ml/(min·1.73m^2)及收缩压≥180mmHg均可显著增加PTRAS后发生对比剂肾病的风险，而水化治疗可以显著降低对比剂肾病的发生率。另外，2009年的STAR研究和2010年的ASTRAL研究均证明肾动脉介入治疗联合药物治疗较单纯药物治疗组无论在肾功能方面还是在血压降低方面均未见显著的临床获益，同时二组患者在肾脏终末事件、心血管事件和病死率方面均无显著差异，相反，介入治疗还可能发生严重的手术并发症。

因此，老年患者被诊断为ARAS后，除了给予内科全面治疗，包括低盐饮食，严格控制血压、血糖，应用他汀类降脂药物及阿司匹林类抗血小板凝集类药物外，是否进行PTRA或PTRAS仍需要谨慎分析和讨论，需充分评估病情，权衡利弊。只有患者伴有显著的

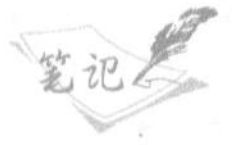

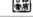

血流动力学异常，并有以下一项以上的临床情况，行介入治疗才可能有所获益：①高血压 3 级；②突发/进行性的肾功能恶化，无法用其他原因解释；③短期内患侧肾脏出现萎缩；④使用降压药，尤其是应用 ACEI 或 ARB 类药物后肾功能出现恶化；⑤伴不稳定心绞痛；⑥反复发作的急性肺水肿与左室收缩功能不匹配。此外还必须注意提前防治对比剂肾病，术中最好使用等渗对比剂，并尽可能减少对比剂的用量，术前术后应用生理盐水进行水化治疗，术后密切监测肾功能的变化。同时应该注意肾动脉介入治疗的禁忌证：①患侧肾脏已明显萎缩，长径 <7cm 和/或肾内段动脉 RI >0.8；②患者有明确的对比剂过敏史或胆固醇栓塞病史；③伴随严重疾病、预期寿命有限或无法耐受经皮介入治疗；④病变肾动脉的解剖结构不适合经皮介入治疗；⑤病变肾动脉的解剖结构虽然适合经皮介入治疗，但支架置入后可能会严重影响其他重要的后续治疗。

本例患者因情况特殊，及时发现了血压的晨峰改变，且明确监测到狭窄侧肾脏的体积在短期内显著缩小，加上患者及家属本身的医学背景，能够承担相应的医疗风险，因此医院积极地为患者进行了 PTRAS，并获得非常好的疗效。一般老年患者常常疏于对血压及肾功能水平的监测，往往错过了最佳治疗时期，所以高危患者每半年进行一次体检或自行家中自行监测血压的变化尤为重要，此外，有一定的科学素养并相信和配合医师的治疗也是本例患者获得良好疗效的基础之一。

笔记

附 录

解放军总医院第二医学中心简介

解放军总医院（301 医院）创建于 1953 年，是集医疗、保健、教学、科研于一体的大型现代化综合性医院。解放军总医院第二医学中心（原南楼临床部，以下简称为“第二医学中心”）历经多年的建设发展，目前已经建成了集“老年医学国家重点学科、国家老年疾病临床医学研究中心、国家临床重点专科军队建设项目、北京市及全军重点实验室和全军保健人员培训基地”五位一体的老年医学优势学科群，连续多年蝉联全国老年医学专科排行榜第一名。2006 年，第二医学中心被中央军委授予“模范医疗保健集体”的荣誉称号。

第二医学中心全体医护人员在医疗工作中秉承“忠诚保健、甘于奉献、精益求精、勇攀高峰”的精神，多项医疗指标一直处于国内老年医学领域的领先地位，其中收治患者的危重病例率达 80%，初诊符合率 95% 以上，抢救成功率大于 95%，特医特护和一级护理合格率为 100%，医德医风满意率为 100%。第二医学中心先后获得“全国保健工作先进集体”“全军保健工作突出贡献集体”和“全军医德医风先进单位”等荣誉，涌现出中央保健工作杰出专家、我国老年医学奠基人、一等功臣牟善初教授，著名老年病学家、一等功臣王士雯院士，全国巾帼建功标兵、著名老年病学家李小鹰教授和南丁格尔奖获得者杨丽主任护师等为代表的一批全国、全军重大先进典型人物。第二医学中心先后有 56 人次被中央保健委员会和中央军委保健委员会评为“保健工作杰出专家”或荣获“保健工作特殊贡献奖”，338 人次被评为“保健工作先进个人”。

依托第二医学中心的解放军医学院老年医学专业目前已经建立了学科类别齐全、分工明确的老年医学亚专科医教研体系，现有博士研究生导师 28 名、硕士研究生导师 38 名。

“国家老年疾病临床医学研究中心”依托第二医学中心建设的公共服务、临床研究和交流推广平台，联合覆盖全国各地区的协同创新网络单位，紧密围绕“老年共病防控”这一重大科学问题，重点开展“老年共病多器官交互作用机制及转归”“老年共病综合评估及个体化医疗”“老年失能失智防治关键技术”“老年多器官功能不全的综合救治”等四大方向的临床科学研究，整合优势资源，创新管理机制，打造出国际一流的集老年共病诊疗管理、预警康复、临床研究、学术交流、人才培养为一体的医疗、教学、科研和保健的联动平台，为科学应对我国人口老龄化，助力实现“健康中国”的宏伟目标贡献智慧和力量。

笔记

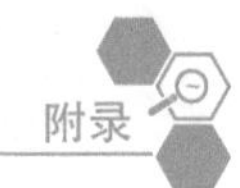

解放军总医院第二医学中心肾脏病科简介

解放军总医院第二医学中心肾脏病科前身是南楼临床部心肾科的老年肾脏病区、血液净化室和骨密度检查室。我国著名内科学专家、老年医学奠基人牟善初教授很早就提出建立南楼临床部老年肾脏病科的设想，从 1990 年开始，牟善初教授领导的中华医学会老年医学分会就在全国各地主办了十余届全国老年肾脏病学术年会。2002 年，牟善初教授、张晓英教授主编的《现代老年肾脏病学》成为全国老年肾脏病专业雏形初现的标志。2008 年 12 月，老年肾脏病科作为解放军总医院新的编制单位从心肾科分离，成为我国最早的老年肾脏病专科。

老年肾脏病科包括专科门诊、住院病区、血液净化中心、老年肾脏病实验室和骨密度检查室等，是解放军医学院老年医学（肾病专业）硕士学位和博士学位的授权点。建科后主要围绕老年共病与肾脏保护、老年衰弱与肾功能评估、老年急性肾损伤的早期预警、老年尿毒症凝血异常相关机制及老年特色血液净化技术等方面进行工作。建科以来，年年超额和圆满完成各项医疗、教学、科研和保健任务。

老年肾脏病科医师主持编写、发布了两项老年肾脏病诊治全国专家共识。获得国家自然科学基金课题5 项，北京市自然科学基金课题2 项，军队和医院的各类基金项目 30 余项，发表学术论文 300 余篇，担任 3 部临床专著主编、3 部临床专著副主编，参编、翻译各类临床专著和老年医学教材 10 余部，取得国家各类专利 10 余

项，获得军队科技进步及医疗成果奖4项。建科后招收、培养硕士、博士研究生13名。

肾脏病科多次获得解放军总医院“基层建设先进单位”“先进基层党组织”和“医德医风先进单位”等荣誉，先后有9人荣立三等功，1人被评为“中央保健工作先进个人”，2人被评为“军队保健工作先进个人”，1人被评为“全军科学文化教育自学成才先进个人”。

经过十年的磨炼和十年的努力，解放军总医院第二医学中心老年肾脏病科像雏鹰一样不断成长，逐渐壮大，必将以更强、更快、更高的目标翱翔在老年医学事业的万里长空之中。

笔记

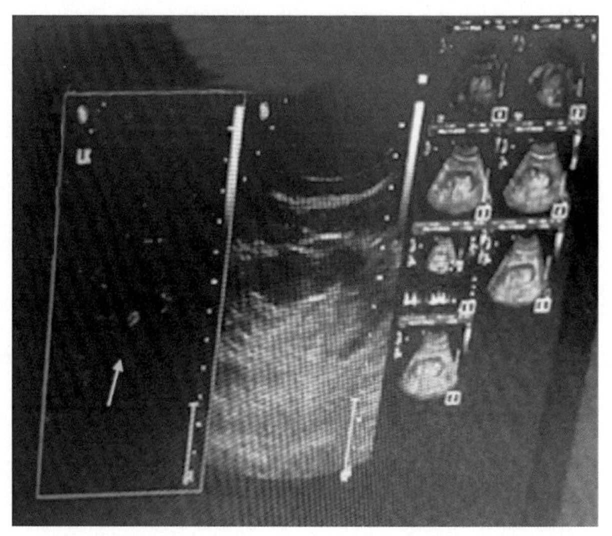

箭头所示，肾脏超声造影基本无显影，提示肾脏基本无血流灌注。

彩插 1　2014 年 11 月 18 日肾脏超声造影（图 1－1）

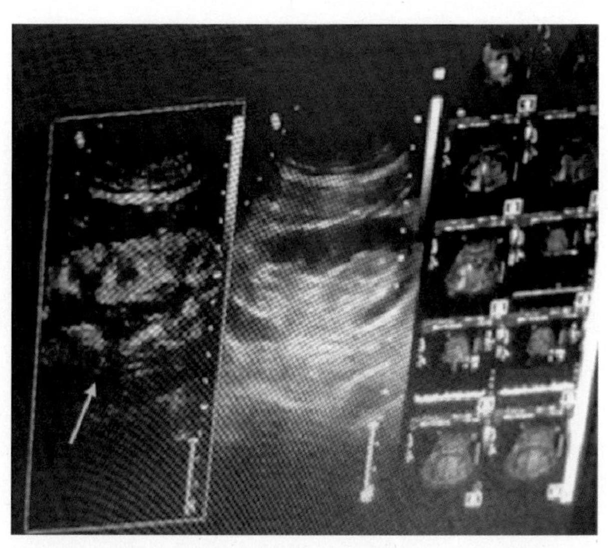

箭头所示，肾脏超声造影显影，提示肾脏灌注恢复。

彩插 2　2014 年 11 月 30 日肾脏超声造影（图 1－2）

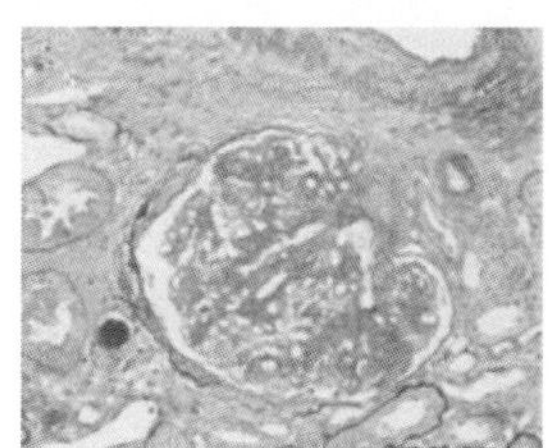

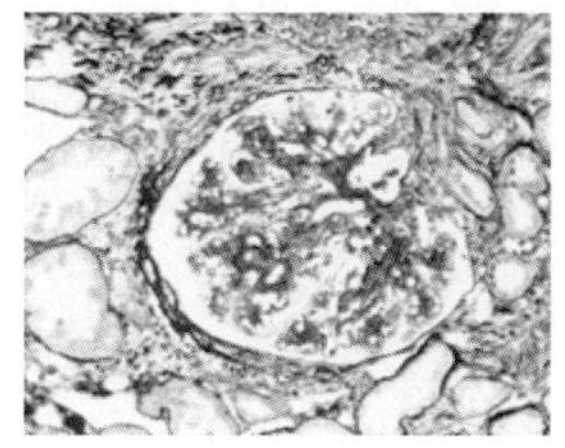

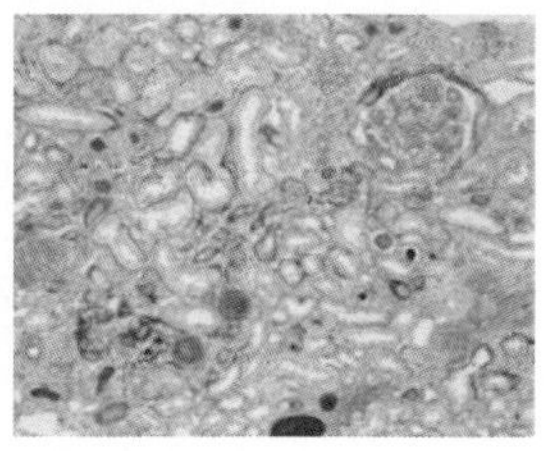

彩插 3　2015 年第一次肾脏穿刺病理结果（图 19－1）

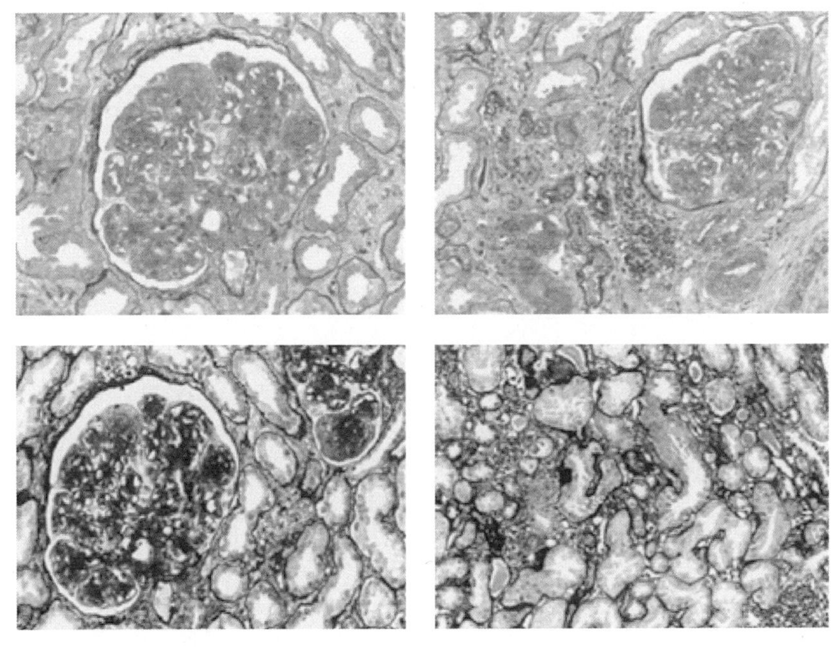

彩插 4　2018 年光镜检查:第二次肾脏穿刺病理结果(图 19 -2)

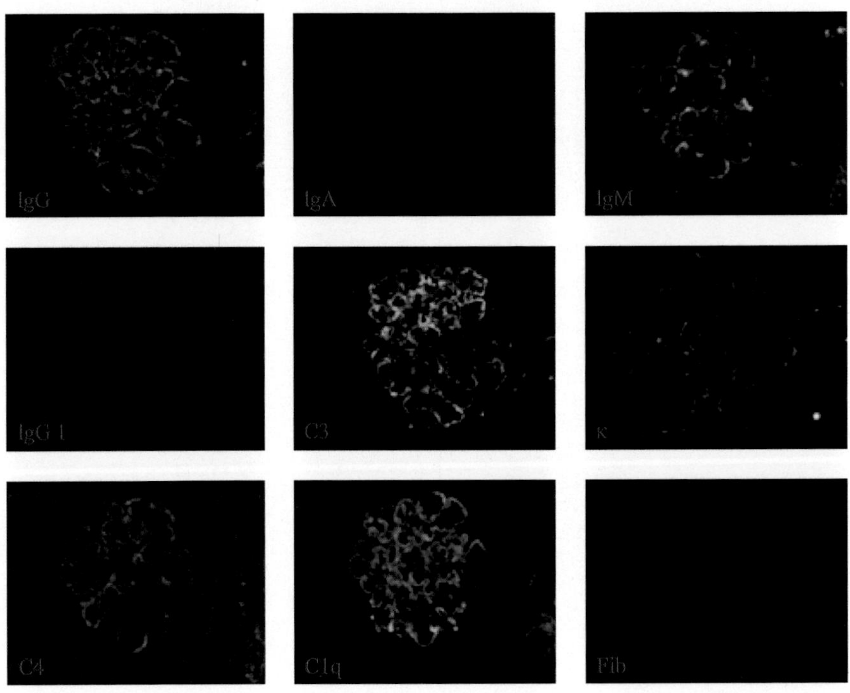

彩插 5　2018 年免疫荧光检查:第二次肾脏穿刺病理结果(图 19 -3)

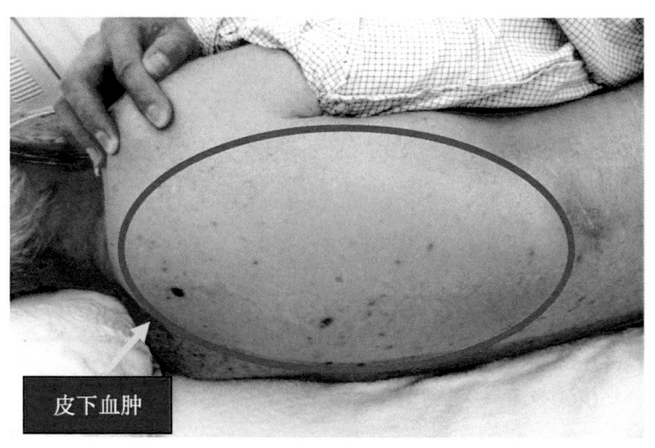

彩插 6　2012 年 9 月 20 日患者背部皮下血肿(图 27－1)

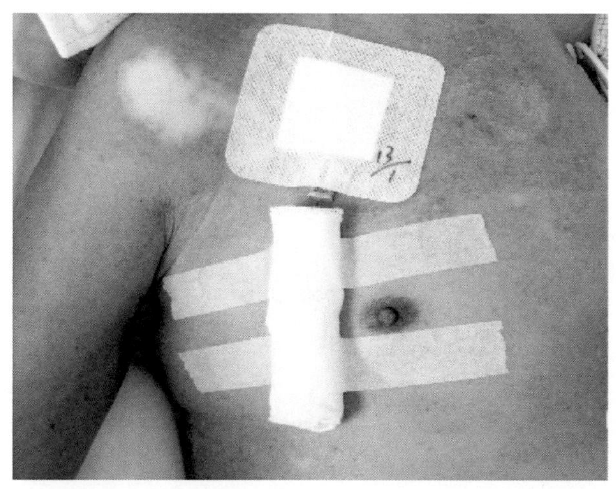

彩插 7　半永久中心静脉置管(图 38－1)

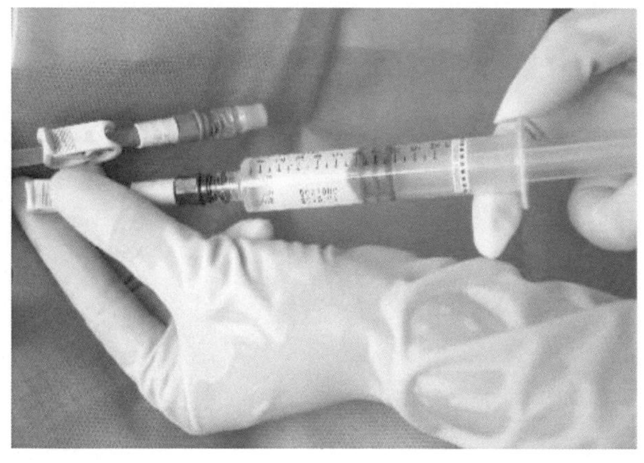

彩插 8　脉冲式冲管(图 38－2)

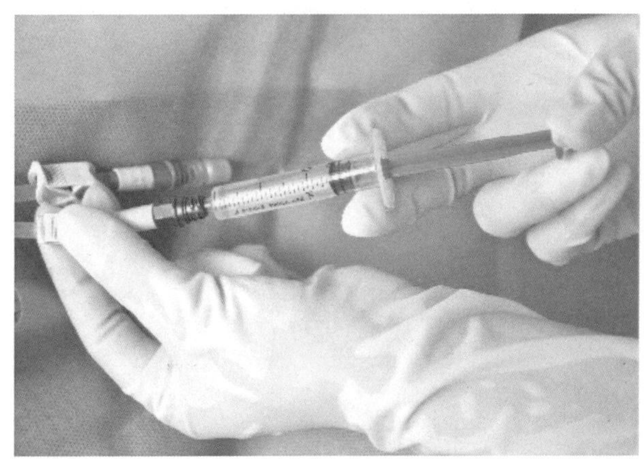

彩插 9　正压封管(图 38 –3)

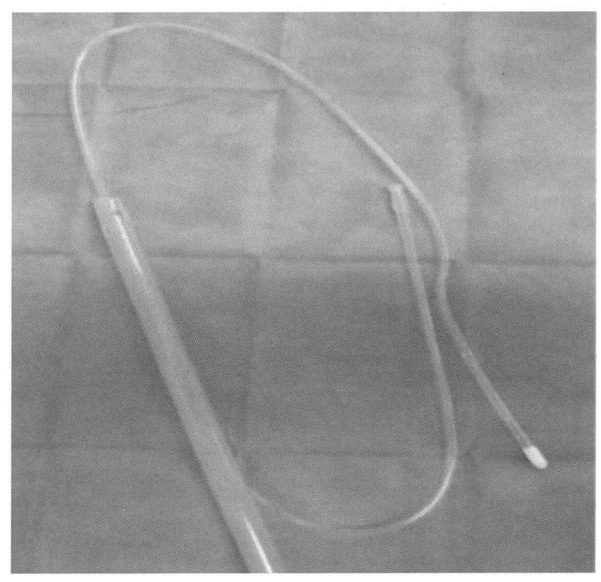

彩插 10　高位结肠透析导管(图 43 –1)

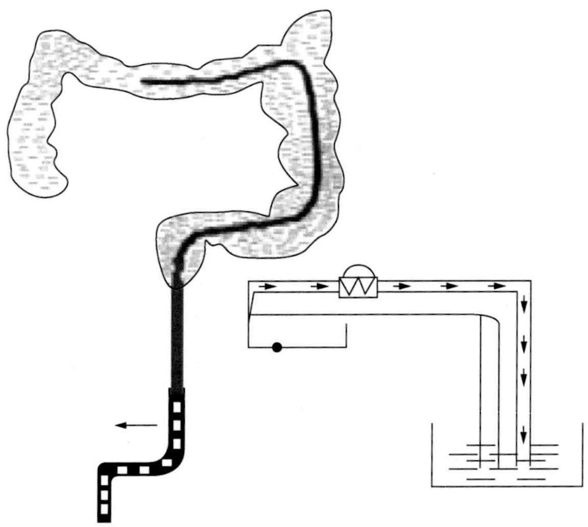

彩插 11　高位结肠透析示意(图 43 –2)